Wir leben inzwischen immer länger, aber dabei nicht unbedingt besser. Lebensklug und mit einer großen Portion Humor erkundet die promovierte Biologin und Bestsellerautorin Barbara Ehrenreich unsere Bemühungen, das unausweichliche Ende unseres Lebens immer noch ein Stückchen weiter hinauszuzögern. Ausgehend von persönlichen Erfahrungen, soziologischen Trends und aktueller wissenschaftlicher Literatur führt sie Interviews mit Experten, Fitness-Coaches und Ethikberatern und macht deutlich, wie sehr wir als Gesellschaft von unseren Körpern und unserer Gesundheit besessen sind – und dabei vergessen, dass es sehr beruhigend sein kann, die eigene Sterblichkeit zu akzeptieren.

BARBARA EHRENREICH, Jahrgang 1941, studierte Physik und promovierte in Biologie. Nach einer kurzen wissenschaftlichen Karriere arbeitete sie als Journalistin für u.a. »TIME«, die »New York Times« und »The Atlantic Monthly«, sowie als erfolgreiche Buchautorin. Ihre Bücher waren Bestseller, von ihrer investigativen Reportage »Arbeit Poor« wurde bislang über eine Million Exemplare verkauft.

Barbara Ehrenreich

Wollen wir ewig leben?

Die Wellness-Epidemie, die Gewissheit des
Todes und unsere Illusion von Kontrolle

Aus dem Englischen von
Ursel Schäfer und Enrico Heinemann

btb

Die englische Originalausgabe erschien 2018 unter dem Titel
»Natural Causes. An Epidemic of Wellness, the Certainty of
Dying, and Killing Ourselves to Live Longer« beim Verlag
Granta Books, London

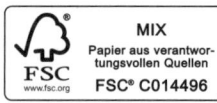

Verlagsgruppe Random House FSC® N001967

1. Auflage
Genehmigte Taschenbuchausgabe April 2020
btb Verlag in der Verlagsgruppe Random House GmbH,
Neumarkter Straße 28, 81673 München
Copyright der Originalausgabe: © Barbara Ehrenreich 2018
Copyright der deutschsprachigen Ausgabe © 2018
Verlag Antje Kunstmann GmbH, München
Lizenzausgabe mit freundlicher Genehmigung der
Verlag Antje Kunstmann GmbH, München
Umschlaggestaltung: semper smile, München,
nach einem Entwurf von Hachette Book Group UK
Umschlagillustration: © Jarrod Taylor
Druck und Einband: GGP Media GmbH, Pößneck
JT · Herstellung: sc
Printed in Germany
ISBN 978-3-442-71909-9

www.btb-verlag.de
www.facebook.com/btbverlag

INHALT

EINFÜHRUNG

Als junges Mädchen wollte ich Naturwissenschaftlerin werden, aber zu viele Dinge passierten, die mich schließlich von diesem Ziel abbrachten. Und so wurde ich stattdessen zum Wissenschaftsfreak. Ich bin nicht bereit, mein Leben in einem Laboratorium oder Observatorium zu verbringen und geduldig Messdaten aufzuzeichnen, aber ich lese mit Begeisterung die Berichte von Menschen, die das tun, ob es nun um Astronomie geht oder um Biochemie. Meistens studiere ich solche Berichte in aufbereiteter Form, zum Beispiel in Wissenschaftszeitschriften wie *Discover* oder *Scientific American*. Vor zehn Jahren entdeckte ich in *Scientific American* etwas so Aufwühlendes, dass ich sofort dachte: *Das verändert alles.*

Der von einem Redakteur der Zeitschrift verfasste Artikel[1] behauptete, dass das Immunsystem das Wachstum und die Ausbreitung von Tumoren fördere. Das ist in etwa so, als würde man sagen, die Feuerwehr würde Brandstifter losschicken. Wir alle wissen, dass es die Aufgabe des Immunsystems ist, uns zu schützen, im Allgemeinen vor Bakterien und Viren, und deshalb sollte man annehmen, dass seine Antwort auf Krebs konzertierte, entschlossene Abwehr war. Nach meinem Examen hatte ich in zwei verschiedenen Labors gearbeitet, die zu erforschen versuchten, wie die Abwehr des Immunsystems funktioniert. Ich stellte mir das Immunsystem wie einen magischen, größtenteils unsichtbaren schützenden Mantel vor. Ich konnte sozusagen durch das Tal des Todes gehen oder mich tödlichen Mikroben aussetzen und musste nichts Böses befürchten, weil meine Immunzellen und Antikörper mich beschützten. Und jetzt wechselten sie auf einmal die Seite.

Ich hoffte halb, dass die Vorwürfe gegen das Immunsystem in einigen Jahren widerlegt wären und im Abfalleimer der »nicht reproduzierbaren Ergebnisse« landen würden. Aber sie hatten Bestand und werden heute von den maßgeblichen Spezialisten anerkannt, wenn auch mit einem gewissen Unbehagen, das in der häufigen Verwendung des Begriffs »paradox« zum Ausdruck kommt. Inzwischen war ich von populären Zeitschriften zu naturwissenschaftlichen Studien übergegangen, in denen man diesen Begriff eigentlich nicht zu finden erwartet. Wenn in den Naturwissenschaften etwas als »paradox« erscheint, dann muss man weiterforschen – so lange, bis das Rätsel gelöst ist. Oder man gibt einige der ursprünglichen Annahmen auf und sucht nach einem neuen Modell.

Das Paradox des Zusammenspiels von Immunsystem und Krebs ist nicht nur ein naturwissenschaftliches Rätsel; es hat auch weitreichende moralische Implikationen. Wir halten das Immunsystem für etwas »Gutes«, und populäre Gesundheitsratgeber drängen uns immer dazu, es zu stärken. Insbesondere Krebspatienten werden angehalten, »positiv zu denken«, um ihr Immunsystem zu unterstützen, auf der Grundlage der unbewiesenen Theorie, dass das Immunsystem der Kommunikationskanal zwischen dem bewussten Verstand und dem offensichtlich unbewussten Körper ist. Aber wenn das Immunsystem tatsächlich Wachstum und Ausbreitung von Krebs ermöglichen kann, dann wäre für einen Krebspatienten oder eine Krebspatientin nichts schlimmer als ein starkes Immunsystem. Er oder sie wäre besser beraten, es zu unterdrücken, entweder mit immunsuppressiven Medikamenten oder vielleicht mit »negativen Gedanken«.

In der idealen Welt, wie die Biologen um die Mitte des 20. Jahrhunderts sie sich vorstellten, beobachtete das Immunsystem konstant die Zellen, die ihm begegneten, stürzte sich auf entartete und zerstörte sie. Diese Wächterfunktion – die sogenannte Immunüberwachung – garantierte vermeintlich, dass keine Eindringlinge oder irgendetwas Verdächtiges in den Körper gelangten, Krebszellen eingeschlossen. Aber gegen Ende des 20. Jahrhunderts wurde immer deutlicher, dass das Immunsystem, bildlich gesprochen, Krebszellen nicht nur einen Pass ausstellte und sie durch die Grenzkontrollen winkte. Widersinnigerweise und gegen alle biologische Vernunft half es ihnen sogar, sich auszubreiten und im Körper neue Tumoren entstehen zu lassen.

Ich nahm diese Erkenntnis persönlich. Zum einen war bei mir im Jahr 2000 Brustkrebs diagnostiziert worden, und Brustkrebs ist eine von vielen Krebsarten, die, wie man herausgefunden hat, durch das Immunsystem begünstigt werden. Mein Krebs hatte zum Zeitpunkt seiner Entdeckung nur in einen Lymphknoten gestreut, aber es bestand immer die Gefahr, dass er sich von dort weiter ausbreitete, »Gott bewahre«, wie die Ärzte es stets fromm ausdrückten, in die Leber oder die Knochen. Meine andere persönliche Verbindung hatte mit den speziellen Immunzellen zu tun, die, wie sich gezeigt hat, die Ausbreitung von Krebs befördern, den Makrophagen, wörtlich »große Esser«.

Zufällig weiß ich mehr über Makrophagen als über jeden anderen menschlichen Zelltyp, auch wenn es nicht allzu viel sein mag. Aber aus verschiedenen Gründen hatte ich mich als Doktorandin mit Makrophagen beschäftigt, allerdings nicht wegen ihrer Rolle bei Krebs, die damals noch niemand vermutete. Makrophagen gelten als die »erste Verteidigungslinie« beim unendlichen Kampf des Körpers gegen mikrobielle Eindringlinge. Im Verhältnis zu anderen Körperzellen sind sie groß, sie töten Mikroben, indem sie sie auffressen, und gewöhnlich haben sie Heißhunger. Ich züchtete Makrophagen in Glaskolben, untersuchte sie mit dem

Mikroskop, markierte Teile mit radioaktiven Markern und tat insgesamt all die Dinge, die eine Doktorandin tun kann, um diese winzigen Lebensformen zu verstehen. Ich hielt sie für meine Freunde.

Unterdessen hatte ich weiterstudiert und mich mit Ereignissen in einer anderen Größenordnung befasst – dem gesamten menschlichen Körper und darüber hinaus mit ganzen Gesellschaften. Als Amateursoziologin hatte ich beobachtet, wie sich das Gesundheitswesen in meinem Land von einer Art »Heimarbeit« zu einem Geschäft entwickelte, in dem jährlich drei Billionen Dollar umgesetzt werden. Millionen Menschen arbeiten darin, es prägt Stadtviertel und dominiert sogar die Stadtsilhouetten, entzündet politische Streitereien über seine Finanzierung und kann für Politiker, die darauf eine falsche Antwort geben, den Untergang bedeuten. Und was hat diese Großindustrie jenen zu bieten, die nicht bei ihr angestellt sind? Sie verspricht uns ein langes Leben, möglichst ohne Behinderung, sichere Geburten und gesunde Kinder. Mit anderen Worten, sie verspricht uns Kontrolle – nicht die Kontrolle über unsere Regierung oder unser soziales Umfeld, sondern die Kontrolle über unsere Körper.

Die Ehrgeizigeren unter uns wollen die Menschen in ihrer Umgebung kontrollieren, zum Beispiel ihre Angestellten und Untergebene ganz allgemein. Aber auch von den Bescheideneren unter uns wird erwartet, zumindest das kontrollieren zu wollen, was unter unserer Haut liegt. Wir sollen unbedingt unser Gewicht und unsere Körperform im Griff behalten und deshalb Diätlimonade trinken und Sport treiben; wenn das alles nicht hilft, lassen wir uns operieren. Der ganze Nebel von Gedanken und Gefühlen, der seinen Ursprung in unseren Körpern hat, verlangt ebenfalls Aufmerksamkeit und Manipulation. Von Kindheit an hören wir, wir sollten unsere Gefühle kontrollieren, und wenn wir älter sind, bietet man uns Dutzende von Verfahren an, um das zu erreichen, von Meditation bis zur Psychotherapie. Im Alter werden wir gedrängt, uns geistig fit zu halten, indem wir Gehirnjogging betreiben und Sudokus lösen. Es gibt nichts an uns, was nicht unserer Kontrolle unterworfen werden kann.

Diese Kontrolle wird so nachdrücklich gefordert, dass wir vielleicht auf den Gedanken kommen könnten, uns zur Belohnung nach homöopathischen Dosen des Gegenteils umzuschauen – eine Affäre mit einem Fremden, ein nächtliches Besäufnis, etwas Randale zur Siegesfeier der eigenen Mannschaft. Die Reichsten und Mächtigsten von uns können sich ihre Begegnung mit dem Kontrollverlust in Form von »Abenteuerferien« in exotischen Settings oder mit riskanten Aktivitäten wie Bergsteigen oder Fallschirmspringen organisieren lassen. Wenn die Ferien vorbei sind, unterwerfen sie sich wieder dem Diktat von Selbstbeherrschung und Kontrolle.

Aber wie sehr wir uns anstrengen, nicht alles unterliegt unserer Kontrolle, nicht einmal unser Körper und unser Geist. Das war für mich die erste Lektion aus der Erkenntnis, dass Makrophagen perverserweise tödliche Krebserkrankungen begünstigen können. Der Körper – oder hipper ausgedrückt, der »Geist-Körper« – ist keine reibungslos laufende Maschine, bei der jeder Teil gehorsam seine Aufgaben zum Nutzen des Ganzen erfüllt. Er ist bestenfalls ein Zusammenschluss von Teilen – Zellen, Gewebe, auch Denkmustern –, die womöglich ihre jeweils eigene Agenda verfolgen, ob sie nun destruktiv für das Ganze ist oder nicht. Was ist Krebs letzten Endes anderes als eine Rebellion von Zellen gegen den gesamten Organismus? Selbst bei scheinbar harmlosen Zuständen wie einer Schwangerschaft geht es letztlich um Konkurrenz und Konflikt in einem sehr kleinen Maßstab.

Ich weiß, dass in einer Zeit, in der sowohl die Schulmedizin wie auch ihre wirrsten »Alternativen« das Ziel der Selbstverantwortung hochhalten oder zumindest das Versprechen, dass wir unser Leben verlängern und unsere Gesundheit verbessern können, wenn wir sorgfältig auf unseren Lebensstil achten, viele Menschen diese Haltung enttäuschend, sogar defätistisch finden werden. Was für einen Sinn hat es, minutiös auszurechnen, was wir in welcher Menge essen dürfen und wie viel Zeit wir auf dem Laufband verbringen müssen, wenn ein paar bösartige Zellen im eigenen Körper alles zunichte machen können?

Aber das ist nur die erste Lektion der verräterischen Makrophagen, die den Anstoß zu diesem Buch gegeben hat, und die Geschichte endet damit noch nicht. Wie sich herausstellt, sind viele Zellen im Körper zu etwas fähig, das Biologen als »zelluläre Entscheidungen« bezeichnen. Bestimmte Zellen können ohne Anweisung einer zentralen Instanz »entscheiden«, wohin sie wandern und was sie als Nächstes tun, beinahe so, als besäßen sie einen »freien Willen«. Wie wir sehen werden, verfügen auch andere Teile von Materie, die normalerweise als nicht lebendig angesehen werden wie Viren und sogar Atome, über ähnliche Freiheiten.

Dinge, über die ich gelernt habe, sie seien inaktiv, passiv oder einfach nur unbedeutend – wie einzelne Zellen –, können tatsächlich Entscheidungen treffen, auch sehr schlechte. Es ist nicht übertrieben zu sagen, dass in der natürlichen Welt, wie wir sie allmählich verstehen, so etwas wie »Leben« pulsiert. Und wie ich abschließend zeigen werde, sollte diese Erkenntnis unsere Art zu denken bestimmen – nicht nur, wie wir über unser Leben denken, sondern auch, wie wir über den Tod und unser Sterben denken.

Dieses Buch lässt sich nicht in ein oder zwei Sätzen zusammenfassen, aber hier kommt ein kurzer Überblick über das, was Sie auf den folgenden Seiten erwartet: In der ersten Hälfte geht es um den Wunsch nach Kontrolle, wie er in der medizinischen Versorgung zum Ausdruck kommt, aber auch in »Lifestyle«-Anpassungen durch Sport und Ernährung und einer nebulösen, aber stetig wachsenden »Wellness«-Industrie, die sich an Körper und

Geist richtet. All diese Interventionsformen laden dazu ein, die Grenzen der menschlichen Kontrolle zu hinterfragen, und das führt uns ins Reich der Biologie – zu dem, was in unserem Körper liegt, und zu der Frage, ob seine verschiedenen Teile und Elemente menschlicher Kontrolle überhaupt zugänglich sind. Bilden sie ein harmonisches Ganzes, oder liegen sie in dauerndem Streit?

Ich werde die wissenschaftlichen Daten vorstellen, die eine dystopische Sicht auf den Körper unterstützen – der Körper nicht als wohlgeordnete Maschine, sondern als Schauplatz eines permanenten Konflikts auf zellulärer Ebene, der zumindest in allen Fällen, die wir kennen, mit dem Tod endet. Schließlich bleibt am Ende dieses Buches, wenn nicht auch am Ende unseres Lebens, die unausweichliche Frage »Was bin ich?«. Was ist das »Selbst«, wenn es nicht in einem harmonischen Körper wurzelt, und wofür brauchen wir es überhaupt?

Auf den folgenden Seiten finden Sie keine guten Ratschläge, keine Tipps, wie Sie Ihr Leben verlängern, Ihre Ernährung und Ihre Trainingsgewohnheiten verbessern oder noch ein bisschen gesünder leben. Wenn überhaupt, so hoffe ich, dass dieses Buch Sie ermutigen wird, das Projekt der persönlichen Kontrolle über Ihren Körper und Ihren Geist noch einmal zu überdenken. Wir würden alle gerne länger und gesünder leben; die Frage ist, wie viel von unserem Leben wir diesem Projekt widmen sollten – schließlich haben wir alle, oder wenigstens die meisten von uns, oft noch wichtigere Dinge zu tun. Soldaten bemühen sich, körperlich fit zu sein, sind aber bereit, im Kampf zu sterben. Beschäftigte im Gesundheitswesen riskieren ihr eigenes Leben, um in Hungersnöten und Epidemien andere Menschen zu retten. Gute Samariter werfen sich zwischen Angreifer und deren ausersehene Opfer.

Sie können sich den Tod voller Bitterkeit oder Resignation als tragische Unterbrechung Ihres Lebens vorstellen und jede denkbare Möglichkeit ergreifen, um ihn hinauszuschieben. Oder Sie können sich, realistischer, das Leben als Unterbrechung einer Ewigkeit individueller Nichtexistenz vorstellen und es als eine kurze Chance begreifen, die lebendige, immer überraschende Welt um uns herum zu beobachten und mit ihr zu interagieren.

1 | REVOLTE IN DER MITTE DES LEBENS

In den letzten Jahren habe ich mit vielen medizinischen Maßnahmen aufgehört – Krebsvorsorge, jährliche Untersuchungen,
Pap-Abstrich, um nur einige Beispiele zu nennen –, die man von
einem verantwortungsbewussten Menschen mit einer Krankenversicherung erwartet. Das hatte nicht mit einem wie auch immer
gearteten suizidalen Impuls zu tun. Eigentlich war es gar keine
grundsätzliche Entscheidung, eher eine Ansammlung vieler Mi-
kro-Entscheidungen: an meinem Schreibtisch zu bleiben und einen Abgabetermin einzuhalten, statt zum Arzt zu gehen und den
jüngsten Test meiner biologischen Haltbarkeit zu absolvieren; einen Spaziergang zu unternehmen, statt den Nachmittag in der
künstlich heimeligen Umgebung eines Wartezimmers zu verbringen. Zuerst warf ich mir selbst vor, ein Faulpelz zu sein und mich
vor den einfachen, offensichtlichen Dingen zu drücken, die mein
Leben verlängern könnten. Schließlich ist dies das große Versprechen der modernen naturwissenschaftlich fundierten Medizin:
Wir müssen nicht krank werden und sterben (zumindest noch
nicht so bald), weil es möglich ist, Probleme »früh« zu entdecken,
solange sie noch behandelt werden können. Besser, man findet einen Tumor, wenn er so groß ist wie eine Olive, als wenn er schon
den Umfang einer Melone erreicht hat.

Ich wusste, dass ich gegen meine eigene langjährige Überzeugung handelte, wonach medizinische Prävention besser ist als teu-
re, invasive Hightech-Maßnahmen. Kann es etwas Lächerlicheres
geben als ein Krankenhaus in einer Stadt, das eine hochmoderne

Überdruckkammer besitzt, wo sich aber niemand aufraffen kann, in der Nachbarschaft die Bleibelastung zu messen? Aus dem Blickwinkel der allgemeinen Gesundheitsvorsorge wie aus dem der individuellen erscheint es sehr viel vernünftiger, Screenings für behandelbare Probleme vorzunehmen, als viel Geld in die Behandlung sehr kranker Menschen zu investieren.

Mir war auch klar, dass ich in meiner speziellen demografischen Gruppe gegen den Strom schwamm. Viele meiner gebildeten Freunde und Freundinnen aus der Mittelschicht hatten im mittleren Alter, wenn nicht schon früher, ihre Bemühungen in Sachen Gesundheit intensiviert. Sie trieben Sport oder gingen zum Yoga, sie füllten ihre Kalender mit Terminen für medizinische Tests und Untersuchungen, sie redeten über ihr »gutes« und ihr »schlechtes« Cholesterin, ihre Herzfrequenz und ihren Blutdruck. Den Meisten war klar, dass das Altern aus Selbstverleugnung besteht, vor allem im Bereich der Ernährung, wo medizinische Moden und entsprechende Studien abwechselnd Fett oder Fleisch verdammten, Kohlenhydrate, Gluten, Milchprodukte oder alle tierischen Produkte zusammen. Im Gesundheitsbewusstsein der Wohlhabenden der Welt ist Gesundheit von Tugend nicht zu trennen; wohlschmeckende Nahrungsmittel sind »Sünde«, und gesundes Essen sollte wenigstens so gut schmecken, dass man zum Essen kein schlechtes Gewissen braucht. Wer für eine Verfehlung büßen muss, greift zu Strafmaßnahmen wie Fasten, Einläufen oder Diäten, bei denen man über den Tag verteilt eine genau festgelegte Abfolge von Säften trinkt.

Ich reagierte anders auf das Älterwerden: Nach und nach erkannte ich, dass ich *alt genug zum Sterben* war, womit ich nicht meine, dass jeder und jede von uns ein Verfallsdatum hat. Es gibt natürlich kein festes Alter, an dem ein Mensch eine weitere medizinische Investition, sei es Prävention oder Therapie, nicht mehr wert ist. Das Militär beschließt, ein Mensch sei ab achtzehn »alt genug zum Sterben«, und stellt ihn oder sie in die Schusslinie. Am anderen Ende des Lebens gibt es viele Politiker, die noch jenseits der Siebzig regieren, ohne dass jemand danach fragt, ob sie sich auch weiter ordentlich untersuchen und behandeln lassen. Robert Mugabe, der Präsident von Simbabwe, bis zu seinem erzwungenen Rücktritt im Herbst 2017 im Alter von dreiundneunzig Jahren das weltweit älteste Staatsoberhaupt, wurde schon Jahre zuvor mehrfach wegen Prostatakrebs behandelt. Wenn wir uns die Todesanzeigen in den Zeitungen ansehen, merken wir allerdings, dass es ein Alter gibt, ab dem der Tod keiner besonderen Erklärung mehr bedarf. Obwohl dafür keine allgemeine redaktionelle Regel existiert, spricht der Verfasser des Nachrufs im Allgemeinen von einem »natürlichen Tod«, wenn der Verstorbene über siebzig oder noch älter war. Es ist immer traurig, wenn jemand stirbt, aber den Tod eines über siebzigjährigen Menschen kann niemand »tragisch« finden, und der Wunsch nach weiterer Ursachenforschung wird nicht aufkommen.

Als ich erkannte, dass ich alt genug zum Sterben war, beschloss ich, dass ich auch alt genug war, um für ein längeres Leben nicht mehr Leiden, Verdruss und Langeweile auf mich zu nehmen. Ich esse gut, das heißt, ich wähle Nahrungsmittel aus, die gut schmecken und möglichst lange sättigen wie Eiweiß, Ballaststoffe und Fett. Ich treibe Sport – nicht weil ich deshalb länger leben werde, sondern weil es sich gut anfühlt. Was die Medizin betrifft, so gehe ich zum Arzt, wenn ich ein akutes Problem habe, lasse aber nicht mehr nach Problemen suchen, von denen ich nichts merke. Im Idealfall sollte die Entscheidung, wann man alt genug ist zum Sterben, eine persönliche Entscheidung sein, die auf der Abwägung wahrscheinlicher Vorteile, sofern es sie überhaupt gibt, von medizinischen Maßnahmen beruht und – ab einem bestimmten Alter genauso wichtig – einer Vorstellung, wie wir die Zeit verbringen wollen, die uns bleibt.

Im Übrigen hatte ich die Angebote der Gesundheitsdienstleister schon immer kritisch hinterfragt. Ich gehöre einer Frauengeneration an, die auf ihr Recht pochte, Fragen zu stellen, ohne dass in ihren medizinischen Unterlagen Bemerkungen wie »unkooperativ« oder Schlimmeres auftauchen. Als mir vor einigen Jahren mein Hausarzt sagte, ich bräuchte eine Knochendichtemessung, fragte ich ihn natürlich, warum: Was konnte man tun, wenn dabei herauskommen sollte, dass meine Knochen tatsächlich durch das Alter morsch geworden waren? Glücklicherweise, erwiderte er, gebe es mittlerweile ein Medikament dagegen. Ich sagte ihm, dass ich das Medikament kannte, von großen Anzeigen in Zeitschriften und von Medienartikeln, die seine Sicherheit und Wirksamkeit infrage stellten. Denken Sie daran, dass die Alternative eine gebrochene Hüfte sein könnte, gefolgt von raschem Verfall bis hin zur Pflegebedürftigkeit. Daraufhin räumte ich widerstrebend ein, dass eine Untersuchung, die nicht invasiv ist und von meiner Versicherung bezahlt wird, besser sein könnte als der Verlust der Beweglichkeit und ein Platz im Pflegeheim.

Das Ergebnis war, dass »Osteopenie« diagnostiziert wurde, eine Minderung der Knochendichte. Die Diagnose hätte alarmierend sein können, wenn ich nicht herausgefunden hätte, dass sie beinahe alle Frauen über fünfunddreißig betrifft. Osteopenie ist, mit anderen Worten, keine Krankheit, sondern eine normale Begleiterscheinung des Alterns. Weitere Nachforschungen, durchweg in leicht zugänglichen Quellen, ergaben, dass der Hersteller des erwähnten Medikaments massiv für routinemäßige Knochendichtemessungen geworben und sie sogar finanziell unterstützt hatte.[1] Schlimmer noch: Es stellte sich heraus, dass die zum Zeitpunkt meiner Diagnose empfohlene Behandlung einige der Probleme, die sie vermeintlich verhindern sollte, erst verursachte – etwa Knochenabbau und Knochenbrüche. Ein Zyniker könnte daraus folgern, dass die Präventionsmedizin dazu da ist, um aus

Menschen Rohmaterial für einen profitgieriger medizinisch-industriellen Komplex zu machen.

Mein erster größerer Verstoß gegen die Regeln regelmäßiger Screening-Untersuchungen wurde durch eine Mammografie herbeigeführt. Keine Frau geht gerne zur Mammografie, wo mit nackter Gewalt versucht wird, Brüste transparent zu machen. Erst wird eine Brust zwischen zwei Platten gequetscht, und dann wird sie mit ionisierender Strahlung bombardiert, zufälligerweise der einzige Umweltfaktor, von dem man sicher weiß, dass er Brustkrebs verursacht. Ich war sehr gewissenhaft mit Mammografien gewesen, seit ich um die Jahrtausendwende wegen Brustkrebs behandelt worden war, und nun, rund zehn Jahre später, teilte mir die gynäkologische Praxis mit, ich hätte eine »schlechte Mammografie«. In den nächsten angsterfüllten Wochen absolvierte ich weitere Tests, und zwischendrin bekam ich einen Strafzettel wegen »Unaufmerksamkeit am Steuer«. Natürlich war ich unaufmerksam – über mir hing die Entscheidung, ob ich die belastende Krebsbehandlung noch einmal auf mich nehmen oder diesmal der Krankheit einfach ihren Lauf lassen sollte.

Nach einer Ultraschalluntersuchung und nachdem ich in einer sargähnlichen MRT-Röhre gegen meine Panik angekämpft hatte, stellte sich heraus, dass die »schlechte Mammografie« ein falsch positives Resultat der sehr empfindlichen digitalen Bildgebung gewesen war. Danach ging ich nicht mehr zur Mammografie. Das mag leichtsinnig erscheinen, aber ich bekam Unterstützung von einem renommierten Onkologen in einer großen Stadt, der sich alle meine Bilder anschaute und sagte, ich bräuchte keinen weiteren Termin. Das interpretierte ich so, dass es für alle Zukunft galt.

Danach schien jeder Arzt- oder Zahnarzttermin mit Gerangel zu enden. Jeder Zahnarzt – und ich war bei vielen, weil ich oft im Land umgezogen bin – wollte neue Röntgenaufnahmen, selbst wenn nur an einem Zahn eine kleine Ecke abgebrochen war. Ich musste an die Röntgengeräte denken, die in meiner Jugend noch in allen Schuhgeschäften gestanden hatten; darin sollten die Kinder die Knochen in ihren Füßen betrachten, während sie mit den Zehen wackelten. Der Spaß endete in den 1970er-Jahren, als diese »Durchleuchtungsgeräte« schließlich als gefährliche Strahlenquellen aus den Geschäften verbannt wurden. Warum sollte ich routinemäßig den Mund, der wesentlich anfälliger für Krebs ist als die Füße, einer hohen jährlichen Röntgendosis aussetzen? Wenn es einen Grund gab, verborgene strukturelle Probleme zu vermuten, in Ordnung, aber nur um die Neugier eines Zahnarztes zu befriedigen oder irgendwelchen allgemeinen »Leitlinien« für die Behandlung zu entsprechen – nein.

Bei diesen Begegnungen verblüffte mich immer wieder, wie leichthin die Ärzte beiseitewischten, was ich ihnen berichtete – in der Regel »es geht mir gut« –, und lieber auf die geheimnisvollen Funde ihrer Apparate vertrauten. Ein Arzt beschloss ohne offensichtliche Zeichen oder Symptome, meine Lungenkapazität zu messen mit dem neuen Handgerät, das er zu diesem Zweck erworben hatte. Wie man mich angewiesen hatte, atmete ich ein, so tief ich konnte, aber mein Atemzug erschien nicht auf seinem Display. Er fummelte an dem Gerät herum, sah sehr beunruhigt aus und sagte zu mir, offensichtlich litte ich an pulmonaler Obstruktion, einer Verstopfung der Lungengefäße. Zu meiner Verteidigung wandte ich ein, dass ich jeden Tag mindestens eine halbe Stunde Aerobic mache und regelmäßig zu Fuß gehe, aber ich war zu höflich, um zu demonstrieren, dass ich durchaus noch zu energischer mündlicher Auseinandersetzung in der Lage war.

Ausgerechnet meine Zahnärztin schlug bei einem Routinebesuch vor, ich sollte mich auf Schlafapnoe testen lassen. Ich weiß nicht, wieso sie sich für etwas interessierte, was normalerweise in die Zuständigkeit eines Hals-, Nasen- und Ohrenarztes fällt, aber sie empfahl mir, die Untersuchung in einem »Schlaflabor« durchführen zu lassen. Dort würde ich versuchen zu schlafen, während ich mit vielen Überwachungsgeräten verkabelt war. Danach hätte ich bei ihr die Behandlung erwerben können: eine schreckliche, wie ein Schädel geformte Maske, die angeblich Atemaussetzer im Schlaf verhindern und bestimmt auch jede verbliebene Chance auf sexuelle Betätigung sicher verhüten würde. Als ich protestierte, es bestehe keinerlei Hinweis, dass ich an dieser Störung litte – keine Symptome oder sonstige Anzeichen –, sagte mir die Zahnärztin, ich wisse das womöglich gar nicht, und fügte noch hinzu, ich könnte im Schlaf sterben. Mit dieser Aussicht, erwiderte ich, könne ich leben.

Kaum war ich fünfzig geworden, empfahlen die Ärzte – einer drängte sogar – eine Darmspiegelung. Wie bei den Mammografien kann man sich auch dem Druck, zur Darmspiegelung zu gehen, kaum entziehen. Prominente werben dafür, Comedians machen ihre Witze darüber. Im März, in Amerika der Darmkrebsmonat, tourt eine zwei Meter hohe aufblasbare Nachbildung eines Dickdarms durch das Land; alle an analen Vorgängen Interessierten können hindurchspazieren und potenziell gefährliche Polypen »von innen« betrachten.[2] Während die Mammografie wie eine raffinierte Form von Sadismus wirkt, imitieren Darmspiegelungen einen sexuellen Übergriff. Zuerst wird der Patient oder die Patientin sediert – oft mit einem Wirkstoff, der gemeinhin als »Vergewaltigungsdroge« gilt –, dann wird ein biegsamer Schlauch mit einer Kamera an einem Ende durch das Rektum eingeführt und durch den gesamten Dickdarm geschoben. Noch mehr als diese perverse Prozedur stieß mich ab, dass man davor einen Tag fasten und Abführmittel einnehmen muss, damit die kleine Kamera etwas anderes zu sehen bekommt als Stuhl. Ich zögerte die Untersuchung Jahr für Jahr hinaus, bis ich mich schließlich bei einer Überlegung sicher fühlte: Da Darmkrebs in der Regel langsam wächst, würden etwa vorhandene krebsverdächtige Polypen vermutlich erst zu wuchern beginnen, wenn ich bereits wegen anderer Ursachen dem Tod nahe wäre.

Dann kam ein Rundbrief meines Internisten, leitender Arzt einer mittelgroßen Gemeinschaftspraxis. Er werde seine normale Praxistätigkeit aufgeben, kündigte er an, und künftig eine neue Form von »Concierge-Medizin« für all jene anbieten, die bereit seien, zusätzlich zu ihrer Krankenversicherung 1500 Dollar pro Jahr zu bezahlen. Die Elitebehandlung würde rund um die Uhr Zugang zum Arzt beinhalten, ausführliche Konsultationen ohne Eile sowie alle Arten von Tests und Screenings über die routinemäßigen hinaus. Da war meine Entscheidung klar: Ich ließ mir einen Termin geben und sagte ihm ins Gesicht, dass es mich erstens erschrecke, wie bereitwillig er seine nicht so wohlhabenden Patienten fallenlasse, die offensichtlich zahlreich in seinem Wartezimmer säßen. Und zweitens wolle ich nicht mehr Tests, sondern einen Arzt, der mich vor unnötigen Prozeduren *schütze*. Ich bliebe deshalb lieber bei der Masse der gewöhnlichen Patienten, die nur ausnahmsweise und willkürlich zu Screenings geschickt würden.

Natürlich werden diese ganzen unnötigen Screenings und Tests nur vorgenommen, weil Ärzte sie anordnen; andererseits regt sich in der Ärzteschaft zunehmend Widerstand. Überdiagnostik wird langsam als ein Problem des öffentlichen Gesundheitswesens wahrgenommen, manchmal ist sogar von einer »Epidemie« die Rede. Das Thema eignet sich für internationale Medizinkongresse und füllt gut belegte Bücher wie *Overdiagnosed: Making People Sick in the Pursuit of Health* von H. Gilbert Welch und seinen Kollegen in Dartmouth, Lisa Schwartz und Steve Woloshin. Sogar die Kolumnistin Jane Brody, die über Gesundheitsthemen schreibt und lange begeistert für die üblichen Vorsorgeuntersuchungen warb, rät mittlerweile, wir sollten uns zweimal überlegen, ob wir uns auf die gängigen Routineuntersuchungen einlassen. Der Arzt und Blogger John M. Mandrola sagt sogar geradeheraus:

Statt zu fürchten, dass eine Krankheit nicht entdeckt wird, sollten Patienten wie Ärzte lieber das Gesundheitswesen fürchten. Der beste Weg, medizinische Irrtümer zu vermeiden, ist, medizinische Behandlungen zu meiden. Die Standardeinstellung sollte sein: Es geht mir gut. Damit es so bleibt, müssen wir gute Entscheidungen treffen – und nicht den Arzt nach Problemen suchen lassen.[3]

Mit zunehmendem Alter ändert sich das Kosten-Nutzen-Verhältnis. Zumindest in Amerika wird die Medizin für ältere Menschen bezahlbarer, weil sie ab fünfundsechzig Medicare in Anspruch nehmen können. Man wird weiter ermahnt, zu Screening-Programmen und Tests zu gehen, nur dass jetzt auch die Angehörigen in den Chor mit einstimmen. Was mich anbetrifft, nahm die Lust auf medizinische Kontakte jeglicher Art allerdings mit jeder Woche rapide ab. Angenommen, eine Vorsorgeuntersuchung würde eine Erkrankung zutage fördern, die mir belastende Behandlungen oder Opfer auferlegen würde – eine entstellende Operation, Bestrahlung, drastische Einschränkungen der gewohnten Lebensweise. Vielleicht würden diese Maßnahmen mein Leben um einige Jahre verlängern, aber ich würde auch länger ein reduziertes Leben voller Schmerzen ertragen. Denn die medizinische Vorsorge erstreckt sich heute bis zum Lebensende: Fünfundsiebzigjährige Frauen werden zur Mammografie geschickt; Menschen, die sich bereits im Würgegriff einer tödlichen Krankheit befinden, werden Screenings unterzogen, ob sie vielleicht noch an weiteren Krankheiten leiden.[4] Bei einem Ärztekongress berichtete jemand von einer hundertjährigen Frau, die zum ersten Mal in ihrem Leben eine Mammografie erhalten habe – woraufhin das Publikum in »laute Beifallsrufe« ausbrach.[5]

Ein Grund für zwanghafte Screenings und Tests und Kontrollen ist Profitgier; das gilt besonders für die Vereinigten Staaten mit ihrem weitgehend privaten und häufig gewinnorientierten Gesundheitssystem. Wie kann ein Arzt – oder ein Krankenhaus oder eine Pharmafirma – mit im Wesentlichen gesunden Patienten Geld verdienen? Indem man Tests und Untersuchungen mit ihnen macht, die, wenn sie nur zahlreich genug sind, unweigerlich etwas zutage fördern werden, was nicht in Ordnung ist oder zumindest weitere Kontrolle erfordert. Gilbert Welch und seine Co-Autoren verwenden einen anschaulichen Vergleich, den sie von einem Experten für fraktale Geometrie übernommen haben: »Wie viele Inseln liegen vor den Küsten Großbritanniens?« Die Antwort hängt natürlich davon ab, welchen Maßstab die verwendete Karte hat und wie man »Insel« überhaupt definiert. Hochauflösende Technologien wie CT-Aufnahmen werden geradezu unausweichlich kleine Unregelmäßigkeiten aufspüren, was weitere Tests, Verschreibungen und Arztbesuche nach sich zieht. Die Tendenz, viel mehr zu testen als nötig, wird noch gesteigert, wenn der behandelnde Arzt oder die Ärztin ein finanzielles Interesse an der Einrichtung für Screening oder Bildgebung hat, an die er oder sie die Menschen überweist.

Doch übermäßiges Testen und Überdiagnostik werden nicht nur von einem profitgierigen medizinischen System angetrieben. Unter Umständen fordern die Konsumentinnen und Konsumenten als ehemalige und potenzielle Patientinnen und Patienten auch selbst die Tests und drohen sogar mit einem Kunstfehlerverfahren, wenn sie das Gefühl haben, dass sie ihnen vorenthalten werden. In den letzten zwanzig Jahren haben Patientenorganisationen Dutzende von Krankheitsbildern öffentlich ins Blickfeld gerückt und trommeln für die entsprechenden Screening-Programme. Viele haben prominente Fürsprecher und Fürsprecherinnen – die Journalistin Katie Couric für Darmkrebs, New Yorks ehemaliger Bürgermeister Rudy Giuliani für Prostatakrebs –, jede Gruppe hat ihre eigene farbige Schleife – pink für Brustkrebs, lila für Hodenkrebs, schwarz für Hautkrebs, ein »buntes Muster« für Autismus und so weiter – und spezielle Tage oder Monate, in denen sie für ihr Anliegen werben und Lobbyarbeit betreiben. Das Ziel all dessen ist, für die jeweilige Krankheit »ein Bewusstsein zu schaffen«, das heißt die Bereitschaft zu fördern, sich dem entsprechenden Screening zu unterwerfen wie Mammografien oder PSA-Tests.

Sogar umstrittene Tests haben ihre Anhänger. Als die U. S. Preventive Service Task Force, das Gremium unabhängiger Experten, das Empfehlungen zu Tests und Screening-Verfahren abgibt, beschloss, routinemäßige Mammografien für Frauen unter fünfzig Jahren nicht mehr zu empfehlen, protestierten auch einige feministische Gesundheitsgruppen, von denen ich mehr kritische Distanz zu den üblichen medizinischen Verfahren erwartet hätte. Eine kleine Gruppe von Frauen, die sich selbst als Brustkrebs-Überlebende bezeichneten, demonstrierten auf einem Highway vor dem Büro der Task Force, als forderten sie, dass ihre Brüste zusammengequetscht würden. 2008 erteilte dieselbe Task Force dem PSA-Test eine schlechte Note, aber Befürworter wie Giuliani, der fest behauptet, der Test habe sein Leben gerettet, warben weiter dafür, genau wie die meisten Ärzte.[6] Viele Ärzte rechtfertigen Tests mit zweifelhaftem Wert damit, sie dienten der »Beruhigung« – außer natürlich in den Fällen, in denen sie falsch positive Ergebnisse liefern.

Bei Schilddrüsenkrebs kommt es besonders häufig zu Überdiagnostik. Seit es immer leistungsfähigere Bildgebungsverfahren gibt, entdecken die Ärzte immer mehr winzige Knoten am Hals und lassen sie chirurgisch entfernen, ob die Eingriffe sinnvoll sind oder nicht. Geschätzt 70 bis 80 Prozent der im ersten Jahrzehnt des 21. Jahrhunderts an amerikanischen, französischen und italienischen Frauen durchgeführten Eingriffe wegen Schilddrüsenkrebs gelten heute als überflüssig. In Südkorea, wo die Ärzte das

Screening auf Schilddrüsenkrebs besonders eifrig betreiben, lag diese Zahl sogar bei 90 Prozent. (Bei Männern gab es auch Überdiagnostik, aber in sehr viel geringerem Ausmaß.) Patientinnen und Patienten zahlen für diese Operationen einen hohen Preis: Unter anderem müssen sie lebenslang Schilddrüsenhormone einnehmen, und da diese nicht immer richtig wirken, sind die Betroffenen unter Umständen chronisch »depressiv verstimmt und verlangsamt«.[7]

Bisher sehe ich nicht, dass sich auf breiter Front Unmut über unnötige und oft schädliche medizinische Screening-Programme regt. Kaum jemand gibt zu, dass er oder sie persönlich Tests ablehnt, und wenn es jemand zugibt – wie der Wissenschaftsjournalist John Horgan, der in einem Blog in *Scientific American* erklärte, warum er nicht zur Darmspiegelung geht –, spielt er seine wohlbegründeten Argumente mit der Bemerkung herunter, er sei nun mal ein »Testmuffel«.[8] Die meisten Menschen machen zwar Witze darüber, wie unappetitlich die empfohlenen Verfahren sind, unterwerfen sich aber dennoch tapfer allem, was von ihnen erwartet wird.

Aber an einer anderen Front braut sich eine Rebellion zusammen. Zunehmend regt sich Kritik an der »Medikalisierung des Sterbens«, meist am Beispiel eines ehemals munteren Eltern- oder Großelternteils, der seinen Wunsch nach einem natürlichen, nicht-medizinischen Tod klar bekundet hatte und dann sein Leben doch zwischen Schläuchen und Kabeln in einem Bett auf der Intensivstation beendete. Ärzte erleben das jeden Tag – geistreiche Menschen, die durch Beatmungsgeräte zum Schweigen gebracht werden, penible, die inkontinent gemacht werden –, und manche sind fest entschlossen, so etwas an ihrem eigenen Lebensende nicht zuzulassen. Sie lehnen dann womöglich eine Behandlung ab, die sie mit größerer Wahrscheinlichkeit zu Leiden und nicht zu Gesundheit führen würde, so wie der Orthopäde, der, nachdem bei ihm ein Pankreaskarzinom diagnostiziert worden war, sofort seine Praxis schloss, nach Hause ging und in relativ angenehmen Umständen friedlich starb.[9] Einige wenige Ärzte handeln noch entschlossener proaktiv und haben sich »DNR« (für »do not resuscitate«, »nicht wiederbeleben«) eintätowieren lassen. Sie verweigern selbst die drastischen Maßnahmen am Lebensende, die sie ihren Patientinnen und Patienten regelmäßig zumuten.

Seit ich Vorsorgeuntersuchungen ad acta gelegt habe, treibe ich diesen Gedanken noch einen Schritt weiter: Ich lehne nicht nur die Folter eines medikalisierten Todes ab, sondern weigere mich auch, ein medikalisiertes Leben zu akzeptieren, und je älter ich werde, desto entschlossener bin ich. Weil die Zeit, die mir bleibt, immer kürzer wird, ist jeder Monat und jeder Tag zu kostbar, um ihn in einem fensterlosen Wartezimmer und zwischen Untersuchungsapparaten zu verbringen. Alt genug geworden zu sein, um zu sterben, ist eine Leistung, keine Niederlage, und die damit verbundene Freiheit verdient es, gefeiert zu werden.

2 | RITUALE DER DEMÜTIGUNG

Wie die meisten jungen Frauen meiner Schicht und Generation hatte ich zum ersten Mal mit der medizinischen Zunft zu tun, als ich das fortpflanzungsfähige Alter erreichte, zunächst wegen der Verhütung. Das wichtigste damals erhältliche Verhütungsmittel war das Diaphragma – eine technisch einfache Methode, die keine besonderen medizinischen Kenntnisse bei der Anwendung verlangte. Doch um die Ärzteschaft dafür zu gewinnen, die Geburtenkontrolle zu unterstützen, hatte Margaret Sanger, die amerikanische Vorkämpferin für Empfängnisverhütung, das Zugeständnis gemacht, dass nur Ärzte Diaphragmas und andere Verhütungsmittel verschreiben durften. So musste ich im Alter von etwa achtzehn Jahren zum ersten Mal auf dem gynäkologischen Stuhl Platz nehmen, damit ein natürlich männlicher Gynäkologe eine Prozedur durchführen konnte, die ich extrem entwürdigend fand. Rund zehn Jahre später führte mich eine Schwangerschaft zu regelmäßigen monatlichen Arztbesuchen, die zwei Wochen vor dem errechneten Geburtstermin in einer vaginalen Untersuchung durch den Chef der Gynäkologie in der von mir ausgewählten Klinik gipfelten. Es wurde kein Wort gewechselt, bis ich mich, nachdem er das Spekulum aus der Vagina herausgezogen hatte, erkundigte, ob sich mein Muttermund bereits zu öffnen begonnen habe. Er schaute die Krankenschwester an und fragte mit gespielter Verwunderung: »Wo hat ein nettes Mädchen wie sie solche Wörter aufgeschnappt?«

Ob die Untersuchung irgendeine Wirkung auf mein Wohlergehen – oder, noch wichtiger, auf das Wohlergehen meines unge-borenen Kindes – hatte, weiß ich nicht, aber die emotionale Wir-kung stellte sich umgehend ein. Ich kochte vor Wut. Ich hatte nicht nur die üblichen Schwangerschaftsratgeber gelesen, son-dern kurz zuvor in Zellbiologie promoviert und hätte noch sehr viele andere Wörter auf Lager gehabt, die dem Gynäkologiechef offenbar obszön erschienen. Dies, so sollte ich anmerken, war der Augenblick, in dem ich zur Feministin im vollen Wortsinn wurde: zur bewussten Frau, die weder ein Objekt noch ein Dummerchen sein will. Die Krankenschwester, das sei zu ihrer Ehrenrettung an-gemerkt, sagte nichts und verzog keine Miene.

In den folgenden Jahren stellte ich die Notwendigkeit regel-mäßiger prä- und postnataler Untersuchungen sowie der Kinder- und Jugenduntersuchungen nicht infrage. Als gute Mutter er-schien ich zu allen Impfungen und Terminen, bei denen die Ent-wicklung meines Kindes kontrolliert wurde. Obwohl es auch da-bei stets Hinweise gab, dass es nicht nur um die notwendige medizinische Versorgung ging. Als eine Kinderärztin meinem zweiten Kind bei einer Erkältung ein Antibiotikum verschrieb, fragte ich sie, ob sie einen Grund habe, eine bakterielle Ursache der Erkrankung zu vermuten. »Nein, es ist ein Virus, aber ich ver-schreibe immer ein Antibiotikum, wenn die Mutter sich Sorgen macht.« Die Verschreibung diente, mit anderen Worten, meiner Beruhigung. Ich murmelte, dass nicht ich diejenige sei, die das Antibiotikum schlucken werde, nahm mein Kind und verließ die Praxis.

Wie soll man ein medizinisches Verfahren klassifizieren, das keine nachweisbare Wirkung auf die Physiologie eines Menschen hat? Es ist eindeutig ein Ritual, und ein Ritual kann man sehr all-gemein definieren als »wiederholtes, immer gleichbleibendes, re-gelmäßiges Vorgehen nach einer festgelegten Ordnung«.[1] Aber weil Rituale auch weniger greifbare psychologische Effekte haben können, stellt sich die Frage, ob diese Effekte in irgendeiner Weise zum Wohlergehen beitragen oder womöglich das Gefühl der Hilflosigkeit beim Patienten oder der Patientin, in meinem Fall das Gefühl der Wut, verstärken.

Westliche Anthropologen haben beobachtet, dass Eingeborenenvölker weltweit vermeintlich heilende Rituale vollziehen, für die es in der westlichen Naturwissenschaft keine Grundlage gibt. Oft gehören Trommeln, Tanzen, Gesänge, die Verabreichung von Kräutersuden und der Einsatz angeblich heiliger Gegenstände wie Tierzähne und bunte Federn dazu. Die Anthropologin Edith Turner lieferte in den 1980er-Jahre einen ausführlichen und liebevoll detailreichen Bericht über das Ihamba-Ritual der Ndembu in Sambia.[2] Die Patientin, die als Symptome Gelenkschmerzen und extreme Abgeschlagenheit zeigt, bekommt einen Sud aus Blättern zu trinken, dann wird ihr Rücken mehrfach mit weiteren Kräutermischungen eingerieben, mit einer Rasierklinge eingeritzt und mit dem Horn eines Tieres geschröpft – alles begleitet von Trommelschlägen, Gesang und dem Rezitieren von Vorwürfen der Patientin gegen andere Dorfbewohner –, bis die Quelle der Krankheit, der Ihamba, ihren Körper verlässt.

Wirkt das Ritual? Ja, insofern der oder die Betroffene danach im Allgemeinen wiederhergestellt ist und seine oder ihre Stärke und Ausgeglichenheit wiedererlangt. Aber es gibt keine Möglichkeit, die Wirksamkeit des Ihamba-Rituals mit den Maßnahmen zu vergleichen, die ein westlicher Arzt anwenden würde – Bluttests, Bildgebung und so weiter –, zum Teil weil der Ihamba selbst für die naturwissenschaftliche Medizin nicht fassbar ist. Man stellt ihn sich als Zahn eines menschlichen Jägers vor, der in den Körper des Opfers gelangt ist, wo er »beißt« und sich sogar vermehren kann. Das mag fantastisch klingen, aber man sollte bedenken, dass der »Zahn eines Jägers« als Verursacher einer Krankheit ein sehr viel besser vorstellbares Bild abgibt als ein Virus. Manchmal fördert am Ende der Zeremonie einer der Heiler sogar einen menschlichen Zahn zutage und behauptet, er stamme aus dem Körper des Patienten oder der Patientin. Und natürlich mag die Gelegenheit, lange gehegten Groll zu artikulieren, für sich allein schon eine therapeutische Wirkung haben.

Die meisten von uns würden bei der Ihamba-Zeremonie ohne Weiteres von einem »Ritual« sprechen – eine Bezeichnung, die wir für eine Mammografie oder eine Biopsie nicht so schnell verwenden würden. Das Wort hat einen pejorativen Beiklang, der beispielsweise dem Begriff »Medizin« fehlt. Frühe Anthropologen bezeichneten die Heilpraktiken sogenannter primitiver Völker vielleicht als »Medizin«, gaben sich aber allergrößte Mühe, das Handeln der Eingeborenen von den gezielten Interventionen europäischer und amerikanischer Ärzte zu unterscheiden. Letztere galten als rational und wissenschaftlich, während Erstere »nur« Rituale waren, und seitdem klebt der Makel imperialistischer Arroganz an diesem Wort. Oder wie ein britischer Medizinanthropologe schreibt:

> Die alte anthropologische Einstellung gegenüber Ritualen beruhte auf der Unterscheidung zweier Arten von Handlungsweisen: auf der einen Seite das Handeln, das aus der Sicht des Anthropologen zielgerichtet und vernünftig war – und zu dem Fertigkeiten, Technik oder Handwerk gehörten –, und auf der anderen Seite das Handeln, das scheinbar irrational war und zumindest aus der Sicht des Anthropologen nichts mit Fertigkeiten, Technik und Handwerk zu tun hatte. Nur Handlungen der zweiten Art wurden als Rituale bezeichnet.[3]

Unweigerlich zog man eine Parallele zwischen den Heilritualen sogenannter primitiver Völker und den Prozeduren der modernen westlichen Medizin. Letztere finden ebenfalls an speziell dafür bestimmten Orten statt und werden üblicherweise von verkleidetem Personal in weißen Kitteln und manchmal auch mit Masken vollzogen; sie hantieren mit Gegenständen, die für die Allgemeinheit in der Regel unzugänglich sind. Im Jahr 1956, zu einer Zeit, als der Arztberuf und seine institutionellen Rahmenbedingungen in hohem Ansehen standen, veröffentlichte ein amerikanischer Anthropologe einen Artikel, der den hintersinnigen Titel trug »Körperrituale bei den Nacirema« (»American« rückwärts gelesen). Er beschrieb das Krankenhaus als »Tempel«, in dem die Heilrituale der Nacirema stattfanden, und schilderte:

Wenigen Hilfesuchenden [Patienten] geht es so gut, dass sie etwas anderes tun können, als in ihren Betten zu liegen. Die täglichen Zeremonien sind wie die Riten der heiligen Mundmänner [Zahnärzte] mit Unbehagen und Qual verbunden. Im Morgengrauen wecken die Vestalinnen mit ritueller Präzision ihre leidenden Schutzbefohlenen und rollen sie auf ihren Schmerzenslagern hin und her, während sie Waschungen vornehmen mit den formalisierten Bewegungen, in denen die Mägde sehr geübt sind. Zu anderen Zeiten führen sie Zauberstäbe in den Mund der Hilfesuchenden ein oder zwingen sie, Substanzen zu schlucken, die angeblich heilsam sind. Von Zeit zu Zeit kommen Medizinmänner zu ihren Kunden und stechen magisch behandelte Nadeln in ihr Fleisch. Die Tatsache, dass diese Zeremonien im Tempel nicht immer helfen und manchmal den frisch Initiierten sogar töten, schmälert in keiner Weise den Glauben der Menschen an die Medizinmänner.[4]

Das ganze Sammelsurium von Prozeduren, die zum »jährlichen Gesundheitscheck« gehören, kann man als Ritual betrachten. Die Vorsorgeuntersuchung, die in Amerika in den 1920er-Jahren eingeführt und rund ein Jahrzehnt später von der American Medical Association empfohlen wurde, dräut alljährlich als mit viel Stress verbundene Hürde im Leben eines jeden gesundheitsbewussten Medizinkonsumenten, gewissermaßen als Prozess, in dem über Unschuld (Gesundheit) oder Schuld (Krankheit) entschieden wird. Die Bestandteile der jährlichen Untersuchung sind nicht genau definiert, sie kann fünfzehn Minuten dauern oder – bei Reichen und Hypochondern – mehrere Tage. Krankenversicherungen verlangen sie als Voraussetzung, dass sie Krankheitskosten übernehmen, Militärangehörige müssen sie absolvieren, gesunde Normalbürger und -bürgerinnen werden per Postkarte daran erinnert. Was dann in der Praxis folgt, ähnelt einem religiösen Ritual oder einem Spektakel zur Volksbelustigung. Ein kluger Beobachter, der den gelegentlichen Einsatz von Clowns in Kliniken zur Aufheiterung der Patienten kommentierte, wies auf Gemeinsamkeiten zwischen diesen Neulingen auf der medizinischen Bühne, »primitiven« Schamanen und den »normalen« Ärzten hin: Sie alle trügen »auffällige Kostüme« und sogar Masken.[5] Der Patient oder die Patientin zieht sich aus, der »Heiler« (der Clown oder der Schamane) gibt Beschwörungsformeln von sich und nimmt verschiedene Handlungen am Körper des Patienten oder der Patientin vor. Beim Arzt folgt dann das »Geständnis«: Der Patient oder die Patientin wird nach seinen bzw. ihren Verfehlungen befragt. Hat er oder sie geraucht? Alkohol getrunken? Illegale Drogen genommen? Multiple Sexualpartner oder -partnerinnen gehabt? Vor vielen Jahren, während meiner Collegezeit, habe ich einmal den Fehler begangen, den Konsum eines nicht üblichen Medikaments zuzugeben. Der fiebrige Glanz in den Augen des Doktors, der sich hektisch Notizen zu machen begann, überzeugte mich, das nie wieder gegenüber einem Arzt zu erwähnen.

Die emotionale Wirkung von Ritualen

Etwas als »Ritual« zu bezeichnen sagt noch nicht viel aus. Menschliche Rituale reichen von Menschenopfern bis zu dem unschuldigen Vergnügen, um einen Maibaum zu tanzen, von der gewaltsamen Vertreibung eines Sündenbocks aus der Gemeinschaft bis zur herzlichen Umarmung eines neuen Anführers oder Verbündeten. Aber wenn wir sagen, dass eine bestimmte Abfolge von Handlungen ein Ritual darstellt, deuten wir zumindest an, dass diese Handlungen noch anderen gesellschaftlichen oder kulturellen Zwecken dienen, als unmittelbar offensichtlich ist, etwa der Heilung von Kranken oder der Entfernung eines im Körper umherwandernden Jägerzahns. Im 20. Jahrhundert diskutierten Anthropologen über die »Funktionen« der Rituale, die sie bei Eingeborenenvölkern erlebten – ob sie zum Beispiel einzelnen Teilnehmern dienten oder der Gruppe, durchschnittlichen Menschen oder, in hierarchischen Gesellschaften, der Elite. Viele Rituale scheinen darauf ausgelegt, den Einzelnen in verschiedenen Stadien des Lebenszyklus wie etwa der Pubertät Sicherheit und Orientierung zu vermitteln. Die entsprechenden Rituale können schmerzhafte Ritzungen der Haut beinhalten oder harmlose Feiern wie die Bar Mitzwa oder die *quinceañera* für fünfzehnjährige lateinamerikanische Mädchen. Andere verbreitete Rituale sollen offenbar den Zusammenhalt zwischen den Bewohnern eines Dorfs oder den Angehörigen eines Stammes festigen – meistens durch gemeinschaftliches Singen, Tanzen und Essen. Genau wie in traditionellen Gesellschaften haben auch moderne Stadtmenschen eine Fülle von Ritualen – Rituale für Begrüßung und Abschied, Feiertagsrituale, Rituale bei Hochzeiten, Geburten und Todesfällen –, und die meisten sind absolut gutartig. Die psychologische Wirkung dieser vertrauten Rituale besteht in der Regel darin, dass die Beteiligten sich besser und fester mit der Gemeinschaft verbunden fühlen.

Was sind nun also die ungreifbaren Wirkungen medizinischer Rituale? Bedeuten sie eine »Selbstermächtigung«, um einen populären Begriff zu verwenden, der Objekte der Rituale, das heißt der Patienten, oder verstärken sie das Gefühl von Hilflosigkeit und Niederlage?

Etwas fällt bei medizinischen Prozeduren auf und unterscheidet sie von vielen anderen Ritualen, denen wir begegnen: Sie sind häufig übergriffig, das heißt, sie verletzen akzeptierte gesellschaftliche Normen. Zum Beispiel dringen wir in der Regel nicht in den »Raum« anderer Menschen ein oder erlauben ihnen, bei uns einzudringen, und normalerweise lassen wir auch nicht unsere nackten Körper von anderen inspizieren. Nicht-medizinische Rituale können auch übergriffig sein, etwa Aufnahmerituale von College-Bruderschaften oder erniedrigende Rituale von Sportteams, bei denen der Neuling womöglich gefährliche Mengen Alkohol trinken, seine Kleidung ablegen und ritualisierte Formen von sexuellem Missbrauch erdulden muss. Dann gibt es noch die speziellen Rituale beim Militär wie etwa die Trinkgebräuche der britischen Armee, wozu auch gehört, eine »Gänseblümchenkette« zu bilden oder einen »Ring von Soldaten, die durch anale Penetration miteinander verbunden sind«. Die Teilnehmer rechtfertigen solche Rituale damit, sie würden die Gruppensolidarität festigen;[6] ich vermute, das könnte man auch über sehr viel harmlosere Formen gemeinsamer Regelverstöße erreichen.

Ärzte haben eine Entschuldigung, warum sie die normalen Regeln der Privatheit missachten: Der menschliche Körper ist ihre Domäne, und manchmal, insbesondere wenn es um den weiblichen Körper geht, sehen sie ihn als ihr exklusives Eigentum an. Noch Mitte des 20. Jahrhunderts hatte kaum eine Frau, zumindest keine heterosexuelle Nichtmedizinerin, jemals ihre eigenen Genitalien oder die einer anderen Frau gesehen, weil dieses Gebiet – auch »da unten« genannt – dem Arzt vorbehalten blieb. Als 1971 einige wenige mutige Frauen die Praxis der »zervikalen Selbstuntersuchung« mit einem Plastik-Spekulum, einer Taschenlampe und einem Spiegel einführten, brachen sie zwei Tabus: Sie eigneten sich ein medizinisches Instrument an (das Spekulum) und schauten dahin, wohin zuvor nur Ärzte (und vielleicht Geschlechtspartner) geschaut hatten. Viele Ärzte waren empört. Einer argumentierte, ein Spekulum in Laienhand sei wohl kaum steril, worauf die feministische Autorin Ellen Frankfort bissig erwiderte, ja, natürlich solle alles, was in die Vagina eingeführt werde, zuvor mindestens zehn Minuten abgekocht werden.[7]

Lange vor dem feministischen Aufschwung in den 1970er-Jahren hatten in Amerika Frauen begonnen, sich über die gnadenlose Übermedikalisierung des Geburtsvorgangs zu beklagen. Um die Mitte des letzten Jahrhunderts war es üblich, dass Geburtshelfer Frauen in den Wehen stark sedierten oder ganz narkotisierten. Die Frauen waren während der Geburt bewusstlos, und manchmal kamen die Babys auch selbst halb betäubt heraus – schlaff und mit Schwierigkeiten beim Atmen. Weil die narkotisierte oder sedierte Mutter ihre Muskeln nicht richtig benutzen konnte, um das Baby auszutreiben, wurden häufig Geburtszangen eingesetzt, was bei den Kindern unter Umständen zu Kopfverletzungen führte. Aber es gab eine Alternative, obwohl die Geburtshelfer sie nicht unterstützten und oft aktiv davon abrieten: Die Lamaze-Methode, entwickelt in der Sowjetunion und Frankreich, arbeitete mit Atemtechniken, die den Schmerz linderten, während Mutter und Kind wach waren. In den 1960er-Jahren besuchten immer mehr gut ausgebildete junge Frauen Lamaze-Kurse und verlangten, während der Geburt nicht sediert zu werden. Bei meiner ersten Schwangerschaft 1970 hätte es zumindest in meinem Freundeskreis als unverantwortlich gegolten, sein Kind anders zur Welt zu bringen.

Nach und nach erkannten wir, dass der Medizinberuf, der damals noch zu über 90 Prozent männlich war, die Geburt von einem natürlichen Vorgang in eine medizinische Operation verwandelt hatte, die in einer annähernd sterilen Umgebung an bewusstlosen Frauen durchgeführt wurde. Gebärende Frauen erhielten routinemäßig einen Einlauf, ihre Schamhaare wurden abrasiert, und die Frau wurde in die Steinschnittlage gebracht – auf dem Rücken liegend, die Knie nach oben und die Beine weit gespreizt. Wenn das Baby zu sehen war, nahm der Geburtshelfer einen Dammschnitt vor, eine chirurgische Vergrößerung der vaginalen Öffnung, die nach der Geburt wieder zugenäht werden musste. Für jeden Eingriff gab es eine medizinische Begründung: Der Einlauf sollte eine Infektion durch Kot verhindern; die Schamhaare wurden abrasiert, weil sie womöglich unsauber waren; der Dammschnitt sollte den Austritt des Kindes erleichtern. Aber jede einzelne Handlung war schmerzhaft, körperlich und auf andere Weise, und manche brachten eigene Gefahren mit sich. Beim Rasieren gibt es kleine Schnitt- und Schürfwunden, durch die Keime eindringen können; ein Dammschnitt heilt langsamer als natürliche Schnittwunden, und Frauen können noch Wochen danach Schmerzen beim Laufen und beim Toilettengang haben. Die Steinschnittlage mag für den Arzt bequemer sein, als vor einer sitzenden Frau zu knien, aber sie erschwert die Passage des Kindes durch den Geburtskanal und kann bei der Mutter zu Verletzungen des Steißbeins führen.

Was ist also von diesen Prozeduren zu halten, die manche Ärzte immer noch hartnäckig verteidigen? Wenn eine Prozedur nicht wirklich medizinisch notwendig ist, damit das Kind gesund zur Welt kommt, sondern womöglich sogar kontraindiziert, warum wird sie dann trotzdem ausgeführt? Die Anthropologin Robbie E. Davis-Floyd hat vorgeschlagen, all diese Eingriffe als *Rituale* zu betrachten in dem Sinn, dass sie unter wissenschaftlichen Gesichtspunkten nicht mehr gerechtfertigt sind als die Handlungen eines

»primitiven« Heilers. Sie dienen keinen physiologischen Zwecken, nur »rituellen Zwecken«, wie sie es nennt. Der Einlauf und die Rasur betonen, dass die Frau unrein ist und eigentlich ein Störfaktor bei der Geburt. Die Narkose und die Steinschnittlage vermitteln »die Botschaft, dass ihr Körper eine Maschine ist«[8] oder, wie Davis-Floyd die Philosophin Carolyn Merchant zitiert, »ein System toter, inaktiver Partikel«, in dem die wache Patientin keine Rolle spielt. Es sind, mit anderen Worten, Herrschaftsrituale, die bewirken, dass sich eine Frau auf dem Höhepunkt ihrer biologischen Macht und Fruchtbarkeit machtlos, erniedrigt und schmutzig fühlt.

In einer Hinsicht haben die Rituale rund um die Geburt tatsächlich »gewirkt«. Die Frauen waren nach der Geburt oft traumatisiert, sie erzählten Robbie Davis-Floyd, sie fühlten sich »geschlagen«[9] und »in eine Depression gestürzt«: »Man wird behandelt, als wäre man etwas dämlich, als wüsste man nicht, was im eigenen Körper vorgeht.«[10] Und nachdem die Ärzte die Frauen solchen unangenehmen Prozeduren und solcher Missachtung ausgesetzt hatten, sollten die Frauen ihnen auch noch dankbar sein für das gesunde Kind. Es war das perfekte Rezept, um die Frauen in die ihnen zugedachte soziale Rolle zu zwingen: rituelle Demütigung, gefolgt von dem wunderbaren »Geschenk« eines Kindes.

Aber wie in meinem Fall bewirkten die Rituale oft das Gegenteil, und die Frauen waren wütend über ihre Behandlung während Schwangerschaft und Geburt. Es ist nicht leicht, sich in der Lage auf dem gynäkologischen Stuhl zu wehren, aber immer mehr Frauen protestierten und lehnten die angeblich erforderlichen medizinischen Interventionen ab, oder sie entschieden sich gleich für Hausgeburten und die Betreuung durch Hebammen. Als meine Kinder ins Teenageralter kamen, prangerte eine landesweite Frauengesundheitsbewegung die Frauenverachtung in der medizinischen Behandlung an – von unzuverlässigen Verhütungsmitteln bis zu einer barbarischen Operationstechnik bei Brustkrebs, der radikalen Mastektomie nach Halsted, bei der die Opfer teilweise verstümmelt wurden. Es gelang uns, die Abläufe bei einer Krankenhausgeburt zu reformieren, mehr Akzeptanz für die Lamaze-Methode zu gewinnen, mehr Ärztinnen zu bekommen und unser Recht zu behaupten, während des gesamten Geburtsvorgangs an allen Entscheidungen beteiligt zu sein.

Aber während wir diese Siege errangen, wurde die Gynäkologie in anderer Hinsicht immer aufdringlicher und kontrollierender. Die elektronische Überwachung des Fötus während der Wehen wurde selbst bei risikoarmen Geburten zur Routine, und wenn die Überwachung von innen durchgeführt wurde, mit einem Schlauch durch die Vagina, blieb die Frau bei den Wehen ans Bett gefesselt. Bereits leichte Veränderungen des kindlichen Herzschlags konnten Alarm auslösen mit der Folge, dass schockierend viele Kinder per Kaiserschnitt zur Welt kamen – 30 Prozent, erst ab 2009 ging diese Zahl langsam zurück. Wir konnten all das, was rund um die Geburt schief lief, nicht mehr nur den »patriarchalischen Strukturen« anlasten. Die Frauen wehrten sich auch gegen die Technisierung, wie Davis-Floyd schreibt, und die Vorstellung, dass ein Verfahren, bei dem Kabel, Medikamente und Skalpelle zum Einsatz kommen, automatisch allem überlegen ist, was auf derartige technische Interventionen verzichtet.

Selbst auf dem Höhepunkt der Frauengesundheitsbewegung zögerten wir, die feministische Kritik auf Aspekte der Medizin auszuweiten, die nicht speziell Frauen betrafen. Zwar gab es im akademischen Teil der Frauenbewegung und an ihren New-Age-Rändern viele Frauen, die Patriarchat, Technologie, Naturwissenschaft und Imperialismus zu einem einzigen monolithischen Block universeller Dominanz vermischten. Aber die meisten von uns forderten eine Naturwissenschaft in unserem Interesse, und wir verstanden es als unsere Mission, in einer von Sexismus kontaminierten Medizin wissenschaftliche Rationalität wiederherzustellen. Wir neigten zu der Annahme, abgesehen von der Frauengesundheit sei die Medizin relativ wenig einseitig und in ihren sozialen Wirkungen neutral.

Dem widersprach allerdings der Sozialkritiker Ivan Illich bereits in seinem 1975 erschienenen Buch *Die Nemesis der Medizin,* damals unter dem Titel *Die Enteignung der Gesundheit.* Darin dokumentierte er die negativen Auswirkungen medizinischer Behandlungen bei beiden Geschlechtern und rückte insbesondere den Preis iatrogener Erkrankungen ins Blickfeld, das heißt solcher, die durch Medikamente oder medizinische Behandlungen verursacht werden. Für Illich stellten medizinische Institutionen ein großes System der sozialen Kontrolle dar, das von einer »gebildeten Elite« beherrscht wird:

> Die Medizin besitzt die Autorität, die Beschwerden des einen als legitime Krankheit zu etikettieren, den zweiten für krank zu erklären, obgleich er gar nicht über Beschwerden klagt, und dem dritten die soziale Anerkennung seines Leidens, seiner Schwäche ... zu verweigern.[11]

Wie Frauen werden auch Männer, die nicht zur gebildeten Elite gehören – einkommensschwache oder Männer aus der Arbeiterschicht – von der medizinischen Zunft oft feindselig und herablassend behandelt. Der Soziologe Irving K. Zola schilderte 1976 in einem Aufsatz, dass sein eigener Vater, ein Arbeiter, von seinem Arzt den Rat bekam, er solle sich besser eine »Schreibtischtätigkeit« suchen – als hätte er die Wahl. Zola, ein begeisterter Unterstützer der Frauengesundheitsbewegung, beobachtete, dass Patienten wie Patientinnen gegenüber dem Arzt und der Gesundheitsbürokratie ein Unterwerfungsritual zu vollziehen hatten:

Ob in horizontaler Position oder in einer anderen seltsamen Lage auf dem Rücken oder dem Bauch, die Beine gespreizt oder angezogen, oder auch vor dem Schreibtisch sitzend: Der Patient wird in eine Reihe passiver, abhängiger und oft demütigender Positionen gebracht.[12]

Kritischen Denkern wie Zola und Illich zufolge ist eine der Funktionen medizinischer Rituale die soziale Kontrolle. Medizinische Kontakte finden oft über eine tiefe soziale Kluft hinweg statt: Obwohl in den letzten Jahrzehnten die Zahl von Frauen im Arztberuf und von Ärzten und Ärztinnen mit Migrationshintergrund stark zugenommen hat, ist der typische Arzt doch häufig ein gebildeter, wohlhabender weißer Mann, und im Kontakt mit ihm muss der Patient oder die Patientin ein unterwürfiges Verhalten an den Tag legen – zum Beispiel sich ausziehen und seine oder ihre Körperöffnungen inspizieren lassen. Die gleiche Art von Prozeduren findet sich üblicherweise in der Strafjustiz, etwa wenn ein Häftling sich zur Durchsuchung ausziehen muss, und sie sind nicht dazu angetan, die Selbstachtung des Betroffenen zu stärken. Ob bewusst oder unbewusst, Arzt und Patient oder Patientin inszenieren ein Ritual von Beherrschung und Unterwerfung, ähnlich wie der verpflichtende Kotau vor dem chinesischen Kaiser.

Es dürfte nicht überraschen, dass manche Ärzte medizinische Rituale ganz anders sehen. Sie bezeichnen ihre Verfahren nicht nur als wissenschaftlich und berufen sich auf ihre persönliche Erfahrung als eine Form der »Evidenz«, die genauso wichtig sei wie Statistiken, nein, sie verteidigen Rituale als den Kern des Arzt-Patienten-Kontakts. Den Patienten gehe es vielleicht um »Heilung«, aber noch wichtiger sei es ihnen, in ein Ritual einbezogen zu werden. Einer der lautesten Verfechter der Theorie vom medizinischen Ritual ist Abraham Verghese, Medizinprofessor in Stanford. Er schrieb in einer Kolumne in der *New York Times,*

die meisten Patienten und Patientinnen würden bei einem Arzt-
besuch bestimmte Prozeduren erwarten, »und sie erkennen
rasch, wenn der Arzt oder die Ärztin sie schnell abfertigt, zum
Beispiel das Stethoskop auf die Kleidung setzt statt auf die Haut,
nur kurz den Bauch abhört und es nach dreißig Sekunden wieder
einpackt. Bei Ritualen geht es um Veränderung, das Überschrei-
ten einer Schwelle, und bei der Untersuchung am Krankenbett
besteht die Veränderung in der Festigung der Arzt-Patienten-Be-
ziehung.«[13]

Und was ist das Wesen dieser Beziehung? Wie Professor Verghese in einem TED-Vortrag ausführte, besteht die Beziehung
darin, dass der Patient oder die Patientin sich Fragen und einer
Form des physischen Kontakts unterwirft, die normalerweise als
grob oder, schlimmer noch, als übergriffig angesehen würden:

Nun, ich würde zu bedenken geben, dass ein Ritual, bei dem
ein Mensch zu einem anderen kommt und ihm Dinge erzählt,
die er seinem Priester oder Rabbi nicht erzählen würde, und
dann, unglaublicherweise, sich zu alledem noch auszieht und
von dem anderen anfassen lässt – ich möchte zu bedenken geben, dass dies ein Ritual von allergrößter Bedeutung ist.[14]

Das ist, vorsichtig ausgedrückt, eine wirre Aussage: Ist das Ritual
nötig, um das Unbehagen zu dämpfen, das womöglich durch die
für eine gute medizinische Behandlung unvermeidlichen Intimitäten ausgelöst wird? Oder verhält es sich andersherum – dass die
Intimitäten nötig sind, um die Dramatik des Rituals zu steigern?
Anscheinend sind solche Intimitäten für eine erfolgreiche Behandlung gar nicht immer erforderlich, aber die Patienten und
Patientinnen – die natürlich immer namenlos bleiben – verlangen
sie trotzdem. Verghese erzählt eine Anekdote von einer Brust-
krebspatientin, die zur Behandlung in das ihrer Ansicht nach

»beste Brustkrebszentrum der Welt« ging und ein paar Monate später in die weit weniger renommierte Einrichtung zurückkehrte, in der man ihren Krebs diagnostiziert hatte. Dort begegnete er ihr und fragte: »Warum sind Sie zurückgekommen und lassen sich jetzt hier behandeln?«

Zuerst druckste sie herum. Dann antwortete sie: »Das Krebszentrum war wunderbar. Es war ein schönes Gebäude, eine riesige Eingangshalle, Parkservice, ein automatisches Klavier, eine Empfangsdame, die die Patientinnen überall herumführte. Aber sie haben meine Brüste nicht mal angefasst.« Jetzt könnten Sie und ich sagen, dass es wahrscheinlich nicht nötig war, ihre Brüste anzufassen. Sie hatten sie gründlich durchleuchtet. Sie hatten ihren Brustkrebs auf molekularer Ebene verstanden; sie mussten ihre Brüste nicht anfassen.[15]

Die Verteidigung des medizinischen Rituals erinnert hier auf unheimliche Weise an die Entschuldigung, die üblicherweise Sexualstraftäter vorbringen: »Sie hat es so gewollt.«

Das soll nicht heißen, dass menschliche Interaktionen – einschließlich Ritualen und Berührung – in der Medizin keine Rolle spielen. Man denke nur an den Kuss der Mutter, der auf magische Weise das Aua des kleinen Kindes lindert, oder daran, welch beruhigende Wirkung ein zugewandter und freundlicher Mitarbeiter des Gesundheitswesens verbreitet. Unsere Körper sind keine Kadaver, sie werden von unserem Geist bewohnt, durch den wir mit anderen Menschen und Tieren verbunden sind, lebenden wie toten. Werden diese Verbindungen gestärkt, fühlen wir uns sehr wahrscheinlich besser. Werden sie bedroht oder verletzt, können die Folgen fatal sein, man denke nur an den »Voodoo-Tod«, der in traditionellen Gesellschaften immer wieder beobachtet wird, wenn eine Person, die mit einem Todesfluch belegt wurde oder die ein mächtiges Tabu gebrochen hat, innerhalb von Tagen ohne offensichtlichen körperlichen Grund stirbt.

Es gibt eindeutige Belege, dass rituelle Bekundungen von Anteilnahme so wirken wie der gut dokumentierte Placebo-Effekt: Patienten, die eine Scheinbehandlung bekommen haben – etwa eine Zuckerpille –, fühlen sich mit größerer Wahrscheinlichkeit besser als die Patienten ohne jegliche Behandlung, sei sie echt oder vorgetäuscht. In einer Studie ging es Personen, die eine vorgetäuschte Behandlung erhielten und dazu »sehr gefühlig« angesprochen wurden, wie der Leiter des Experiments formulierte, mit kunstvollen Formeln der Anteilnahme (»Ich freue mich so, Sie kennenzulernen«; »Ich weiß, wie schwierig das für Sie ist«), während sie an Händen und Schultern berührt wurden, besser als jenen, denen man ihr Placebo eher kurz angebunden und unpersönlich ausgehändigt hatte.[16] Manche schrieben das Ergebnis »positivem Denken« zu – wenn man erwartet, dass eine Intervention helfen wird, dann hilft sie auch tatsächlich eher.

Doch dann eliminierte der Leiter des Experiments, Ted Kaptchuk von Harvard Medical Services, die Effekte der positiven Erwartungen: Er und sein Team sagten einer Untergruppe von Patienten und Patientinnen, dass sie ein Placebo erhalten würden, »wie eine Zuckerpille«. »Wir machten absolut klar, dass diese Tabletten keinerlei Inhaltsstoffe hatten und aus inaktiven Substanzen bestanden, außerdem trug die Tablettenpackung die Aufschrift ›Placebo‹.« Zur Überraschung der Forscher verspürten die Patienten und Patientinnen, die wissentlich das Placebo nahmen, ähnliche Besserungen wie die, die ein echtes, von der FDA zugelassenes Medikament gegen ihre Beschwerden (nervöser Magen) einnahmen. »Diese Erkenntnisse«, sagt Kaptchuk, »lassen vermuten, dass allein die Durchführung des medizinischen Rituals einen signifikanten Nutzen haben könnte.«[17]

Ärzte, die wie Abraham Verghese die Bedeutung des Arzt-Patienten-Kontakts als ritualisierte Interaktion betonen, werden sich durch diese Placebo-Studien bestätigt fühlen. Aber vom wissenschaftlichen Standpunkt aus werfen sie erneut ein seltsames Licht auf die medizinische Epistemologie. Spätestens seit Beginn des 20. Jahrhunderts herrschte die Vorstellung vor, dass medizinische Prozeduren vollkommen rational seien und jeder einzelne Schritt durch gut erprobte biomedizinische Prinzipien diktiert werde. Allgemein war anerkannt, dass unkalkulierbare Faktoren wie »Gefühligkeit« und »Verhalten am Krankenbett« eine Rolle spielten, dabei jedoch, so die Einschätzung, nur das Hauptereignis unterstützten – den Eingriff, die Verabreichung von Medikamenten oder Interventionen von wissenschaftlich erwiesenem Wert. Aber wenn das, was der Patient oder die Patientin braucht, zumindest in manchen Fällen tatsächlich Aufmerksamkeit und Anteilnahme ist, warum bleibt dann die medizinische Behandlung weitgehend im Labor ausgebildeten Ärzten vorbehalten, die in äußerst kapitalintensiven medizinischen Institutionen arbeiten?

Nun, man könnte sagen, dass Wissenschaftlichkeit oder zumindest der Firnis der Wissenschaft nötig ist, damit moderne, gebildete Menschen, die sich von Trommeln und Tierhörnern wohl kaum beeindrucken lassen, ein Ritual akzeptieren. Das Ihamba-Ritual mag vielleicht der kulturell adäquate Weg sein, wie das Volk der Ndembu die Sorge um eine erkrankte Person ausdrückt. Menschen im Westen brauchen jedoch das Drumherum der großen Wissenschaft: bildgebende Apparate, Zentrifugen und sterile oder zumindest blank geputzte Räume. Meines Wissens hat allerdings noch niemand diese Aussage getestet. Würde es helfen, wenn noch Schnittblumen, sanfte Musik und freundlichere Gesichter den üblichen medizinischen Kontakt ergänzen würden? Müssen die ganzen Geräte echt sein, oder würden Nachbildungen aus Pappe auch ihren Dienst tun? Und wenn es beim medizinischen Ritual tatsächlich darum geht, dem Patienten oder der Patientin soziale Unterstützung zu demonstrieren, warum sollten wir das nicht in einer Form tun, die nicht so grotesk teuer, mit weniger Stress verbunden und weniger demütigend wäre?

3 | DER FIRNIS DER WISSENSCHAFT

Die Medizin verdankt ihre Autorität der Annahme, sie gründe auf Wissenschaft. Noch vor wenigen Jahrhunderten war die wichtigste Quelle intellektueller und moralischer Autorität in der westlichen Kultur die Religion, die verlangte, Vertrauen in eine ferne Persönlichkeit wie Jesus oder einen Propheten zu setzen, weil andere als verlässlich geltende Menschen das in großer Zahl bereits taten. Die Wissenschaft war insofern ein erheblicher Fortschritt, als sie nicht Vertrauen forderte, was auf sozialer Konformität ruht, sondern einen Weg eröffnete, Dinge selbst zu überprüfen. Ich weiß, dass jede wissenschaftliche Behauptung, die mir begegnet – ob es um die Jupiter-Monde geht oder die beste Art, Fieber zu behandeln –, im Prinzip getestet werden kann, indem man die Versuche der Wissenschaftler wiederholt. Glauben ist nicht erforderlich, nur Geduld und die grenzenlose Demut, die nötig ist, um sich in die einschüchternden Formen der Mathematik und Biologie einzuarbeiten. Wenn eine Behauptung nicht durch unabhängige Beobachter verifiziert werden kann, wenn sie, mit anderen Worten, »nicht reproduzierbar« ist, müssen wir folgern, dass sie nicht wahr ist.

Weil die meisten von uns wahrscheinlich nicht genug Mathematik erlernen werden, um die Umlaufbahnen der Jupiter-Monde berechnen zu können, verlassen wir uns in der Regel auf Menschen, die über die nötigen Kenntnisse verfügen, zumindest was Planeten und ihre Monde anbetrifft. In ähnlicher Weise lassen sich moderne, gebildete Menschen üblicherweise allein schon dadurch einschüchtern, dass von Wissenschaft die Rede ist. Wir wollen Medikamente, die »wissenschaftlich erprobt« sind und den Anspruch »Studien zeigen …« erfüllen. Wenn im Krankheitsfall eine Ihnen bislang unbekannte Person Sie auffordert, sich auszuziehen und von ihr untersuchen zu lassen, werden Sie das wahrscheinlich ablehnen. Aber wenn die Person ihr Ansinnen mit jahrzehntelanger Erfahrung und begutachteten Studien begründet, aus denen hervorgeht, dass genau dieses Verfahren dazu beigetragen hat, dass viele andere Menschen lange und gut lebten – nun, dann könnte es klug sein, dass Sie der Aufforderung folgen. Der ärztliche Berufsstand hat sein Monopol im Geschäft des Heilens dadurch errungen, dass er wissenschaftliche Grundlagen ins Feld führte, und er hat das Monopol bewahrt, indem er sorgfältig die Grenzen zu den lange als »Pseudowissenschaft« bezeichneten Alternativen bewachte. Vor einem guten Jahrhundert schien die Sache entschieden zu sein, als Nicht-Ärzte rechtlich daran gehindert wurden, die Heilkunst auszuüben. In den Vereinigten Staaten bedeutete dies, dass Hebammen durch ärztliche Geburtshelfer ersetzt und die Homöopathie zugunsten der »Allopathie«, das heißt der »regulären« oder naturwissenschaftlichen Medizin, marginalisiert wurde.

Erst allmählich trat so etwas wie Entspannung ein, und die von der amerikanischen Ärztevereinigung anerkannten Ärzte schwächten nach und nach ihre Vorwürfe gegen die Alternativen ab. Noch in den 1950er-Jahren hatte die amerikanische Krebsgesellschaft, der Inbegriff einer schulmedizinischen Vereinigung, einen »Ausschuss für Quacksalberei«. Aber wie das Magazin *Harvard* schrieb:

Später wurde aus diesem [Ausschuss] ein Ausschuss für »unbewiesene Methoden der Krebsbehandlung«, der wiederum durch einen Ausschuss für »fragwürdige Methoden« abgelöst wurde. Die Bezeichnungen signalisieren, dass das Nicht-Schulmedizinische allmählich akzeptiert wurde; heute hat die Krebsgesellschaft einen Ausschuss für komplementäre und alternative Medizin (Complementary and Alternative Medicine, CAM). Die veränderte Wortwahl spiegelt auch eine grundlegende Veränderung in der Medizin wider. In den letzten Jahren wurde der Begriff »alternativ«, der suggeriert, dass etwas *anstatt* der Schulmedizin getan wird, durch »komplementär« ersetzt, eine Behandlung *neben* der schulmedizinischen. Beide Begriffe können letztlich durch »integrative Medizin« ersetzt werden – die Anwendung von Techniken wie Akupunktur, Massage, Kräuterbehandlungen und Meditation im Rahmen der schulmedizinischen Praxis.[1]

Das mag nach anerkennenswerter Demut auf Seiten der Schulmedizin klingen – oder könnte wie ein dreister Kompromiss wirken. Doch wie wissenschaftlich ist die »wissenschaftliche« Schulmedizin überhaupt? Ende des 20. Jahrhunderts verlangten mathematisch ausgerichtete Ärztinnen und Ärzte ebenso wie viele Patientinnen und Patienten mehr als nur das Versprechen des Arztes, dass eine medizinische Intervention helfen werde, etwas Greifbareres als die bloße Aura der Wissenschaftlichkeit. Sie wollten harte Beweise, und ein bekanntes Verfahren nach dem anderen blieb sie schuldig.

David M. Eddy, ein ehemaliger Arzt, der Mathematiker geworden war, wurde 1974 gebeten, einen Vortrag über medizinische Entscheidungsfindung zu halten. Er wählte dafür das Thema diagnostische Mammografie, weil damals in den Medien viel über die Brustkrebserkrankungen von Betty Ford und Happy Rockefeller berichtet wurde. Jahre später schrieb er, er habe vorgehabt, »den Entscheidungsbaum aufzuzeichnen, den ihre Ärzte vermutlich verwendet hatten, in der festen Überzeugung, ich würde solide Belege, belastbare Zahlen und vernünftige Überlegungen finden, die ich meinen Zuhörern präsentieren könnte. Aber zu meinem Erstaunen fand ich nur sehr wenige Zahlen, keine formalen Begründungen und eklatante Fehler in den Schlussfolgerungen. Wie konnte das sein?«[2]

Eddy beschloss, die Entscheidungsfindung bei einem anderen Verfahren zu untersuchen, das schon viel länger in Gebrauch war als die Mammografie – die seit fünfundsiebzig Jahren praktizierte Behandlung für hohen Augeninnendruck, die bei vielen Millionen Menschen angewendet worden war. Aber er fand lediglich acht kontrollierte Studien – das heißt Studien, bei denen Personen, die behandelt worden waren, mit solchen verglichen wurden, die keine Behandlung erhalten hatten –, und diese Studien »hatten alle sehr geringe Fallzahlen und waren schlecht konzipiert«. Schlimmer noch: Sechs Studien kamen zu dem Ergebnis, dass es den behandelten Personen schlechter ging als den nicht behandelten. Eddy machte weiter und untersuchte andere Behandlungen, und jedes Mal warnten ihn Experten, es lägen nicht genug Daten vor.

> Damit war die Sache eindeutig. Wenn es nicht genug Informationen gab, um einen Entscheidungsbaum zu erstellen, wie um alles in der Welt gelangten die Ärzte dann zu ihren Entscheidungen? Ich erkannte, dass medizinische Entscheidungen nicht auf einem festen Fundament von Daten und formaler Analyse beruhen, sondern auf Wackelpudding.[3]

So begann das, was später die Bezeichnung »evidenzbasierte Medizin« bekam: der Gedanke, dass jede Handlung, die an einem Patienten oder einer Patientin durchgeführt wird, durch statistische Belege abgesichert sein sollte. Es war eine provokante Bezeichnung, die sofort die Frage aufwarf, auf was die Medizin zuvor basiert hatte: auf Anekdoten, Gewohnheiten, Vermutungen? Oder war die Medizin traditionell nicht »evidenzbasiert«, sondern »eminenzbasiert«, das heißt, sie beruhte auf der Reputation und dem institutionellen Ansehen der Personen, die sie praktizierten?

Der Großteil der medizinischen Screenings, zu denen ich von dem einen oder der anderen im Gesundheitswesen Tätigen gedrängt wurde, fielen bei der evidenzbasierten Überprüfung durch. Zum Beispiel die Mammografie: Nach allgemeiner Ansicht, die unermüdlich von der wichtigsten Brustkrebsselbsthilfeorganisation, der Susan G. Komen Foundation, gepredigt wird, erhöht die frühe Entdeckung durch eine jährliche Mammografie die Fünf-Jahres-Überlebensrate bei Brustkrebs signifikant.[4] Aber wiederholte, große, oft internationale Studien zeigten keinen signifikanten Rückgang bei der Sterblichkeit durch Brustkrebs dank regelmäßiger Mammografie-Untersuchungen. Natürlich mag eine Frau, deren Krebs durch ein routinemäßiges Mammografie-Screening entdeckt wurde, behaupten, sie sei durch die Untersuchung gerettet worden, aber mit hoher Wahrscheinlichkeit hätte sich der Fleck auf ihrer Mammografie-Aufnahme nie zu einem echten Krebs entwickelt. Die Screenings fanden, und die Ärzte behandelten, oftmals langsam wachsende, inaktive Tumoren – oder nicht invasive Formen wie das fälschlicherweise als Krebs bezeichnete »duktale Karzinom in situ«, DCIS. Krebsvorstufen und nicht krebsartige Erkrankungen zu behandeln, mag als lobenswerte, wenn auch übertriebene Vorsichtsmaßnahme erscheinen, aber die Behandlungen selbst – Operation, Chemotherapie und Bestrahlung – bringen erhebliche eigene Risiken mit sich. Beunruhigenderweise sind Brustbiopsien selbst ein Risikofaktor für Krebs und können Krebszellen in angrenzendes Gewebe »streuen«.[5]

Dieselben Bedenken gelten für das Screening auf Prostatakrebs, bei dem das Prostata-spezifische Antigen (PSA) im Blut gemessen und eine rektale Untersuchung vorgenommen wird. Wie bei der Mammografie geht aus der Statistik nicht hervor, dass die Sterblichkeit insgesamt abgenommen hat, seit in den späten 1980er-Jahren der PSA-Test eingeführt wurde.[6] Auch in diesem Fall kann der Preis für Überdiagnostik und Behandlung hoch sein: Bestrahlung und Hormontherapie können zu Inkontinenz, Impotenz und kardiovaskulären Erkrankungen führen.[7] 2011 empfahl die U. S. Preventive Services Task Force den routinemäßigen PSA-Test nicht mehr, zwei Jahre später folgte widerwillig die amerikanische Urologenvereinigung und beschränkte das PSA-Screening auf Männer zwischen fünfundfünfzig und neunundsechzig.[8] Darmspiegelungen können potenziell gefährliche Polypen entdecken, aber in den Vereinigten Staaten sind sie außerordentlich teuer – bis zu 10.000 Dollar –, und man hat festgestellt, dass sie nicht zuverlässiger sind als viel billigere, nicht invasive Untersuchungen von Stuhlproben auf Blut.[9]

Bei den Krebsfrüherkennungsuntersuchungen besteht ein grundsätzliches Problem: Sie basieren auf der Annahme, dass ein Tumor sich wie ein Lebewesen verhält, dass er von klein zu groß wächst und dabei aus harmlos bösartig wird. Deshalb wird so viel Wert auf das »Staging« gelegt, die Zuordnung von Tumoren zu Stadien von null bis vier, je nach ihrer Größe und je nachdem, ob es Hinweise auf Metastasen im Körper gibt. Doch wie sich gezeigt hat, sagt die Größe nichts über die Gefahr aus, die von einem Tumor ausgeht. Ein kleiner Tumor kann hochaggressiv sein und ein großer »indolent«, wenig aggressiv, und das bedeutet, dass viele Menschen wegen Tumoren behandelt werden, die wahrscheinlich niemals Probleme verursacht hätten. Einer aktuellen Studie zufolge wird fast die Hälfte der Männer über sechsundsechzig, die wegen Prostatakrebs behandelt werden, wahrscheinlich gar nicht so lange leben, dass der Krebs Probleme macht.[10] Sie werden jedoch lange genug leben, um unter den Nebenwirkungen der Behandlung zu leiden.

Was bei der jährlichen Vorsorgeuntersuchung kontrolliert wird, hängt vom jeweiligen Arzt ab und natürlich von der Versicherungsgesellschaft oder der Institution, die für die Untersuchung bezahlt. Der Canadian Task Force on Preventive Health Care zufolge besteht sie aus »einer körperlichen Untersuchung von Kopf bis Fuß und sämtlichen zur Verfügung stehenden Tests: Blutbild, Urintest auf Zucker und Eiweiß, Röntgen des Brustkorbs und seit den 1950er-Jahren EKG, CT- und MRT-Aufnahmen«[11] – ich möchte das Wort »sämtlichen« unterstreichen. In den 1940er- und 1950er-Jahren, als es in den Vereinigten Staaten mehr Krankenhausbetten gab, als sich mit Verletzten und Kranken füllen ließen, konnte man davon ausgehen, dass wohlhabende Patientinnen und Patienten für die jährlichen Untersuchungen ins Krankenhaus aufgenommen wurden, damit invasive Prozeduren unter Narkose durchgeführt werden konnten. Die Musterungsuntersuchungen beim Militär, mehr oder weniger am anderen Ende des Klassenspektrums, waren hingegen bemerkenswert oberflächlich und bestanden in der Regel aus einem Hör- und Sehtest plus einer raschen Inspektion, ob Hämorrhoiden oder offene Wunden bestanden. Zwischen diesen beiden Extremen wurden bei den meisten Menschen die Vitalparameter erhoben, Urin und Blut untersucht, Brüste und Hoden abgetastet und vielleicht noch eine rektale Untersuchung durchgeführt. Im Jahr 2015 beliefen sich die Kosten der jährlichen Vorsorgeuntersuchung auf 10 Milliarden Dollar.[12]

Frauen sollen darüber hinaus jedes Jahr noch zu einer weiteren, gynäkologischen Untersuchung gehen, die seit der Einführung in den 1950er-Jahren genau definiert ist: Inspektion der Brüste und der äußeren Genitalien, ein Pap-Abstrich auf Gebärmutterhalskrebs, eine vaginale und vielleicht noch eine rektale Untersuchung. Die Frauen erscheinen nicht immer freiwillig zur Untersuchung; sie kann als Voraussetzung für die erstmalige oder erneute Verschreibung eines Verhütungsmittels verlangt werden: Denken Sie an die böse Szene in *Mad Men,* als Peggy zur gynäkologischen Untersuchung geht, um sich die Pille verschreiben zu lassen, und der (männliche) Doktor sie warnt, nicht zu einem »Wanderpokal« zu werden, nur weil die Pille teuer sei: »Hüpfen Sie jetzt nicht durch alle Betten, um Ihr Geld wieder reinzubringen.«[13] Viele Frauen sind traumatisiert von diesen Untersuchungen, die mit der gründlichen Betrachtung von Brüsten und Genitalien einen Sexualkontakt imitieren. Deplatzierte Intimitäten wie die unerwünschte Berührung durch einen männlichen Arbeitskollegen gelten in der Regel als »sexuelle Belästigung«, doch im Grunde besteht die gesamte gynäkologische Untersuchung aus intimen Berührungen, auch wenn sie noch so sehr als professionelle, wissenschaftlich gerechtfertigte Prozedur getarnt werden. Und manchmal ist der Schleier nur sehr dünn. Einem Arzt, der in einer amerikanischen Missionsstation in Bangladesch arbeitete, wird vorgeworfen, Mädchen belästigt zu haben, die jüngste gerade einmal zwölf Jahre alt, indem er fast täglich ihre Brüste und Genitalien untersuchte – was normalerweise bei Mädchen vor der Pubertät nicht gemacht wird.[14]

Selbst unter den günstigsten, ganz und gar »professionellen« Umständen können solche Untersuchungen zutiefst verstörend sein. Eine Frau schrieb auf der Website *For Women's Eyes Only,* die vaginalen Untersuchungen seien »demütigend, entwürdigend und schmerzhaft«:

Nach meinem ersten Pap-Abstrich war ich so traumatisiert, dass ich jetzt [das Beruhigungsmittel] Xanax nehmen muss, damit ich bei Abstrichen keine Panikattacke bekomme. Und ich bin gerade einmal vierundzwanzig. Wie oft werde ich das im Lauf meines Lebens noch über mich ergehen lassen müssen? Was mache ich, wenn ich Kinder haben will und jeder

Arzt und jede Ärztin seine oder ihre Finger und Instrumente in mich hineinstecken will?[15]

Andere Frauen versuchen, sich in einen dissoziativen Zustand zu versetzen und wie der Arzt ihren Körper als passiven, gefühllosen Gegenstand zu betrachten, losgelöst vom Bewusstsein.

Ein Problem, aber sicher nicht das einzige bei diesen regelmäßigen Übergriffen in die Intimität ist, dass sie weder Leben retten noch die Gefahr von Erkrankungen reduzieren. 2014 hat das American College of Physicians, die zweitgrößte Ärzteorganisation in den Vereinigten Staaten, verlautbart, regelmäßige gynäkologische Untersuchungen seien für erwachsene Frauen ohne Symptome nutzlos und wögen mit Sicherheit nicht die damit verbundene »Unannehmlichkeit, die Angst, den Schmerz und die Kosten« auf.[16] Jegliche nachprüfbare Begründungen dafür, dass die jährlichen Vorsorgeuntersuchungen für beide Geschlechter sinnvoll sind, schwinden seit vierzig Jahren, und 2015 konnte ein Arzt schreiben, sie seien »im Grunde wertlos«. Beide Arten von Untersuchungen können zu falsch positiven Ergebnissen führen, gefolgt von unnötigen Tests und womöglich sogar Eingriffen, oder zu einem trügerischen Gefühl der Sicherheit, weil sich eine Erkrankung, die zum Zeitpunkt der Untersuchung noch nicht festzustellen war, innerhalb weniger Monate zu einem potenziell tödlichen Krebs entwickeln kann. Aber derartige Überlegungen scheinen viele Ärzte nicht zu beeindrucken, wie das folgende Beispiel zeigt, über das die *New York Times* in einem Artikel mit der Überschrift »Jährliche Vorsorgeuntersuchung könnte ein bedeutungsloses Ritual sein« berichtete:

Dr. Barron Lerner, Internist und Medizinhistoriker an der Columbia Universität, sagt, er bestelle seine Patienten und Patientinnen jährlich zur Untersuchung ein. Er hört das Herz und die Lungen ab, nimmt eine rektale Untersuchung vor, schaut sich die Lymphknoten an, tastet den Bauch ab und bei Patientinnen die Brüste.

»So habe ich es gelernt, und den Patienten hat man beigebracht, das zu erwarten.« Allerdings räumte er ein, dass es ihm schwerfallen würde, eine wissenschaftliche Begründung für diese Prozeduren zu geben.[17]

All das darf nicht zu einem Angriff auf die naturwissenschaftlich fundierte Medizin umgedeutet werden. Zwar hat die medizinische Zunft die ihr von der Wissenschaft verliehene Autorität immer wieder missbraucht, um unnötige Prozeduren im Interesse des Gewinnstrebens oder schlicht zur Befriedigung des ärztlichen Egos (und im schlimmsten Fall zur Befriedigung sexueller Impulse) zu rechtfertigen. Aber das Bündnis von Medizin und Naturwissenschaft hat auch unschätzbare Vorteile gebracht, von sterilen Verfahren im Operationssaal bis zu lebensrettenden Medikamenten. Das einzige Heilmittel für schlechte Wissenschaft ist mehr Wissenschaft, die auch statistische Analyse beinhalten muss, aber ebenso die Anerkennung, dass der Patient oder die Patientin nicht »nur eine statistische Größe« ist, sondern eine bewusst handelnde, entscheidungsfähige Person, genau wie der Arzt oder die Ärztin.

Es gibt immer noch einen beträchtlichen Markt für »umfassende« Untersuchungen mit vielen Tests und Prozeduren, die nicht mehr empfohlen werden, genau wie es einen Luxusmarkt für Oldtimer und Vinyl-Platten gibt. Auf dieses Phänomen stieß ich zum ersten Mal in den 1990er-Jahren, als sich eine wohlhabende Bekannte, ohne irgendwelche Symptome zu haben, für zweitägige Untersuchungen ins Johns-Hopkins-Krankenhaus verabschiedete. Andere, womöglich noch reichere Menschen entscheiden sich für mehrtägige Untersuchungen in Verbindung mit »Spa-Angeboten« und »Lebensstil-Coaching« in luxuriösen Ferienorten. Im Jahr 2008 finanzierten 22 Prozent der Unternehmen auf der Forbes-500-Liste ihren Spitzenkräften einen »Manager-Gesundheitscheck«[18], zum einen als Bonus, aber auch, um zu verhindern, dass eine geschätzte Führungskraft an ihrem Schreibtisch einem Herzinfarkt erliegen könnte. Doch ein Artikel in der *Harvard Business Review* mit dem Titel »Gesundheitschecks für Manager: Wie hoch ist die Rendite?« beantwortet die Frage selbst mit einer Aussage, die auf ein klares »nicht viel« hinausläuft – aus eben den Gründen, die ich genannt habe: häufige falsch positive Ergebnisse, die Gefahren der Testverfahren selbst (wie etwa die Strahlenbelastung) und der Umstand, dass es unwahrscheinlich ist, ein Problem in einem Stadium zu entdecken, in dem es noch behandelbar ist.[19]

Weil immer mehr auf evidenzbasierte Medizin gedrängt wird – zum Teil von der Versicherungswirtschaft –, herrscht zu Beginn des 21. Jahrhunderts der Eindruck vor, die Medizin erlebe eine »epistemologische Krise«, das heißt eine Krise ihrer intellektuellen Grundlagen. 2006 schrieb der bekannte Bioethiker Arthur L. Caplan:

Die Medizin segelt heute in sehr rauer See. Sie wird gebeutelt von stetig steigenden Kosten, Zweifeln an ihrer Effizienz und der Einmischung aller möglichen Eindringlinge, von Optikern, Psychologen, Chiropraktikern, Hebammen und Anästhesiepflegern bis zu den netten Menschen in den Läden mit Kräutern und Vitaminen.[20]

Aber, fuhr er fort, die »Inbrunst, mit der die evidenzbasierte Medizin aufgegriffen wurde«,[21] habe die wichtigste Illusion der Zunft erschüttert: die Vorstellung, dass die medizinische Praxis mindestens seit dem späten 19. Jahrhundert von den strengen Methoden und Verfahren der Naturwissenschaften abgeleitet sei.

Leichen und Labors

Tatsächlich war das Band zwischen Medizin und Wissenschaft immer schwach. Vor einhundertfünfzig Jahren gab es in Amerika den Arztberuf noch nicht, sondern nur alle möglichen Männer und Frauen, die heilende Fähigkeiten beanspruchten, manche aufgrund jahrelanger Erfahrung, viele nach kaum ein paar Lehrjahren. Erst gegen Ende des 19. Jahrhunderts wurde es bei einer Elite von Ärzten, die das College besucht hatten, zur Mode, ihre Studien in Deutschland abzurunden. Dort begeisterten sie die schimmernden neuen medizinischen Forschungslabors an den Universitäten mit ihren Mikroskopen, Teströhrchen und blank polierten Oberflächen – das kannten sie aus den Vereinigten Staaten nicht. Labors sind abschreckende Orte für Laien, bis auf einen Stuhl hie und da zeigen sie wenig Spuren menschlicher Tätigkeit, und es gibt keinerlei Zugeständnisse an die Gemütlichkeit. Aber für einen Wissenschaftler ist das Labor ein Ort, an dem er (und damals waren es fast nur Männer) potenziell die totale Kontrolle hat, ohne Störungen durch Wind und Temperaturschwankungen und möglichst auch ohne störende Partikel. Der Arzt übernahm schließlich den weißen Kittel des Wissenschaftlers im Labor, des Chemikers oder Bakteriologen als die passende Uniform für seine Begegnungen mit Patienten. Der Kittel symbolisiert nicht nur Sauberkeit, sondern auch Herrschaft und Kontrolle.

Im Labor ließen sich die Ursachen von Krankheiten bis auf die Zelle zurückverfolgen und wie andere Naturphänomene studieren, weshalb der berühmte deutsche Forscher Rudolf Virchow verkünden konnte, »so wird sich…die Therapie nur durch ihre Verbindung mit der pathologischen Physiologie zu einer Wissenschaft erheben«.[22] Das ist natürlich eine Aussage, über die man diskutieren kann, aber unmittelbar lieferte sie die Legitimation für eine Welle von Reformen beim Arztberuf in den Vereinigten Staaten: Medizin war nun das Geschäft von Wissenschaftlern oder zumindest von wissenschaftlich ausgebildeten Menschen, und niemand sollte sie legal ausüben dürfen, der nicht mindestens zwei (mittlerweile vier) Jahre Studium und eine solide Ausbildung in wissenschaftlicher Arbeit im Labor vorweisen konnte.

Aber es bleibt weiter unklar, welche Bedeutung wissenschaftliche Reformen der medizinischen Ausbildung für die ärztliche Praxis haben. Zum Beispiel erlangt niemand das Recht, Medizin zu praktizieren, ohne organische Chemie studiert zu haben – Studenten vor dem Physikum sprechen vom »Aussortierkurs«, weil dabei viele scheitern, die Arzt werden wollen. Aber organische Chemie, so reizvoll sie aus meiner Sicht sein mag, leistet für die Medizin keinen offensichtlichen Beitrag. Verständnis für die Orbitale von Elektronen ist nicht erforderlich, um die Keimtheorie von Krankheiten zu verstehen, und man muss sich nicht mit der Struktur der DNA auskennen, um genetische Störungen untersuchen zu können. Ein Geburtshelfer beklagte:

Der Zitronensäurezyklus ist ein klassisches Beispiel – ein biochemischer Zyklus, bei dem man alle Enzyme lernen muss, und wenn man damit durch ist, braucht man ihn nicht mehr. Meine Schwester, die zurzeit Medizin studiert, erzählt mir das Gleiche. Sie versteht nicht, warum sie diese ganzen detaillierten Analysen von DNA-Strukturen und solche Sachen lernen muss.[23]

Die naturwissenschaftliche Reform der Medizin hatte aber zumindest einen Effekt: Sie hielt kritische Sozialwissenschaftler fern. Abgesehen von augenzwinkernden Betrachtungen wie »Körperrituale bei den Nacirema«, wagte es kein Anthropologe oder Soziologe, der sich Mitte bis Ende des 20. Jahrhunderts mit der medizinischen Behandlungsweise befasste, die relative Wirksamkeit

»primitiver« Rituale und solcher der modernen naturwissenschaftlichen Medizin infrage zu stellen. Offenbar gingen sie alle davon aus, der Wert medizinischer Verfahren müsse erwiesen sein, da sie auf wissenschaftlichen Beobachtungen und Methoden beruhten, selbst dann, wenn diese Verfahren verdächtig an »Rituale« erinnerten. Schließlich verstanden sich auch die Sozialwissenschaften als »Wissenschaften« und begegneten der medizinischen Zunft in ihrer beeindruckenden Rüstung aus Biochemie und Mikrobiologie gewöhnlich respektvoll. Kein schlichter Sozialwissenschaftler mischte sich in die Diskussion ein, ob bestimmte medizinische Prozeduren tatsächlich einen Nutzen hatten.

Wie nicht anders zu erwarten, verkleinerten die medizinischen Reformen des frühen 20. Jahrhunderts die demografische Basis des Medizinberufs. Die Anforderung, dass medizinische Ausbildungseinrichtungen Labors haben mussten, schloss die meisten Hochschulen aus, die Frauen und Schwarze zugelassen hatten. Da die medizinische Ausbildung eine akademische sein sollte, begrenzte das die Zulassung zum Medizinstudium in einer Zeit, in der nur 5 Prozent der Bevölkerung eine entsprechende Qualifikation besaßen, auf die Oberschicht und die obere Mittelschicht. Nicht länger konnte ein »grober Bursche oder stumpfsinniger Schreiberling«, wie ein führender Reformer die Feld-, Wald- und Wiesenärzte seiner Zeit nannte,[24] erwarten, eine medizinische Ausbildung zu bekommen. Ärzte stammten aus der Schicht der »Gentlemen«, weshalb auch Patientinnen ihnen gefahrlos intimen Zugang zu ihrem Körper gewähren konnten. Über den größten Teil des 20. Jahrhunderts hinweg beinhaltete medizinische Versorgung aus der Sicht der meisten Menschen den Kontakt mit einer sozial höhergestellten Person – einem weißen Mann aus relativ privilegierten Verhältnissen.

Nachdem die Medizin zumindest symbolisch in der Laborwissenschaft verankert war, veränderte sich auch die medizinische

Praxis. Die Medizin ähnelte immer mehr einer »extraktiven Industrie«, wie der Experte für Gesundheitspolitik Robb Burlage es einmal formulierte.[25] Die Praxis des Arztes dient als Sammelstelle, wo Blut, Urin und Gewebestücke in Laborproben und damit in Daten verwandelt werden. Oder es werden Bilder gesammelt, Röntgen- oder CT-Aufnahmen, manchmal zur Analyse weitergeschickt, möglicherweise in ein weit entferntes Land, in dem Radiologen weniger verdienen. Als sich der Fokus zu Geweben und Zellen verschob, schienen die Ärzte die Geduld mit dem unversehrten menschlichen Körper zu verlieren. Sie wollten – und entsprechend ihrer Ausbildung mussten sie – in den Körper hineingreifen, unter die Haut gelangen, um die dort verborgenen Pathologien zu erfassen. Melvin Konner, ein Anthropologe, der später Medizin studierte, schilderte, was er bei seiner ersten Operation empfand:

Meine Finger waren im Körper eines anderen Menschen gewesen, nicht nur im Mund oder in der Vagina oder im Rektum, sondern unter der schützenden Oberfläche der Haut, der unverletzlichen Schicht, die die Evolution in Millionen Jahren geschaffen hat, der Hülle der äußersten Individualität … [F]ür mich war das ein unvergessliches Erlebnis.[26]

In dem auf das Labor ausgerichteten Umfeld zählen die Worte des Patienten oder der Patientin – seine oder ihre medizinische Vorgeschichte und das, was er oder sie erzählt – weniger als die objektiven Daten, die die Messgeräte sammeln. Ich erinnere nur daran, wie schwer es mir fiel, einen Internisten zu überzeugen, dass ich tadellos atmen kann, obwohl das brandneue Gerät in seiner Hand etwas anderes sagte. Bei einer anderen Gelegenheit hatte ich das entgegengesetzte Problem – ich versuchte einen Arzt davon zu überzeugen, dass meine Herzsymptome »echt« waren und

nicht psychosomatisch (schließlich wurde ein nicht lebensbe-
drohliches und mit Betablockern gut behandelbares Problem diagnostiziert). Wenn Sie zum ersten Mal zu einem Arzt gehen, werden Sie vielleicht gebeten, eine halbe Stunde vor dem Termin zu
erscheinen, damit Sie einen langen Fragebogen ausfüllen können,
aber viele Fragen werden Ihnen dann trotzdem noch gestellt, weshalb Sie vermuten können, dass niemand den ausgefüllten Fragebogen gelesen hat. Oder man hat ihn einfach ignoriert. Thomas
Duncan, der erste Mensch, der in den Vereinigten Staaten an Ebo-
la gestorben ist, sagte einer Krankenschwester in der Notfallauf-
nahme, dass er gerade aus Liberia gekommen sei, einem Epizen-
trum der Epidemie, aber die Information gelangte nicht bis zu
dem diensthabenden Arzt. Er schickte Duncan nach Hause mit
der Empfehlung, er solle Paracetamol schlucken.

Man könnte fast meinen, der ideale Patient solle möglichst
nichts sagen, regungslos daliegen und gegen invasive Prozeduren
keinen Einspruch erheben. Tatsächlich ist der erste »Patient«, auf
den Studierende der Medizin üblicherweise treffen, tot – ein
Leichnam, der als Körperspende einem anatomischen Institut zur
Sektion überlassen wurde –, und der Zustand des Todes ist, wie
der Philosoph Jeffrey P. Bishop es formuliert hat, geradezu die
Vorbedingung für eine wissenschaftliche Untersuchung: »Schließlich ist das Leben im Fluss, und es ist schwierig, wahre Aussagen
über Materie in Bewegung, über Körper im Fluss zu machen.«[27]
Das Herz schlägt, Blut strömt, Zellen arbeiten und wandern sogar
im lebendigen Gewebe umher. »Somit ist das Leben nicht die richtige Grundlage, um darauf die wahre Wissenschaft der Medizin
aufzubauen.«[28] Das mag nach kalkulierter Ironie klingen, aber
sehen wir uns an, wie »echte Wissenschaft«, etwa die Biologie, tatsächlich funktioniert. Bis zu den aktuelle Fortschritten in der Mikroskopie erforderte das Studium des Lebens auf der mikroskopi-
schen Ebene, ein Labortier zu töten, das Gewebe, das man

untersuchen wollte, zu entfernen, ein Stück davon sehr fein zu zerschneiden und es dann durch endgültige Abtötung – *de facto* Einbalsamierung – mit Formaldehyd zu »fixieren«. Erst dann kann man es auf den Objektträger legen und durch das Mikroskop betrachten. Allerdings ist das, was der Betrachter sieht, nur eine sehr entfernte Annäherung an das lebendige Gewebe eines lebenden Tieres, genau wie ein Feld voller Leichen keine Vorstellung vermittelt, welche Konflikte zu dem Krieg geführt haben. Bishop sagt, der tote Körper sei »epistemologisch normativ« in der Medizin, denn was in lebenden Körpern vorgehe, sei zu diffus, in dauerndem Wandel begriffen und zu verwirrend für die Erforschung.

Viele Ärzte und Sozialwissenschaftler haben den pädagogischen Wert der Leichensektion infrage gestellt. Schließlich ist der Körper tot und künstlich konserviert worden; er ist übelriechend, ledrig, und ihm fehlt eindeutig der »Fluss«, der das Leben darstellt. Einige angesehene medizinische Fakultäten haben die Leichensektion aufgegeben und lehren Anatomie stattdessen an künstlichen »Prosektionen«. Aber größtenteils beharren die Fakultäten in Amerika (jedoch nicht in Italien) immer noch auf dem Sektionskurs und verteidigen ihn sogar als »Übergangsritus«. Mit dieser Erklärung wird das Trauma, das manche Studierende der Medizin erleben, als entscheidender Teil ihrer Transformation vom Novizen zum voll ausgebildeten Arzt gerechtfertigt. Die medizinischen Fakultäten versuchen oft, den Ablauf zu »humanisieren« mit Ritualen, die Dankbarkeit gegenüber den Körperspendern ausdrücken, aber die Sektion bleibt ein gewaltsamer, übergriffiger Vorgang:

Eine Funktion des anatomischen Labors besteht darin, Ärzte zu lehren, wie sie soziale Normen verletzen, die in jeder anderen sozialen Situation gültig sind, eine Fähigkeit, die sie in der klinischen Praxis brauchen werden. Die Distanziertheit, die

63

Studierenden der Medizin erlaubt, den Toten aufzuschneiden, kann auch praktizierenden Ärztinnen und Ärzten helfen, ihre Hände und medizinischen Instrumente in die verschiedenen Körperöffnungen von Patientinnen und Patienten zu schieben oder sie aufzufordern, ihre schamvollsten Geheimisse zu enthüllen und in den verletzlichsten Positionen ihre Nacktheit zu präsentieren.[29]

Jeder Beruf verlangt ein gewisses Maß an Distanziertheit von denjenigen, die ihn ausüben, aber in der Medizin verbirgt sich dahinter vielleicht etwas Dunkleres. Konner, der Anthropologe, der zum Medizinstudenten wurde, stellt fest, »der Stress der klinischen Ausbildung entfremdet den Arzt vom Patienten, sodass der Patient regelrecht zum Feind wird«.[30] Der Arzt oder die Ärztin in Ausbildung ist unweigerlich erschöpft und lässt Dampf ab, indem er oder sie über ihre Patienten lästert, die natürlich die unmittelbare Ursache seiner oder ihrer Not sind – die Patienten haben »schlechte Venen«, wie Konner schreibt, oder bekommen auf einmal hohes Fieber. Auch die Hektik in den modernen Ambulanzen, wo alle zehn bis fünfzehn Minuten ein neuer Patient oder eine Patientin kommt, trägt dazu bei, dass Ärzte sich manchmal wie Beschäftigte im Einzelhandel fühlen, die mit einem Kundenansturm konfrontiert sind. Die ärztliche Distanziertheit ist kein Schutz vor übermäßiger Empathie, sondern eine »eindeutig negative« emotionale Haltung, wie Konner sagt:

Einen Menschen zu schneiden und zu stechen, sein oder ihr Leben in die eigenen Hände zu nehmen, die Brust zu drücken, bis die Rippen brechen … all dies und tausend andere Dinge erfordern vielleicht etwas, das stärker ist als Objektivität. Möglicherweise braucht man dafür tatsächlich ein gewisses Maß an Abneigung.[31]

Insofern ist es eine Ironie, dass die medizinische Zunft sich den Patienten – den denkenden, fühlenden, bei Bewusstsein befindlichen Patienten, die so lange missachtet oder ignoriert wurden – zuwendet und sie als Verbündete gegen die Bedrohung durch die evidenzbasierte Medizin sucht. Wenn der Epidemiologe die Nutzlosigkeit eines bestimmten Verfahrens hervorhebt, kontert der klinisch tätige Arzt oder die Ärztin, das wollten seine oder ihre Patienten oder verlangten es sogar. Ein Internist in Burlington im Bundesstaat North Carolina berichtet, als er einer zweiundsiebzigjährigen Frau sagte, sie brauche die vielen Tests gar nicht, die sie bei ihrer jährlichen Vorsorgeuntersuchung erwartete, schickte sie einen Leserbrief an die Lokalzeitung, in dem sie sich über den Arzt beschwerte: Er sei ein Beispiel für die »verstaatlichte Medizin«.[32] Den Gegnern der evidenzbasierten Medizin zufolge erwarten die Patienten vor allem eine hochgradig formalisierte, aber menschliche Interaktion mit einem Arzt oder einer Ärztin. Wie eine Ärztin schreibt:

Die theatralische Fassade der Medizin – die Operationssäle, die Kostüme wie die weißen Kittel der Ärzte und die Krankenhaushemden der Patienten, die formalisierten Sätze und Gesten – trägt zu einem ästhetischen Ritual bei, und das verleiht dem Arzt-Patienten-Kontakt eine emotionale Bedeutung, die über den Begriff der Behandlung hinausgeht.[33]

Es gibt gute Gründe, davor zu warnen, dass die Medizin sich zu sehr auf statistische Daten verlässt – was zum Beispiel die ganz individuelle Problemkonstellation bei einem Patienten oder einer Patientin verschleiern kann. Wie der populäre Arzt und Autor Jerome Groopman schreibt: »Statistiken sind kein Ersatz für den Menschen, der vor einem steht; Statistiken enthalten Durchschnitte, nicht Individuen.«[34] Als weiteres Argument gegen die evidenzbasierte Medizin wird oft vorgebracht, dass die Versicherungen sie dazu nutzen können, die Zahl der erstattungsfähigen Behandlungen einzuschränken. Eher links orientierte Kommentatoren vertreten den Standpunkt, wir sollten lieber zu viel Behandlung riskieren, als eine potenziell gefährliche Sparpolitik zu propagieren. Es gibt also vernünftige Argumente gegen die unkritische Übernahme der evidenzbasierten Medizin. Aber die Behauptung, sie untergrabe eine Interaktion, die »über den Begriff der Behandlung hinausgeht«, gehört nicht dazu.

4 | DEN KÖRPER UNTERWERFEN

Wenn ich den Eindruck erwecke, gegenüber der Vorsorgemedizin eine eher lässige Einstellung zu haben, dann hat das zum Teil damit zu tun, dass in unserer florierenden Konsumkultur so viele alternative Wege zur Gesundheit im Angebot sind. Allein das Wort »alternativ« hat einen verheißungsvollen Klang, etwa in Wendungen wie »alternativer Lebensstil« und besonders »alternative Medizin«. Denken wir nur an die verwirrende Vielzahl der Optionen, alle scheinbar kompatibel und gleichermaßen seriös, vor denen eine Person steht, die Hilfe bei einem ganz gewöhnlichen Problem sucht wie Rückenschmerzen, unter denen nahezu jede und jeder irgendwann im Leben leidet. Ein schulmedizinisch orientierter Patient oder eine Patientin wird sich vielleicht als Erstes an einen Orthopäden wenden, der in der Regel versucht, das Problem bei einem bestimmten Wirbel zu lokalisieren; dann kann es zumindest in manchen Fällen chirurgisch korrigiert werden. Oder der Patient oder die Patientin versucht es nach dem Ratschlag eines Freundes oder einem Artikel in einer Zeitschrift mit einem »alternativen« Verfahren wie Massage oder Akupunktur. Oft gibt es in ein- und derselben Einrichtung Auswahl, zum Beispiel einer großen Universitätsklinik wie dem Zentrum für integrative Medizin der Universität Maryland, das Reflexzonenmassage, Reiki, Yoga, Akupunktur und »Infusionen von Mikronährstoffen« ebenso anbietet wie »ärztliche Behandlung«. Das Zentrum für integrative Medizin in Stanford, das unter anderem Kurse in Achtsamkeit und »Positiver Psychologie: Das Streben nach Glück« im Programm hat, stellt für jeden Patienten und jede Patientin ein dreiköpfiges Team zusammen, das Schulmedizin und alternative Behandlungsformen kombiniert und die Patienten durch die vielen Therapieoptionen lotst. Allerdings gibt es keine Warnschilder, die die Patienten darauf hinweisen, dass diese Optionen Positionen repräsentieren, die sich lange Zeit bekämpft haben – auf der einen Seite die Naturwissenschaften, auf der anderen alle möglichen althergebrachten, oft religiösen Traditionen. Und es wird auch nicht erwähnt, dass es bei der Entscheidung für eine bestimmte Behandlung um mehr geht als nur um persönliche Vorlieben.

Ich hatte meine eigene Alternative – nicht »alternative Medizin«, sondern eine Alternative *zur* Medizin. Ich begann Sport zu treiben, meinen Körper in ziemlich nutzlosen Weisen zu nutzen, die nichts mit Putzen oder der Bewegung von einem Ort an einen anderen zu tun hatten. Anfang der 1980er-Jahre nahm mich eine Freundin mit in ein unspektakuläres Fitnessstudio nur für Frauen direkt neben einem Einkaufszentrum. Sie wollte abnehmen; mich hatten Schmerzen im unteren Rücken zu der Einsicht gebracht, dass ich meinen Körper nicht länger nur als das Gerüst betrachten konnte, das meinen Kopf trägt. Er brauchte Arbeit.

Und ich brauchte Spiel. Abgesehen von kurzen Anfällen von Hausarbeit hatte sich zumindest in meinem Fall herausgestellt, dass das Erwachsenenleben überwiegend in sitzender Position stattfand – entweder am Schreibtisch oder in Besprechungen. Das Fitnessstudio bot eine verlockende Gelegenheit zur Regression, die Möglichkeit, wie ich damals schrieb, »mit den Muskeln den verlorenen Freibrief der Jugend« wiederzuerlangen. Wir bewegten unsere Arme, beugten unsere Oberkörper oder lagen auf dem Boden und hoben unsere Beine zum Rhythmus von Billy Idols Version von »Mony Mony«. Wenn ich einen Tag damit verbracht hatte, Wörter hin und her zu schieben und Absätze sinnvoll zu ordnen, erschienen mir fünfundvierzig Minuten blinder, militärischer Gehorsam gegenüber der Fitnesstrainerin vorne beinahe wie Freiheit.

Am Anfang schämte ich mich, wie schwach mein Körper war. Aber wenn ich schon nicht stark war, so besaß ich wenigstens eine hohe Schmerztoleranz, und aus der Scham wurde heimliches Konkurrenzdenken. Im normalen Leben bin ich, denke ich, ein anspruchsloser und kooperationswilliger Mensch; im Fitnessstudio verglich ich mich immer heimlich mit anderen und entwickelte den Ehrgeiz, sie zu übertreffen. Bald stieg ich von dem Studio nur für Frauen in ein großes, bestens ausgestattetes Studio für beide Geschlechter auf. Dort begann ich mit Gruppenkursen – ich stand ganz hinten im Raum, wo ich die anderen beobachten konnte, ohne selbst beobachtet zu werden –, und arbeitete ich mich bis in den Saal mit den Gewichten hinauf, in dem die Männer trainierten. All das war von meinem normalen beruflichen und persönlichen Leben denkbar weit entfernt und, wie ich meinte, nicht wert, um es anderen gegenüber überhaupt zu erwähnen – zu trivial und narzisstisch. Die erste Bestätigung meiner Bemühungen kam von einem Freund, der warnend zu mir sagte, meine Oberarme sähen allmählich »furchteinflößend« aus.

Es gibt keine einzige befriedigende historische Erklärung, warum das Interesse für körperliche Fitness in den Vereinigten Staaten Ende des 20. Jahrhunderts auf einmal so rasant zunahm und sich von dort in andere wohlhabende Teile der Welt verbreitete. Eine Rolle spielte sicher, dass es immer mehr Gelegenheiten gab, etwas für die eigene Fitness zu tun, etwa in Fitnessstudios. Die wenigen Fitnesseinrichtungen, die in den 1970er-Jahren existierten, waren schmucklose Räume mit Gewichten, nicht einmal alle hatten Duschen. Heute existieren weltweit 186.000 Gesundheits- und Fitnesscenter, die einen Jahresumsatz von rund 81 Milliarden Dollar erwirtschaften, davon 26 Milliarden in den Vereinigten Staaten, knapp gefolgt von Deutschland und Brasilien.[1] Irgendwann in den 1980er-Jahren entdeckten Unternehmer, dass es nach der anfänglichen Investition in die Geräte nicht viel Aufwand erfordert, ein Fitnessstudio zu unterhalten; man braucht nur genug Personal, um die Handtücher zu waschen und zu überprüfen, dass die Personen, die ins Studio kommen, auch wirklich Mitglieder sind.

Die Nachfrage stieg stetig und mit ihr das Angebot. In gewisser Weise gehörte das zu einem allgemeinen Trend, sich auf individuelle Anliegen zurückzuziehen, nachdem in den 1960er-Jahren kurz das Interesse für gemeinschaftliche Anliegen aufgeflackert war. Immer mehr Ratgeber erschienen, bis sich daraus ein eigenes literarisches Genre entwickelte, als hätte ein modernes Segment der Gesellschaft ein neues Projekt entdeckt – sich selbst. Psychologische Ratgeber rieten, Beziehungen wie Transaktionen auf dem Markt zu betrachten und immer darauf zu achten, dass man genauso viel bekommt, wie man investiert. Und wenn das nicht funktionierte, konnte man immer noch selbst »sein bester Freund oder seine beste Freundin« sein. Für den Historiker Christopher Lasch war die Fitnessobsession nur ein anderer Aspekt der »Kultur des Narzissmus« und stand für »einen Rückzug aus der Politik und eine Abkehr von der jüngsten Vergangenheit«.[2]

Lasch präsentierte Jerry (»Traue keinem über dreißig«) Rubin als bestes Beispiel für diesen Rückzug. Rubin hatte einen tadellosen Ruf als radikaler Aktivist – er war ein glühender Kriegsgegner, stand als Angeklagter im Prozess gegen die »Chicago Seven« wegen Anstiftung zu den »Unruhen« beim Parteitag der Demokraten 1968 vor Gericht und war zusammen mit Abbie Hoffman der Gründer der anarchistischen Yippie-Bewegung. 1969 sagte er vor amerikanischen College-Studenten, Amerika habe nur die Wahl zwischen »Katastrophe und Dekadenz oder Revolution und einem neuen Lebensstil«,[3] aber in seinem Fall siegte der neue Lebensstil über die Revolution. Im Lauf der 1970er-Jahre versuchte er es mit jeder neuen Mode des New-Age-Zeitalters – EST (Erhard Seminars Training), Rolfing, Yoga, Meditation – und endete schließlich als stolzer kapitalistischer Unternehmer in der Fitnessszene. Er selbst sah sich nicht als Überläufer, sondern als Rollenmodell für persönliches »Wachstum«. Aber es spricht einiges für Laschs Theorie, dass die neue Beschäftigung mit sich selbst, wie sie zur Fitness gehörte, tatsächlich eine Art Niederlage war. Als die Bewegung versandete, verwandelte sich Rubins einstiger Kamerad Abbie Hoffman nicht in einen Selbstoptimierungsguru oder in einen Geschäftsmann. Er beging Selbstmord.

Natürlich hatten die meisten gebildeten jungen Leute, die in den 1970er- und 1980er-Jahren mit Jogging begannen und ins Fitnessstudio gingen, niemals eine politische und kulturelle Revolution erwartet, geschweige denn daran mitgewirkt, sie herbeizuführen. Vielmehr hatten sie auf feste Arbeitsverhältnisse gehofft, vorzugsweise in Jobs, die sie sinnvoll und kreativ fanden. In einer Zeit, in der die soziologische Karte komplett neu gezeichnet wurde, bestand da wenig Aussicht. Erst fiel die Arbeiterschicht der »Deindustrialisierung« zum Opfer, das heißt Fabriken schlossen, und Beschäftigte wurden entlassen. Als der Verschlankungswahn auf den Nonprofit-Sektor übergriff, brachen ganze Bereiche der akademischen Mittelschicht weg wie Eisberge von einem schmelzenden Gletscher. Soziale Einrichtungen entließen ihre Sozialarbeiter, Psychologinnen und gemeinnützig tätigen Anwälte. Universitäten schlossen Fakultäten wie Philosophie und Fremdsprachen, die nicht rentabel waren. Ein alarmierendes neues Phänomen tauchte auf – der Taxifahrer mit Doktortitel, Vorläufer des heutigen Inbegriffs nutzloser Bildung, des promovierten Akademikers, der auf Essenstafeln angewiesen ist.[4]

Angesichts solcher Umwälzungen in der Klassengesellschaft schraubten die jungen Leute in Anpassung an die immer knapperen Karrierechancen ihre Erwartungen rasch zurück. Die jährliche Erhebung der University of California in Los Angeles zu den Einstellungen von Studierenden registrierte einen starken Rückgang von »Altruismus und sozialen Einstellungen« mit einem Spitzenwert im Jahr 1987, als 73 Prozent angaben, ihr oberstes Ziel sei »finanzieller Wohlstand«; 1970 hatten das nur 39 Prozent gesagt.[5] Mir begegneten solche jungen Leute immer wieder an den Hochschulen: Studierende, die mit einem Interesse an Sozialarbeit und Umweltfragen begonnen hatten und sich dann mit Bedauern entschlossen, doch auf Betriebs- oder Volkswirtschaft umzusatteln. Aber selbst für die größten Pragmatiker gab es wenig Sicherheit, weil die Konzerne in den 1980er-Jahren auch bei den Angestellten abbauten (sie wurden »schlanker«). General Electric sonderte regelmäßig die 15 Prozent seiner Angestellten aus, die am wenigsten Leistung brachten, Jahrzehnte bevor Amazon auf die Idee kam. Es gab keine Arbeitsverhältnisse auf Lebenszeit mehr, keine automatischen Beförderungen, die damit endeten, dass man zum Ruhestand eine goldene Uhr geschenkt bekam. Wirtschaftsgurus rieten Arbeiternehmerinnen und Arbeitnehmern, sie sollten sich nicht mehr Gedanken darüber machen, »wer ihnen die Butter vom Brot genommen hat«, sondern lieber versuchen, »die Welle zu reiten«.

Wenn man schon nicht die Welt verändern und nicht einmal die eigene Karriere steuern konnte, so konnte man doch wenigstens den eigenen Körper kontrollieren – was in ihn hineinkommt und wofür die Muskelkraft eingesetzt wird. Der Fitnesspionier Jim Fixx, Autor von *Das komplette Buch vom Laufen,* schrieb: »Wir haben den Glauben an den Großteil der Gesellschaft, der Regierung, der Wirtschaft, an Ehe, die Kirche und so weiter verloren – und wenden uns nun uns selbst zu, glauben an das, was wir mit unseren Köpfen und Körpern zustande bringen.«[6] Er zitierte eine seiner Anhängerinnen mit dem Satz, »Das Laufen gibt mir das Gefühl, dass ich mein Leben im Griff habe«.[7] Ich würde das genauso über Fitness sagen: Ich kann vielleicht nichts an der großen Ungerechtigkeit auf der Welt ändern, zumindest nicht allein und kurzfristig, aber ich kann beschließen, dass ich 10 Kilo mehr Gewicht an der Beinpresse schaffen will, und das in wenigen Wochen erreichen. Das Fitnessstudio, das mir früher so fremd und abschreckend erschien, wurde für mich zu einem der wenigen Orte, an dem ich zuverlässig Kontrolle ausüben konnte.

Für linke Männer wie Lasch und Studs Terkel, einen weiteren gesellschaftspolitischen Kritiker, mochte die Fitnesskultur wie ein »Rückzug« erscheinen. Aber für Frauen konnte »Kontrolle über den eigenen Körper« ein ernsthaftes politisches Ziel darstellen. Man musste keine Feministin sein, um mit Fitness zu beginnen; die meisten Frauen, die in die Studios strömten, hatten demütigende Erfahrungen mit Diäten und Vorstellungen von Dünnsein durch Fasten und Abführen hinter sich. Sie wussten, dass von Frauen erwartet wurde, immer dünner, ja nahezu unsichtbar zu werden. Für Gloria Steinem war das ein weiteres Beispiel patriarchalischer Kontrolle. Wir sollten nicht nur schlank sein, sondern schwach, und gegen diese Erwartungen zu verstoßen war selbst schon eine Form des feministischen Protests. »Ja«, schrieb sie, »wir müssen überall Fortschritte machen, aber eine Steigerung unserer physischen Stärke hätte mehr Auswirkungen auf das Alltagsleben der meisten Frauen, als wenn zufällig einmal eine Frau als Rollenmodell in einem Vorstand oder im Weißen Haus sitzt.«[8]

Die Schauspielerin und Aktivistin Jane Fonda nahm die Herausforderung an. Seit ihrem zwölften Lebensjahr war sie ein Opfer der frauenfeindlichen Schlankheitskultur gewesen und hatte ihre verblüffend schmale Körperform dadurch bewahrt, dass sie sich bis zu zwanzig Mal am Tag übergab. Irgendwann in den 1980er-Jahren erkannte sie, dass sie riskierte, durch den dauernden Kontakt mit Magensäure ihre Speiseröhre zu zerstören. Später sagte sie: »Ich hatte eine Karriere, ich bekam Preise, ich setzte mich für wohltätige Ziele ein, ich hatte eine Familie. Ich musste mich entscheiden: leben oder sterben.«[9] Ihre Gesundung verdankte sie einer neuen Begeisterung für körperliche Bewegung in Form von Aerobic, das sie mit der damals revolutionären Videotechnik vermarktete. Millionen Frauen tanzten zu ihren Videos, in denen die glamouröse Jane Fonda ihnen versicherte, dass sie sexy und stark zugleich sein konnten. Und die Frauen mussten eindeutig stark sein, weil die meisten Familien nur dann auf einen Mittelschichtsstatus – mit eigenem Haus und guten Schulen für die Kinder – hoffen konnten, wenn beide Elternteile arbeiteten. Die traditionelle, finanziell abhängige Hausfrau kam aus der Mode, obwohl sie, ironischerweise, deutlich mehr Zeit für Sport hatte als ihre berufstätigen Geschlechtsgenossinnen.

Aber wenn die Frauen durch die Fitnesskultur in gewisser Weise »männlicher« wurden, könnte man auch sagen, dass die Männer dadurch »weiblicher« wurden. Vor den 1970er-Jahren beschäftigten sich nur Frauen obsessiv mit ihren Körpern, wenn auch auf eine morbide, anorektische Weise. Aber in den hell erleuchteten Fitnessstudios, an deren Wänden sich üblicherweise Spiegel reihten, waren beide Geschlechter eingeladen, die Abbilder ihrer Körper auf unerwünschte Wölbungen oder schlaffes Gewebe zu untersuchen und ihr Sportprogramm entsprechend zu planen. Homosexuelle Männer suchten scharenweise Studios auf und entwickelten hoch definierte Standards für männliche Schönheit. Neu war jedoch, dass die Fitnesskultur auch heterosexuelle Männer »objektivierte«: sie aufforderte, zu erkennen, dass auch sie Objekte der Bewertung – und, je nachdem, der Verachtung – anderer Menschen waren. Für beide Geschlechter in der bedrohten Mittelschicht wurde der Körper zu einem wesentlichen Element der Selbstdarstellung, nicht nur seine Größe und allgemeine

Form, sondern die Breite der Schultern, die Flachheit des Bauchs und, bei aufgerollten Ärmeln, die sorgfältig herausgearbeiteten Muskeln.

Fitness oder die Bemühungen, sie zu erreichen, bekamen für die Mittelschicht bald eine andere Bedeutung – sie wurden zu einem Identifikationsmerkmal oder einem »Marker für die Schichtzugehörigkeit«. Gegen die Fitnessregeln verstoßendes Verhalten wie Rauchen oder mit einem Bier vor dem Fernsehapparat zu sitzen, signalisierte Zugehörigkeit zur Unterschicht, während gesundheitsbewusstes Verhalten auf eine höhere Schicht hindeutete – selbst wenn der einzige Hinweis die Sporttasche in der Hand oder die Yogamatte unter dem Arm war. Ähnliches galt für die Ernährung. In den 1970er-Jahren schienen Lebensmittel sich entlang von Klassenschranken zu sortieren. Die Wohlhabenden wählten »natürliche«, biologische Produkte mit Vollkorn oder überhaupt »vollwertige« (was immer das heißen mag) und vor allem »reine« Nahrungsmittel. Fest mit solchen Etikettierungen verbunden war die Betonung von wenig Fett; auf das Vollkornbrot kam keine Butter. Jane Brody, Gesundheitskolumnistin bei der *New York Times,* predigte den Massen unermüdlich einen fettarmen Lebensstil. In den 1980er-Jahren verfasste sie Artikel mit Überschriften wie »Unser übermäßiger Eiweißkonsum kann Leber, Nieren und Knochen schaden«, »Abnehmen mit Kohlenhydraten« und »Chemie in Lebensmitteln schadet weniger als Fett«. Die Amerikaner folgten ihr und anderen Antifett-Fanatikern wie dem Kardiologen Dean Ornish und reduzierten ihren Fettkonsum von 40 Prozent der täglichen Kalorienaufnahme im Jahr 1970 auf 34 Prozent im Jahr 2000,[10] mit dem Ergebnis – das rückblickend Sinn ergibt –, dass wir eine »Epidemie der Fettleibigkeit« erlebten, weil die Menschen statt Fett »gesunde« Leckereien wie fettarme Plätzchen verzehrten. Doch der lange Feldzug gegen Fett etablierte auch die Vorstellung, dass Fett etwas für wirtschaftliche

Verlierer ist – Burger und Pommes mit Mayo als Signal für die Zugehörigkeit zur Unterschicht.

Sport zu treiben ist eine andere Form des demonstrativen Konsums: Wohlhabende Menschen tun es, Menschen aus unteren Schichten vermeiden es lieber. Es gibt Ausnahmen wie männliche Bodybuilder aus der Arbeiterschicht – Muskelprotze – und Unterschichtfrauen, die in Billigstudios versuchen, Pfunde loszuwerden Im Großen und Ganzen ist Sporttreiben ein verlässlicher Indikator für den sozialen Status. Die Autorin und »Expertin für nachhaltiges Leben« Wanda Urbanska gibt ein Gespräch zwischen zwei Frauen wieder, das sie in einem Fitnessstudio in Kalifornien zufällig mithörte. Die eine Frau beklagt sich über ihren neuen Freund: »Sein einziger Fehler ist, dass er keinen Sport machen will. Er weigert sich schlichtweg.« Darauf erwidert ihre Freundin: »Dann wirst du dich von ihm trennen müssen.« »Bleibt mir wohl nichts anderes übrig«, gibt die erste Frau zurück.[11] Singles auf der Suche nach einem Partner oder einer Partnerin, der oder die in der Lage ist, sich in die Riemen zu legen, sollten ihre romantischen Interessen am besten auf andere Mitglieder des großen Clubs der Fitnessbegeisterten beschränken.

Die sozialen Räume, die durch die Fitnesskultur geschaffen werden, haben beinahe etwas Utopisches. Vergessen Sie die Menschen, die weder das Geld noch die Zeit haben, mitzumachen. Ignorieren Sie schlecht bezahlte Hausmeister, Wartungsarbeiter oder Empfangssekretärinnen, deren Jobs ihnen nicht einmal eine Krankenversicherung einbringen. Konzentrieren Sie sich einfach auf die Zutrittsberechtigten des Studios (oder auf Lauf- oder Rudergruppen), die in einer entspannten, sorgfältig designten Umgebung daran arbeiten, gesünder und attraktiver zu werden, und diese Arbeit nur hin und wieder für einen Saft oder eine Plauderei unterbrechen. In dieser Welt sind die Geschlechter mehr oder weniger gleich, Menschen unterschiedlicher Hautfarbe und sexueller

Orientierung mischen sich zwanglos, ohne sich aufwendig stylen zu müssen. Sie zeigen ihre Körper mit einem Minimum an Befangenheit, es gibt freies WLAN und in den Umkleiden kostenloses Shampoo und Körperlotionen.

Aber wenn man sich ein bisschen länger dort aufhält – in meinem Fall waren es dreißig Jahre in unterschiedlichen Studios in ganz Amerika –, sieht das Bild weniger idyllisch aus. Trotz der pulsierenden Popmusik und der bequemen Kleidung sind Fitnessstudios keine Orte von Spontaneität und Spiel. Über Monitore werden Regeln verkündet; die meisten sind harmlos wie nicht zu fluchen, andere Personen nicht anzustarren und der Anstrengung nicht lautstark durch Grunzen und Stöhnen Ausdruck zu verleihen. Einmal, in einem Studio in Key West – wo man eigentlich Lässigkeit erwartet –, beobachtete ich, wie der Manager eine junge Frau anschnauzte, weil sie sich zu frei und rhythmisch bewegte. »Im Studio wird nicht getanzt«, beschied er sie unsinnigerweise, wie um zu betonen, dass es um etwas Ernsthaftes ging. Tanzen nach vorgegebenen Regeln wie Aerobic und Zumba ist in Ordnung, aber unkontrollierte Tanzbewegungen riechen nach Hedonismus, und Arbeit an der Fitness soll in erster Linie Arbeit sein. Die meisten Besucher kommen mit einem Plan wie »heute Beine und Schultern« oder »45 Minuten Kardiotraining und 15 Minuten Bauch«, davor eine Aufwärmrunde und als Krönung am Schluss ein paar Minuten Dehnen auf der Matte.

Im Begriff »Workout« steckt nicht umsonst *work*, Arbeit. Es ist eine seltsame Mischung aus körperlicher Anstrengung und Bürotätigkeit. Die Studiomitglieder heben nicht nur Gewichte, sondern tragen oft auch Klemmbretter mit sich herum, auf denen sie notieren, welche Übungen sie wie oft wiederholt und welche Gewichte sie jedes Mal aufgelegt haben, wie ein Fabrikleiter, der die Leistung seiner Mannschaft überwacht. Kontakte sind selten, schon allein deshalb, weil die Fitnesstreibenden fest mit ihren iPods verkabelt sind und nur nach hektischem Winken und Gestikulieren angesprochen werden können (»Kann ich da jetzt ran?«, »Bist du damit fertig?«).

Die wichtigste Interaktion in einem Fitnessstudio ist nicht die zwischen Mitgliedern oder zwischen Mitgliedern und Angestellten, sondern die zwischen dem oder der Fitnesstreibenden und seinem oder ihrem Körper. Der Körper muss trainiert, diszipliniert und immer anspruchsvolleren Tests unterworfen werden; all das wird vom bewussten Verstand des Fitnessfans angeordnet und evaluiert. Im Vergleich zum Kopf kann man sich den Körper wie ein Tier vorstellen, normalerweise ein gezähmtes oder zumindest halb gezähmtes Tier – zu reflexhaftem und gewohnheitsmäßigem Verhalten in der Lage, aber nicht zu bewussten Entscheidungen. Der Dichter Delmore Schwartz beschrieb seinen Körper als einen »schweren Bären ... / der neben mir atmet, dieses schwere Tier / der schwere Bär, der neben mir schläft«.[12] Von Coaches und Fitnesstrainern lernen wir, dass der Körper wie jeder andere Packesel immer geneigt ist, den Weg des geringsten Widerstands zu nehmen, bis wir ihn mit einer kleinen Veränderung der Trainingsroutine »austricksen«. In der westlichen Philosophie waren Körper und Geist lange voneinander getrennt; die Fitnesskultur hat diesen Dualismus noch zugespitzt – bis zu einer Gegnerschaft, in welcher der Geist um die Kontrolle über den faulen, widerstrebenden Körper kämpft. Ich plane heute einen Workout, aber ich werde dir nicht genau sagen, was ich tun werde, weil es sonst mein Körper erfährt.

Und warum soll der Geist den Körper unterwerfen, systematisch, immer wieder, Tag für Tag? Viele, die ins Fitnessstudio gehen, werden begeistert erzählen, dass sie sich besser fühlen – zumindest, wenn das Training vorüber ist. Aber die intensive Beschäftigung mit Fitness hat noch eine dunklere, bedrohlichere Seite: den weit verbreiteten Verdacht, wer seinen Körper nicht kontrolliert, sei auch nicht »fit«, andere zu kontrollieren, und ein Großteil der Besucher und Besucherinnen von Fitnessstudios muss genau das im Arbeitsleben tun. Wir sprechen hier über eine relative Elite von Menschen, bei denen es wahrscheinlicher ist, dass sie Anweisungen geben, als Anweisungen zu bekommen – Manager und Akademiker. In dieser Schicht stehen schwere Strafen auf Übergewicht oder andere erkennbare Gesundheitsmängel. Wabbelige Menschen werden seltener eingestellt oder befördert;[13] möglicherweise werden sie sogar getadelt und dazu verdonnert, das »Wellness«-Programm der Firma zu absolvieren, das sehr wahrscheinlich aus Sport besteht (entweder im Haus oder außerhalb), Ernährungsratschlägen mit dem Ziel, abzunehmen, und, wenn nötig, Belehrungen, wie man mit dem Rauchen aufhört.

Die Gesundheit ihrer Beschäftigten ist kein traditionelles Anliegen großer kapitalistischer Unternehmen. Aus der Geschichte sind sie eher dafür bekannt, ihren Arbeitern und Arbeiterinnen am Arbeitsplatz ungesunde Bedingungen aufzuzwingen – Hantieren mit gefährlichen Substanzen bei Arbeitern und Arbeiterinnen, hohe Arbeitsbelastung und heilloser Stress bei den Angestellten. Doch irgendwann in den 1970er- und 1980er-Jahren kamen die Unternehmen auf die Idee, dass Gesundheitsförderung bei den Beschäftigten ihre Ausgaben für die Krankenversicherung der Mitarbeiter und Mitarbeiterinnen reduzieren könnte, und diesem Gedanken verdankt eine Branche ihre Existenz, die 6 Milliarden Dollar damit umsetzt, Gesundheitsprogramme für Unternehmen zu entwickeln und durchzuführen. Die Teilnahme an solchen Programmen ist nicht ganz freiwillig. Manche Arbeitgeber erhöhen den Versicherungsbeitrag für ihre Beschäftigten in der Größenordnung von 500 Dollar und »erlassen« dann den Mitarbeitern diesen Betrag, die sich einer Gesundheitsprüfung und den dabei verordneten Kuren unterziehen, üblicherweise zur Gewichtsreduzierung. Viele Arbeitnehmerinnen und Arbeitnehmer beklagen sich – zumindest gegenüber Forschern von außerhalb des Unternehmens –, dass die Wellnessprogramme verpflichtend und übermäßig aufdringlich seien und damit eine weitere Quelle von Stress am Arbeitsplatz.[14] Befürworter solcher Programme behaupten, sie würden die Arbeitgeberausgaben für die Krankenversicherung um einen signifikanten Prozentsatz senken, aber eine große Studie der Rand Corporation aus dem Jahr 2014 fand heraus, dass sie »keinen oder nur einen geringen unmittelbaren Effekt auf die Arbeitgeberausgaben für die Krankheitsvorsorge haben«.[15]

Fitness ist zu einem moralischen Imperativ geworden, seit es allgemeine Krankenversicherungen gibt. Zur Versicherung gehört der Begriff des geteilten Risikos: Die Menschen, die Behandlung brauchen, werden indirekt von denen unterstützt, die gesünder sind. Wenn jemand also krank ist oder übergewichtig oder sich einfach nicht genug um sein persönliches Wohlergehen kümmert, ist er oder sie eine Belastung für das Unternehmen, in dem er oder sie arbeitet, womöglich sogar für die Nation. Wie es der bekannte Arzt und Präsident der Rockefeller-Stiftung John H. Knowles 1977 formulierte:

Die Kosten von Faulheit, Völlerei, maßlosem Alkoholkonsum, rücksichtslosem Fahrverhalten, sexuellen Ausschweifungen und Rauchen sind heute eine nationale und nicht nur individuelle Verantwortung … Die Freiheit des einen in Gesundheitsdingen ist die Fessel eines anderen in Form von Steuern und Versicherungsprämien.[16]

Oder in den Worten des ehemaligen Ministers für Gesundheit, Bildung und Soziales Joseph Califano: »Wir sind dem Feind begegnet, und wir sind es selbst.«[17] Dass Armut, Hautfarbe und Beruf großen Einfluss darauf haben, wie gesund jemand ist, fällt da nicht weiter ins Gewicht; die Doktrin der individuellen Verantwortung bedeutet, dass ein nicht so fitter Mensch nicht nur Widerwillen auslöst, sondern auch Ärger, und das zu Recht. Ein Einwand, der immer wieder und in immer neuen Formulierungen bei jeder vorgeschlagenen Ausweitung der Krankenversicherung auftauchte, lautete: Warum soll ich etwas zur Versorgung jener Unterschichtmenschen beitragen, die rauchen und Cheeseburger in sich hineinstopfen?

An dem Gedanken, dass wir alle selbst für unsere Gesundheit verantwortlich sind, ist vielleicht am bemerkenswertesten, was ausgeklammert wird: nicht nur Umweltfaktoren und sozioökonomische Einflüsse, sondern auch Ärzte und Gesundheitsdienstleister jeder Art, die im großen Ganzen auf die Fitnessrevolution nicht vorbereitet waren. In einem »Weißbuch« des Bipartisan Policy Center aus dem Jahr 2014 ist nachzulesen, dass 75 Prozent der Ärzte und Ärztinnen in Amerika der Ansicht waren, ihre medizinische Ausbildung sei in Fragen von Ernährung und Sport nicht ausreichend, um Patienten bei Problemen im Zusammenhang mit Übergewicht beraten zu können.[18] Ärzte und Fitnessgurus bewegen sich anscheinend in unterschiedlichen Welten. Oft liest man kleingedruckt auf einem Fitnessgerät die Warnung, nicht ohne »vorherige ärztliche Untersuchung« zu trainieren, aber für die Mitgliedschaft in einem Studio ist eine Untersuchung selbstverständlich nicht Voraussetzung, und in der Regel findet man im Studio auch keine Plakate, die daran erinnern, zu Vorsorgeuntersuchungen zu gehen. Umgekehrt liegen, zumindest nach meiner Erfahrung, in Arztpraxen auch keine Flyer oder Broschüren zu Fitnessprogrammen aus, genauso wenig wie Ermahnungen an die Patienten und Patientinnen, sich umweltbewusst zu verhalten. Ein Arzt oder eine Ärztin fragt vielleicht, ob jemand »Sport treibt«, aber in den meisten Fällen gibt er oder sie sich mit einem schlichten »Ja« zufrieden. Seltene Ausnahmen sind die Promi-Doktoren wie der wissenschaftlich höchst umstrittene »Dr. Oz«[19], der vor Millionen von Fernsehzuschauern predigt und dabei eine Mischung aus Ernährungsratschlägen und Sportempfehlungen bietet, zusammen mit alternativen und »natürlichen« Heilmethoden wie Aromatherapie und Schlammbädern.

Ohnehin zielt die Kernideologie der Fitnessbewegung, in der es um Selbstverbesserung und Selbstverantwortung geht, darauf ab, Ärzte überflüssig zu machen. Warum sollte man einen womöglich schlaffen Arzt nach Ratschlägen für Ernährung und Sport fragen, wenn man das alles leicht im Fernsehen oder im Internet findet? Warum kostbare Zeit im Wartezimmer eines Arztes vergeuden, wenn man stattdessen trainieren kann? Jerry Rubin pries an den Yuppies – diese Identität nahm er an, nachdem er für die Yippies, die radikalen Hippies, zu alt geworden war –, sie hätten »Amerika eine Gesundheitsrevolution« gebracht: »Yuppies warten nicht, bis sie krank werden, und lassen dann den Arzt das Problem mit Tabletten und Operationen lösen. Sie bemühen sich, gar nicht erst krank zu werden. Daraus ist ein neues Bewusstsein des Landes entstanden, dass jeder und jede selbst die Verantwortung für seine oder ihre Fitness und Ernährung trägt.«[20]

Eine Möglichkeit, wie der ärztliche Berufsstand sich behaupten kann in einer Welt, in der Gesundheitsfürsorge zunehmend eine Do-it-Yourself-Angelegenheit ist, bestand darin, aus der Arztpraxis eine Station auf der »Fitnessreise« der Patientinnen und Patienten zu machen, einen Ort, an dem sie regelmäßig Blutdruck, Cholesterinspiegel und andere Marker ihres Fitnesserfolgs kontrollieren lassen. In den 1980er- und 1990er-Jahren waren Fitnessanhänger lange mit diesem Arrangement zufrieden. Sie achteten auf ihre Ernährung und ihr Sportprogramm, berichteten dem Arzt oder der Ärztin hin und wieder davon und ließen sich auf die Schulter klopfen. Aber dann gab es bei der Überwachung der Gesundheit auf einmal einen Automatisierungsschub. Ein gewisses Maß an Selbstvermessung war immer üblich gewesen –

Menschen hatten sich gewogen, und Diabetiker hatten über den Tag hinweg ihren Blutzuckerspiegel kontrolliert. Im 21. Jahrhundert tauchten jedoch neue Technologien auf, die die kontinuierliche, bequeme, nicht-invasive Selbstüberwachung von Dutzenden von Variablen ermöglichen, einschließlich Blutdruck, Herzfrequenz, Kalorienaufnahme, der Anzahl der zurückgelegten Schritte und sogar der Stimmung. Für Epileptiker gibt es Geräte, die sie vor einem Anfall warnen; Asthmatiker werden alarmiert, dass gleich eine Attacke kommt. 2014 berichtete das Magazin *Forbes,* der Markt für derartige Geräte sei »heißgelaufen«[21], und tatsächlich nutzten ein Jahr später ein Drittel der amerikanischen Konsumentinnen und Konsumenten ein tragbares Gerät zur Gesundheitsüberwachung.[22]

Die Ärzteschaft war genauso wenig auf die medizinische Selbstüberwachung vorbereitet wie zuvor auf die Fitnessrevolution. Die meisten niedergelassenen Ärztinnen und Ärzte kämpften immer noch mit der Herausforderung, elektronische Patientenakten führen zu müssen, und dabei ging es nur um die Daten, die der Arzt sammelte– und nicht um die potenziell endlosen Datenströme, die die Patientinnen und Patienten nun selbst erheben konnten. Eine Reaktion bestand darin, alle Geräte zur Selbstüberwachung als »Spielzeuge« abzutun: nicht von den Behörden zugelassen und nicht exakt genug, um auf ihre Daten medizinische Entscheidungen zu gründen. Erboste Ärzte warfen den Geräten sogar vor, sie würden hypochondrisches Verhalten fördern, weil die Träger und Trägerinnen obsessiv auf unbedeutende Veränderungen ihrer Vitaldaten starrten. Als der gesundheitsfixierte Computerwissenschaftler Ray Kurzweil erstmals versuchte, einen Arzt für seine extrem detaillierten Anliegen zu gewinnen, fertigte der ihn schroff ab: »Schauen Sie, für so etwas habe ich einfach keine Zeit. Ich habe Patienten, die sterben, und um die muss ich mich kümmern.«[23]

Andere Ärzte waren aufgeschlossener – allen voran Eric Topol, der Kardiologe, Genetiker und Vordenker der Selbstüberwachungsbewegung, den das Magazin *GQ* 2009 als »Rockstar der Wissenschaft« bezeichnete.[24] Er sagte, die Selbstüberwachungsbewegung sei »der größte Umbruch in der Geschichte der Medizin«, und kündigte an, die Rolle des Arztes werde künftig darin bestehen, nicht Medikamente oder Eingriffe zu verordnen, sondern Apps zur Selbstüberwachung zu verschreiben. »Sie sagen, um was es geht, und wir versorgen Sie mit der passenden App für Ihr Smartphone«, meinte er in einem Interview mit der BBC.[25] Ärztinnen und Ärzte könnten weiterhin eine Rolle spielen, insofern sie Patientinnen und Patienten helfen würden, die riesigen Datenmengen zu interpretieren, die ihre Geräte sammelten; zumindest so lange, bis irgendwann auch diese Funktion automatisiert würde. Schon heute entwickelt eine Vielzahl neuer Start-ups »Aggregationsplattformen«, die die verschiedenen Daten von tragbaren Geräten zusammenführen, und der Arzt oder die Ärztin bleibt dabei fast vollständig außen vor.

Aber für einen durchschnittlich gesundheits- und fitnessinteressierten Menschen wie mich, dessen Selbstüberwachung nicht über ein Fitbit-Armband hinausgeht (das zählt, wie viele Schritte man pro Tag zurücklegt), ist es unwichtig, ob die Ärzte die neuen Technologien begrüßen oder verdammen. Wir haben unsere eigenen Ziele und Quoten zu erfüllen – wie viele Stufen wir auf dem Stairmaster bewältigen müssen, wie viele Wiederholungen wir mit fünf oder zehn Kilo Gewicht absolvieren müssen, wie viele Minuten wir auf dem Laufband mit einer bestimmten Steigung laufen –, und dabei lassen wir uns eher von Fitnesswebsites beeinflussen, von Personal Trainern und anderen Besuchern von Fitnessstudios als von irgend welchen Gesundheitsprofis. Als ultimatives Zugeständnis an den Do-It-Yourself-Trend arbeiten immer mehr Ärzte inzwischen mit Ernährungs- und Fitness-»Coaches«

zusammen, die wie Personal Trainer im Studio geduldig die Ergebnisse der Selbstbeobachtung verfolgen[26] und es dem Arzt überlassen, den Horizont nach möglichen Gefahren abzusuchen.

Es ist verlockend, sich mit einer Art von zwergenhaftem Heldenmut in das tägliche Fitnessprogramm zu stürzen. Vielleicht sieht es so aus, als würde ich verbissen Tag für Tag mit kleinen Variationen die immergleiche Routine abspulen, aber das wirkliche Drama verbirgt sich in der unsichtbaren Konfrontation von Geist und Muskel, bei der ich die einzige bewusste Teilnehmerin bin. Kann ich das Gewicht für meine Oberschenkelmuskeln noch ein bisschen erhöhen, und wenn ja, um wie viel? Werden die Rückenmuskeln ein bisschen träge, und was kann ich tun, um sie wachzurütteln? Im Lauf meiner eigenen Fitness-»Reise« habe ich mich von einem schüchternen Schwächling beinahe zu einer Angeberin entwickelt – ich gehe an ein Gerät, an dem gerade noch ein starker junger Mann gesessen hat, und erhöhe demonstrativ das Gewicht, vorzugsweise während er noch hinsieht. In meiner besten Zeit zog ich Zuschauer an, wenn ich an der Beinpresse 130 Kilo bewegte und mit je zehn Kilo Gewicht in jeder Hand Ausfallschritte machte. Nichts davon hat merkliche Auswirkungen auf mein Alltagsleben, abgesehen davon, dass ich verächtlich auflache, wenn ein Mitarbeiter im Supermarkt mich fragt, ob ich Hilfe brauche, um meine Einkäufe zum Auto zu tragen.

Doch in den letzten Jahren stieß ich immer öfter an eine Wand. Ich bekam Knieprobleme, die mich zeitweilig außer Gefecht setzten. Röntgenaufnahmen zeigten, dass sie weniger auf Arthritis zurückzuführen waren, wie in meinem Alter zu erwarten gewesen wäre, sondern auf Überanstrengung. Die Muskeln in meinem unteren Rücken verhärteten sich zu Knoten. Ich musste versuchen, meinen Körper weniger als Gegner zu betrachten, oder zumindest musste ich lernen, auf ihn zu »hören«. Ich passte mein Trainingsprogramm entsprechend an und erhöhte die Zahl der Dehnübungen. Die Fitnessideologie, die mich bisher veranlasst hatte, meinen Körper wie eine widerstrebende Masse zu behandeln, die ich überallhin mit mir herumtragen muss, zeigte ihre sanftere Seite, betonte die »Weisheit des Körpers« und die Notwendigkeit, ein entspannteres Verhältnis zu ihm zu entwickeln. Kurz spielte ich sogar mit dem Gedanken, einen Yogakurs zu besuchen, vielleicht mit Meditation; aber dann beschloss ich, dass ich dafür noch nicht alt genug war.

Eines lässt sich über die Fitnesskultur zweifelsfrei sagen: Sie ist kämpferischer geworden, als sie in meinen Anfängen war. »Gutes Training«, wie mir die Mitarbeiterin am Empfang bei jedem Besuch wünschte, genügt nicht mehr, es gilt »brich deine Rekorde«. Mehr Kraft und Gesundheit sind langweilige Ziele verglichen mit dem neuen Motto meines Studios, der »Kraftexplosion«, die offenbar dadurch erreicht werden soll, dass man mit dem ganzen Körper eine Kugelhantel hin und her schwingt. Wenn Ihr Studio besonders herausfordernd ist, wird es vielleicht einen »ultra-extremen Kämpfer-Workout«[27] anbieten oder den Kauf des »Home-Fitnessprogramms« P90X vorschlagen. Auf der Homepage war kürzlich das Bild eines sehr muskulösen männlichen Oberkörpers zu sehen, den Kopf wie zum Gebet gesenkt, darunter die Bildunterschrift: »Bitte einen Augenblick Stille, denn mein Körper weiß noch nicht, was ich mit ihm vorhabe.«[28] Oder Sie werden Mitglied bei CrossFit, der am schnellsten wachsenden Studiokette weltweit, wo das Training als besonders fordernd gilt. »Wir haben versucht, ein Programm zusammenzustellen, das die Trainierenden möglichst gut auf jede körperliche Herausforderung vorbereitet«, rühmt sich das Unternehmen, »nicht nur auf das, was sie nicht kennen, sondern auf das, was niemand kennen kann.«[29] Zu Letzterem gehört auch »Zombie-Apokalypse«.[30] Der Kampf des Geistes um die Herrschaft über den Körper ist zu einem Kampf auf Leben und Tod geworden.

Der südafrikanische Sprinter Oscar Pistorius, der im Gefängnis sitzt, weil er 2013 seine Freundin umgebracht hat, musste größere Hindernisse überwinden als die meisten Athleten: Ihm wurden im Kindesalter beide Unterschenkel amputiert. Aber er schaffte es zum Sieger in den Paralympischen und den Olympischen Spielen. Er hat sich abgewandelte Zeilen aus dem Korintherbrief auf den Rücken tätowieren lassen:

Ich laufe nicht wie einer, der ziellos läuft,
ich kämpfe mit der Faust nicht wie einer, der in die Luft schlägt;
ich führe jeden Schlag gezielt;
ich züchtige und unterwerfe meinen Leib ...[31]

5 | DIE ACHTSAMKEITSMANIE

In dem Kampf zwischen Kopf und Körper, den die Fitnessfans ständig führen, erscheint der Geist fast immer als »der Gute« – die moralisch überlegene Instanz, die auf jeden Fall dominieren muss. Die heutige Fitnesskultur gesteht dem Körper eine gewisse beratende Funktion zu: Wir sollen auf ihn »hören«, denn immerhin kann der Körper eine ganze Menge wichtige Dinge allein tun, Wunden heilen zum Beispiel oder Föten austragen, ohne erkennbare Instruktionen vom bewussten Geist. Wenn Ihre Sehnen vor Schmerz schreien, könnte es an der Zeit sein, die Anzahl der Beinhebungen und Kniebeugen zu überdenken. Allzweck-Guru Deepak Chopra rät:

> *Seien Sie offen für Ihren Körper.* Er spricht dauernd. Hören Sie zu. *Vertrauen Sie Ihrem Körper.* Jede einzelne Zelle ist auf Ihrer Seite, und das bedeutet, dass Sie Hunderte Milliarden Verbündete haben.[1]

Es liegt natürlich an Ihnen, ob Sie ein offenes Ohr für Ihren Körper haben oder ihm die kalte Schulter zeigen. Wie ein Gesundheitskolumnist es ausdrückt:

> Ihr Körper achtet auf Sie. Er hält Sie für wichtig! Wenn Sie längere Zeit ignoriert haben, wie Sie sich fühlen, und einfach immer weiter vorangeprescht sind – dann hat Ihr Körper wahrscheinlich beschlossen, dass Sie kein Interesse haben, auf

diesem Kanal zuzuhören. Er drückt die Stumm-Taste. Das ist in Ordnung, Sie können die Lautstärke wieder aufdrehen.[2]

Die Überlegenheit des Kopfs gegenüber dem Körper oder, hochtrabender ausgedrückt, des Geistes gegenüber der Materie ist fester Bestandteil jedes nachheidnischen religiösen und philosophischen Systems. In der manichäischen Religion im Mesopotamien des dritten Jahrhunderts nach Christus – die aus der christlichen Gnostik ebenso schöpfte wie aus dem Buddhismus – ist alle Kosmologie ein Kampf zwischen dem guten, spirituellen »Lichtreich« und dem bösen, materiellen »Reich der Finsternis«.[3] In der katholischen Kirche gelangte dieses Thema im Mittelalter zur vollen, dunklen Blüte im Zelebrieren der Selbstkasteiung – Einsiedler ernährten sich beispielsweise von wenig mehr als dem Staub, den sie in ihren Zellen fanden. Um spirituelle Erlösung zu erlangen, musste der Geist vom Körper mit seinen verabscheuungswürdigen Neigungen einschließlich des Hangs zu Krankheit und Verderbtheit befreit werden. Heute sind Christentum, Islam und Judentum zwar sehr viel großzügiger, verlangen aber dennoch oft die Einhaltung bestimmter Speisevorschriften oder Akte des Gehorsams wie Knien oder Niederwerfung zum Gebet oder das Tragen verhüllender Kleidung. Zumindest wird vom Kopf oder Geist erwartet, dass er die trägen, gierigen und lustvollen Impulse strikt im Zaum hält. Eine Magersüchtige im 20. Jahrhundert assoziierte ihren geschundenen Körper mit »absoluter Reinheit, Hyperintellektualität und Transzendenz des Fleisches« und fügte noch hinzu: »Meine Seele schien größer zu werden, während mein Körper dahinschwand.«[4]

Aber können wir dem Geist trauen? Beim Blick auf die heutige Fitnesskultur würde ein Psychiater aus der Zeit um die Mitte des 20. Jahrhunderts ohne Zweifel Gründe finden, eine ganze Reihe behandlungsbedürftiger seelischer Störungen zu vermuten:

Masochismus, Narzissmus, Zwangsstörungen und homoerotische Neigungen (die bis in die 1970er-Jahre als pathologisch galten). Selbst der Blick des Laien entdeckt im Fitnessstudio immer wieder magersüchtige Skelette, die stundenlang beim Kardio-Training schwitzen, und beginnt an der angeblichen intellektuellen Überlegenheit des Geistes zu zweifeln. Wir sind, zögernd, dahin gekommen, dass wir Respekt vor der »Weisheit des Körpers« haben, aber können wir uns der Weisheit des Geistes sicher sein?

In den letzten zehn Jahren ist ein neuer Grund aufgetaucht, alarmiert zu sein. Nicht nur kann der Geist durch emotionale Störungen wie Depressionen beeinträchtigt sein, sondern allem Anschein sind auch seine grundlegenden kognitiven Fähigkeiten im Schwinden begriffen. Lehrerinnen und Lehrer, Eltern und Psychologinnen und Psychologen haben registriert, dass die Aufmerksamkeitsspanne bei Kindern und Erwachsenen immer kürzer wird. Eine Untersuchung aus dem Jahr 2015 fand heraus, dass die durchschnittliche Aufmerksamkeitsspanne eines Erwachsenen von zwölf Sekunden zu Beginn des Jahrtausends auf acht Sekunden geschrumpft ist, weniger als bei einem Goldfisch.[5] Offensichtlich läuft mit dem menschlichen Geist etwas massiv in die falsche Richtung, nicht nur bei seinen emotionalen Reaktionen auf die Welt, die schon immer unzuverlässig wirkten, sondern in seiner Fähigkeit, die Welt wahrzunehmen und zu verstehen. Alle möglichen Diagnosen werden dazu bemüht: Autismus, der mittlerweile ein ganzes »Spektrum« von Symptomen umfasst, Asperger, die Aufmerksamkeitsdefizit-Störung (ADS) und die Aufmerksamkeitsdefizit-Hyperaktivitäts-Störung (ADHS). Die jeweiligen Symptome überlappen sich, und alle Störungen können die schulische Leistungsfähigkeit stark beeinträchtigen. Eltern, deren Kinder nicht hervorragend in der Schule sind, werden unweigerlich ärztliche Hilfe suchen.

ADS und ADHS sind heute nach Asthma die häufigsten kinderärztlichen Diagnosen, teils aus Gründen, die nichts mit der tatsächlichen Verbreitung zu tun haben. Im ersten Jahrzehnt des 21. Jahrhunderts begannen Pharmafirmen, für Stimulanzien wie Adderall und Ritalin als Behandlung für ADS/ADHS zu werben; oft richteten sie ihre Werbung direkt an Eltern und sogar an Kinder. Eine Anzeige zeigte eine Mutter mit einem kleinen Jungen im Arm, der soeben eine Zwei plus in einem Test geschrieben hatte, darunter die Zeile »Endlich bekommt er die Noten, die seiner Intelligenz entsprechen«.[6] In einer anderen Anzeige war ein Kind in einem Monster-Kostüm zu sehen, das gerade den Monster-Kopf abnahm; darunter kam ein lächelnder blonder Junge zum Vorschein. »Darin steckt ein großartiges Kind«, hieß es darunter. »Jetzt gibt es einen neuen Weg, ihm herauszuhelfen.«[7] Ob die Medikamente wirklich die Noten verbesserten oder nicht, wohlhabende Eltern entdeckten jedenfalls, dass die Diagnose ADS/ADHS für ihr Kind einen Anspruch auf mehr Zeit bei Klassenarbeiten bedeutete – ein kleiner, aber möglicherweise entscheidender Vorteil im Konkurrenzkampf um einen Platz auf einer guten Highschool oder einem guten College.

Es brauchte keine jahrelangen Forschungen im Labor, um die wahrscheinliche Quelle der neuen »Epidemie« zu identifizieren. Die Eltern sahen selbst, was mit ihren Kindern los war: Sie wurden von elektronischen Geräten – Handys, Computer und iPads – angezogen wie von opiumgetränkten Muffins. Die Kinder starren viele Stunden am Tag auf die kleinen Bildschirme, oft wechseln sie im Minutentakt zwischen Spielen, Videos und Textnachrichten an ihre Freunde. Es fällt ihnen schwer, sich auf Hausaufgaben oder etwas anderes in »der realen Welt« zu konzentrieren, selbst wenn man ihnen die Geräte wegnimmt. Neurowissenschaftler haben bestätigt, dass die elektronische Sucht das menschliche Gehirn »neu verkabelt«, die Aufmerksamkeitsspanne reduziert[8] und die Schlafqualität beeinträchtigt.[9] Tatsächlich konnten die

Erwachsenen erleben, dass mit ihnen genau das Gleiche passierte, wenn sie sich aus der physischen Welt in ihre Textnachrichten und Tweets zurückzogen. Der Begriff »abgelenkte Eltern« bezeichnet Eltern, die sich kaum mehr auf ihre Kinder konzentrieren können, gewiss nicht in dem Maß, wie nötig wäre, um täglich einige Stunden Abstinenz von elektronischen Geräten durchzusetzen. Und was können Eltern auch ausrichten, wenn die Schulen selbst immer mehr Laptops und iPads als Lernmittel einsetzen? Es scheint, als hätten die kleinen Displays die Welt verschlungen.

Fehlerbehebung durch Technik

Der Übeltäter war leicht zu lokalisieren – im Silicon Valley oder, allgemeiner, in der Hightech-Branche, die die verlockenden Geräte baut, und in den sozialen Netzwerken, die uns so viel Zeit rauben. Das Silicon Valley ist nicht nur die Quelle des Problems, sondern offenbar auch Ground Zero der Aufmerksamkeitsdefizit-Epidemie. Das Magazin *Wired* löste bereits 2001 mit einem Artikel Alarm aus: Im Santa Clara County, der Heimat des Silicon Valley, schoss die Zahl der Autismus- und Asperger-Diagnosen in die Höhe.[10] Ganz sicher stimmte etwas mit Steve Jobs nicht, der zwischen obsessiver Aufmerksamkeit für Details und komplettem Rückzug in sich selbst schwankte, zwischen spiritueller Entrücktheit und unkontrollierten Gefühlsausbrüchen. Manche Beobachter meinten, in dem unerschütterlichen, nahezu emotionslosen Bill Gates autistische Züge zu erkennen, und über die Personen der HBO-Serie *Silicon Valley* hieß es, sie »passten ins Bild«. Es gibt sogar ein »Silicon-Valley-Syndrom« (SVS); das durch Crowdsourcing finanzierte Urban Dictionary definiert es ein bisschen konfus als »Sammlung von Persönlichkeitszügen und physischen Merkmalen, die typisch sind für Menschen in der Bay Area von San Francisco. Die Auswirkungen des SVS werden oft mit Autismus oder Helen Keller *[sic]* verwechselt.«[11] Wenn man dazu noch Apples Slogan »Think different« (»Anders denken«) nimmt, kann man den Eindruck bekommen, dass das Silicon Valley nicht nur ein Problem mit der Grammatik hat, sondern bereits mit dem Denken.

Die wachsenden Sorgen über die schrumpfende Aufmerksamkeitsspanne hätten im Silicon Valley eigentlich zu einer Krise führen müssen – aber vielleicht war man dort dafür nicht aufmerksam genug? Stellen wir uns vor, der Hersteller eines Nahrungsergänzungsmittels, das als »Wundermittel« angepriesen wird, wäre mit Behauptungen konfrontiert, dass sein Produkt die Kunden in Wahrheit schwächt – das war ungefähr die Situation der Technologiebranche. Nicht genug damit, dass die Unternehmenskultur im Silicon Valley ein »Syndrom« aus Aufmerksamkeitsdefizit und Selbstbespiegelung förderte, seine Produkte schienen diese Störung auch noch auf alle anderen Menschen zu übertragen. Geräte, die uns angeblich klüger machten und mit anderen Menschen vernetzten, richteten in Wahrheit Chaos in unseren Köpfen an und verursachten außerdem als Folge des stundenlangen Sitzens körperliche Beschwerden. Wenn wir zwischen Twitter und Facebook, Text und Hypertext hin und her und von einem Link zum nächsten klicken, werden mit fieberhafter Unregelmäßigkeit Synapsen gebildet und wieder zerstört – so warnen uns zumindest die Neurowissenschaftler –, und das auf diese Weise entstandene neuronale Gerüst ist für große Gedanken zu schwach. Deshalb gibt es auf einmal »Zentren für digitale Entgiftung«, wo erwachsene Menschen Geld dafür bezahlen, dass sie eine Zeitlang ohne elektronische Geräte – so wie ohne Alkohol, Sex und Gluten – auskommen, damit sie »wieder Kontakt« zur realen Welt bekommen.[12]

Eine weniger arrogante Branche hätte sich vielleicht für Warnhinweise auf den Handys und Tablets entschieden, etwa in der Art

»Nicht benutzen, während Sie Auto fahren oder versuchen, ein Gespräch zu führen«. Aber das Silicon Valley »hat ein Arroganz-Problem«, schrieb der Technologiekolumnist Farhad Manjoo 2013 im *Wall Street Journal* als Antwort an einen Technologietitanen, der mehr Freiheit von Regulierung verlangt hatte:

> Im eigenen Interesse des Silicon Valley muss man den triumphalistischen Tonfall dämpfen. Jeder weiß, dass das Silicon Valley die ganze Welt übernehmen will. Aber wenn die Bewohner des Valleys Erfolg haben wollen, müssen sie so klug sein, zumindest demütiger aufzutreten.[13]

Doch Demut war noch nie eine Stärke des Silicon Valley. Hatte man dort nicht innerhalb von zwei Jahrzehnten die Welten der Unterhaltung, der Kommunikation, des Geschäftemachens, Einkaufens, Kennenlernens, kurzum alles verändert – oder um ihren aktuellen Lieblingsbegriff zu verwenden, »disruptiert«? Dabei waren mindestens vierzehn Menschen allein im Silicon Valley zu Milliardären geworden, und im ganzen Land gibt es sicher noch viel mehr Tech-Milliardäre. An der Wall Street und in Hollywood konnte man Vermögen im zweistelligen Millionenbereich verdienen; doch nur im Silicon Valley konnte ein junger Mann (und es waren fast immer Männer) ohne Collegeabschluss in atemberaubender Geschwindigkeit ein Vermögen in achtstelliger Höhe anhäufen. Das Silicon Valley, ob in der Bay Area, in Austin, Cambridge oder in der Silicon Alley in New York, ist ein Umfeld, in dem Megalomanie gedeiht oder, wie der Technologiekritiker Evgeny Morozov es genannt hat, »›Solutionismus‹: eine intellektuelle Pathologie, die ein Problem nur dann als Problem anerkennt, wenn es eine hübsche, saubere technologische ›Lösung‹ dafür gibt«.[14]

Alles ist möglich, jedes Problem ist mit einem einfachen

»Hack« lösbar. Reisen in den Weltraum? Elon Musk, einer der Gründer von Paypal, steht mittlerweile an der Spitze von SpaceX, dem ersten privaten Raumfahrtunternehmen. Gesundheit? Das Silicon Valley entwickelt Geräte zur Selbstüberwachung, die Vorgänge im Körperinneren permanent besser kontrollieren, als es in der Praxis eines Arztes möglich ist. Wer braucht überhaupt noch einen Arzt? Vinod Khosla, ein Medizinkritiker, der vom evidenzbasierten Standpunkt aus argumentiert, und »einer der im Silicon Valley am meisten verehrten Risikokapitalgeber«, verkündete öffentlich, »das Gesundheitswesen ist wie Zauberei und gründet einfach auf Tradition«, statt sich an Daten zu orientieren.[15]

Da ist es schon viel besser, sich ein bisschen Biochemie anzulesen und dann »Biohacking« im eigenen Körper zu betreiben. Dave Asprey beschreibt sich selbst als »junger, frischgebackener Multimillionär und Unternehmer«, der sich eines Tages seiner Fettleibigkeit stellte und erfolglos versuchte, sie durch Diät und ein tägliches anderthalbstündiges Sportprogramm zu bekämpfen. Er erkannte,

unser Körper [ist] nicht so viel anders als das Internet. Beides sind komplizierte Systeme, bei denen große Datenmengen fehlen, missverstanden oder verborgen bleiben. Als ich meinen Körper auf diese Weise betrachtete, stellte ich fest, dass ich lernen könnte, meine Biologie mit denselben Techniken zu hacken, die ich verwendete, um Computersysteme und das Internet zu hacken.[16]

Aspreys lebensrettender Hack war, wie sich herausstellte, »Bulletproof Coffee«, kugelsicherer Kaffee – teurer Filterkaffee mit einer großzügigen Portion geschmolzener Butter. Inzwischen vermarktet er das Getränk online und in seinen eigenen Cafés. Sport erwies sich einfach als zu zeitaufwendig.

Niemand betreibt das Biohacking obsessiver als Ray Kurzweil, Zukunftsforscher, Erfinder und Autor von Bestsellern über die demnächst zu erwartende »Singularität«, wenn die künstliche Intelligenz sich immer weiter selbst verbessern und den menschlichen Geist überholen wird. Wie Asprey sieht auch Kurzweil den Körper als eine Maschine – genau genommen einen Computer –, die man kontinuierlich upgraden kann. »Ich habe ein persönliches Programm«, schreibt er, »um alle degenerativen Erkrankungen und Alterungsprozesse zu bekämpfen. Nach meiner Auffassung bin ich dabei, *meine Biochemie umzuprogrammieren,* genauso wie ich in meinem Leben Computer umprogrammiere.«[17] Seine einzige sportliche Betätigung ist Gehen, sein Ernährungsprogramm lässt wohl keine Zeit für Besuche in einem Fitnessstudio. Jeden Tag schluckt er »rund 250 Tabletten« mit Nahrungsergänzungsmitteln, außerdem verbringt er einen Tag pro Woche in einer Klinik, wo Ergänzungsmittel ihm direkt in seinen Blutstrom verabreicht werden. »Alle paar Monate«, berichtet er, »teste ich Dutzende von Nährstoffen (Vitamine, Mineralien und Fette), Hormone und Stoffwechselprodukte in meinem Blut.«[18]

Das Ziel ist hier nicht etwas so Banales wie Gesundheit. Die gewaltige Hybris des Silicon Valley verlangt nichts Geringeres als Unsterblichkeit. Kurzweil hat deshalb ein wandelndes Chemielabor aus sich gemacht, weil er sein Leben verlängern will, bis der nächste biomedizinische Durchbruch erreicht ist, sagen wir um 2040. Dann werden wir in der Lage sein, Millionen von Nanobots zur Krankheitsbekämpfung in unsere Körper zu schleusen. Auf die eine oder andere Weise greifen andere Technologietitanen nach dem gleichen Ziel. Wie *Newsweek* schreibt:

Peter Thiel, Milliardär und Mitbegründer von PayPal, plant, 120 Jahre alt zu werden. Verglichen mit einigen anderen Technologiemilliardären ist das recht bescheiden. Dmitry Itskov, der »Pate« des russischen Internets, sagt, sein Ziel sei es, 10.000 Jahre zu leben; Larry Ellison, Mitbegründer von Oracle, findet es »unverständlich«, die eigene Sterblichkeit zu akzeptieren, und Sergei Brin, einer der Gründer von Google, hofft, eines Tages werde es möglich sein, »den Tod zu heilen«.[19]

Aus diesen Äußerungen spricht, vorsichtig ausgedrückt, eine gewisse Anspruchshaltung. Über Larry Ellison von Oracle heißt es, er sei es »gewohnt, seinen Willen zu bekommen, und sieht nicht ein, warum das jemals anders sein sollte. ›Der Tod macht mich sehr wütend‹, sagte er als Erklärung, warum er Hunderte Millionen ausgegeben hat, um Forschungen zu finanzieren, wie sich das Altern aufhalten lässt.«[20] Wenn man einer der reichsten Männer auf der Welt ist und, da wir hier vom Silicon Valley reden, mutmaßlich einer der klügsten, warum sollte man dann jemals sterben?

Den Geist kontrollieren

Wo Unsterblichkeit auf dem Programm steht, gibt es sicher für kleine Probleme wie das Aufmerksamkeitsdefizit eine Lösung, und ich meine »Lösung« im »solutionistischen« Sinn – etwas Bequemes, das sich vermarkten lässt, vorzugsweise auf vorhandenen Geräten. Aber die Lösung, die schließlich ins Silicon Valley gelangte, kam aus einem Bereich, der anscheinend gar nichts mit digitaler Technologie zu tun hat, nämlich Religion – im konkreten Fall aus dem Buddhismus. Jon Kabat-Zinn, Psychologe aus Cambridge in Massachusetts mit einer Ausbildung in Zen-Meditation, hatte bereits das, was er als säkularisierten Kern des Buddhismus betrachtete, herauspräpariert und als »Achtsamkeit« bezeichnet, die er in den späten 1990er-Jahren in zwei Bestsellern pries. Ich hörte das Wort zum ersten Mal im Jahr 1998 aus dem Mund einer reichen Vermieterin in Berkeley, die mich mahnte, »achtsam« mit den Dekorationsobjekten im Stil von Martha Stewart umzugehen, mit denen meine gemietete Wohnung überladen war und die ich geflissentlich zu übersehen versuchte. Die Verbindung mit dem Buddhismus trat erst zutage, als ich mich an einen Mieterverein wenden musste, um meine Kaution zurückzubekommen. Menschen wie ich – Mieterinnen und Mieter? –, antwortete sie in einem verärgerten Brief, unterdrückten die Tibeter und hätten keine Achtung vor dem Dalai Lama.

Während dieser Zeit in der Bay Area hörte ich, dass reiche Menschen gerne zum Abschalten buddhistische Klöster in den Hügeln aufsuchten. Schon für wenige tausend Dollar durften sie dort ein Wochenende lang körperliche Arbeit für die Mönche leisten. Der Buddhismus oder eine Adaptation davon wurde zu einem Marker der Schichtzugehörigkeit, zumindest unter Weißen der westlichen Welt, und nirgendwo war das deutlicher als im Silicon Valley, wo die Lichtgestalt Steve Jobs Buddhist oder vielleicht Hindu gewesen war – er machte da wohl keinen großen Unterschied –, noch bevor es schick wurde, dass CEOs ein spirituelles Leben für sich reklamierten. Google bot 2007 erstmals Seminare mit dem Titel »Search Inside Yourself« an und propagierte Aufmerksamkeit und Selbsterkenntnis.

Achtsamkeit kam als »Bewegung« jedoch erst im zweiten Jahrzehnt des 21. Jahrhunderts auf, als Soren Gordhamer, ein ehemaliger Meditationslehrer, der mit gefährdeten Jugendlichen arbeitete und eine Zeitlang ein Projekt von Hollywoods oberstem Buddhisten Richard Gere betreut hatte, pleite, geschieden und mit einer schrecklichen Twitter-Sucht dastand. Es musste etwas getan werden, um die Abhängigkeit von elektronischen Geräten zu überwinden, und es musste etwas sein, das keine Gefahr für die Milliardäre darstellte, die uns in die Sucht hineingezogen hatten. Wie später im Magazin *Mindful* nachzulesen war:

Die Herren und Anführer des Hightech-Business werden sich nicht von einer neuen Technologie verabschieden, weil sie vermeintlich der Anfang vom Ende der Menschheit ist – nicht nur, weil sie nicht gegen ihre eigenen wirtschaftlichen Interessen handeln wollen, sondern weil sie an die innovative, interaktive Welt glauben, die die neuen Technologien bringen ... Aber sie wissen auch, dass Technologie ablenken kann, nicht nur von dem Punkt, an dem wir gerade stehen, sondern auch von der Richtung, in die wir gehen sollten.[21]

In einem Geniestreich fand Gordhamer einen Weg, das Thema anzupacken und gleichzeitig den Technologietitanen zu schmeicheln. Er behauptet, er habe herausgefunden, dass die Chefs von Google, LinkedIn, Twitter und anderen großen Technologiefirmen »Zugang zu einer inneren Dimension haben, die sie in ihrer Arbeit leitet«,[22] während wir Normalsterbliche uns dauernd ablenken ließen. Gordhamer nannte das, was die CEOs auszeichnet, »Weisheit« (Wisdom), und rief eine Reihe jährlicher Konferenzen mit dem Titel Wisdom 2.0 ins Leben, zunächst in San Francisco. Dabei sollten Unternehmensführer, begleitet von prominenten Gurus, die Quelle ihrer bemerkenswerten Gelassenheit enthüllen, die bald als Achtsamkeit bekannt wurde.

Zur gleichen Zeit versuchte in London ein ehemaliger buddhistischer Mönch mit einem Abschluss als Zirkuskünstler, Andy Puddicombe, herauszufinden, wie sich buddhistische Meditationstechniken Unternehmern nahebringen ließen, die im Allgemeinen eine Abneigung gegen Religion haben. Zusammen mit einem Partner gründete er ein Unternehmen namens Headspace; das organisierte anfangs Events, bei denen Menschen zu gelenkten Massenmeditationen zusammenkamen. Als die Kunden bequemere, kompaktere Formen verlangten, vermarktete Headspace CDs, Podcasts und schließlich eine Smartphone-App für Apple und Android.

Strategisch und finanziell war das ein weiterer Geniestreich. Er katapultierte Puddicombe aus der fast vollständigen Mittellosigkeit in die Sphäre der Multimillionäre mit einem Vermögen von 25 Millionen britischen Pfund.[23] Gleichzeitig machten Projekte wie Wisdom 2.0 aus den Technologietitanen, die bisher die Übeltäter bei der Aufmerksamkeitsdefizit-Epidemie gewesen waren, nun die mutmaßlichen Erlöser. *Fast Company* schrieb, es liege eine gewisse »Ironie« darin, »Technologie einzusetzen, um Menschen, die durch immer mehr Technologie erschöpft sind, Achtsamkeit nahezubringen«.[24] Der Psychologe und Bestsellerautor Daniel Goleman stellte nüchterner fest: »Was für ein cleverer Weg, Geld zu machen: Schaffe ein Problem, das du dann lösen kannst.«[25]

Achtsamkeit als Produkt für den Massenmarkt verbreitete sich von der Bay Area aus wie eine brandneue App. Tatsächlich wie eine App oder vielmehr wie ein ganzer Schwarm von Apps. Es gibt über fünfhundert Achtsamkeits-Apps mit Namen wie »Simply Being« und »Buddhify«. Früher wurden Trends zur Selbstvervollkommnung über Bücher, inspirierende Redner und CDs verbreitet; Achtsamkeit kann man auf dem Smartphone mit sich herumtragen. Die meisten Apps zeigen Zeiten für Meditation an, manche nur eine Minute, unterlegt mit beruhigenden Stimmen, einschläfernder Musik und süßlichen Bildern von Wäldern und Wasserfällen.

Das ist Buddhismus in Scheiben geschnitten, abgepackt und von allen Bezügen auf Transzendentes befreit. Falls die Verbindung zur Technologiebranche noch unklar sein sollte, so pries ein Risikokapitalgeber des Silicon Valley ein bahnbrechendes Handbuch zur Achtsamkeit mit den Worten, es sei »das Lehrbuch, das unseren iPhones und Blackberries beiliegen sollte«.[26] Man könnte meinen, Buddha würde heute unter dem Bodhibaum sitzen und Achtsamkeitsprodukte testen, wobei der Begriff »Erleuchtung« im Wörterbuch der Achtsamkeit nicht vorkommt.

Achtsamkeit in ihrer geschmeidigen und säkularisierten Form hat sich heute weit über das Silicon Valley und die Technologiebranche hinaus verbreitet und ist zu einem weiteren nervtötend allgegenwärtigen Element der sprachlichen Landschaft geworden, so wie es früher »positives Denken« war. Während eine ältere, anspruchsvollere Version des Buddhismus über Richard Gere hinaus nur wenige Prominente anzog, trumpft die Achtsamkeit mit vielen prominenten Anhängern auf – Arianna Huffington, Gwyneth Paltrow und Anderson Cooper, um nur einige zu nennen. Es begann 2013 in Davos mit einem übervollen Auditorium, seither gab es Wisdom-2.0-Konferenzen in New York, Dublin und San Francisco. Danach schwärmten die Teilnehmer und Teilnehmerinnen oft aus und betätigen sich seither als Missionare für die neue Geisteshaltung – entweder indem sie ihre Dienste als Coaches anbieten oder durch die Entwicklung eigener Apps. Bei einer Veranstaltung von Wisdom 2.0 kürzlich in San Francisco wurden als Redner und Rednerinnen Vertreter von Starbucks und des Modeunternehmens Eileen Fisher angekündigt ebenso wie vertraute Gesichter von Google und Facebook. Die Krankenversicherung Aetna bietet ihren vierunddreißigtausend Angestellten ein Zwölf-Wochen-Programm an und träumt davon, das Angebot auf alle Kunden auszuweiten, die mutmaßlich dadurch gesünder werden, dass sie ihren Geist reinigen. Selbst der Lebensmittelkonzern General Mills, dessen Wurzeln ins 19. Jahrhundert zurückreichen, verfügt heute über Meditationsräume und hat festgestellt, dass ein siebenwöchiger Kurs bemerkenswerte Ergebnisse zeitigt:

[83] Prozent der Teilnehmenden sagten, sie »nehmen sich jeden Tag Zeit, um ihre persönliche Produktivität zu optimieren« – gegenüber 23 Prozent vor Beginn des Kurses. 82 Prozent sagten, sie würden Zeitfenster einrichten, um Aufgaben

mit geringer Produktivität zu eliminieren – gegenüber 32 Prozent vor dem Kurs.[27]

Doch das Gütesiegel in den Augen der übrigen Geschäftswelt erhielt die Achtsamkeit vom Silicon Valley. Hätte sie ihren Siegeszug bei General Mills begonnen, hätte sie nie den Status erlangt, den sie dank Google und Facebook genießt; Backwaren haben einfach nicht soviel Prestige wie digitale Geräte. Das Silicon Valley ist schließlich »das Innovationszentrum des Universums«, wie seine Fans sagen, Heimat der »Besten und der Klügsten« sowie der neuen »Herren des Universums«, nachdem die einstigen Herren des Universums in dem Finanzkollaps, der die Wall Street zeitweise in die Knie zwang, untergegangen sind. Achtsamkeit mag ihre Wurzeln in einer alten Religion haben, aber der Stempel des Silicon Valley bürgt dafür, dass sie rational, wissenschaftlich und zukunftsorientiert ist.

Für die Technologiebranche bot die Achtsamkeit den großen Vorteil, dass sie fest auf naturwissenschaftlichen Grundlagen zu ruhen schien und ohne »Hippie-Mist« und anderen »Humbug« auskam. Positives Denken hatte im Silicon Valley nie sonderlich viel Interesse geweckt, vielleicht weil die Technologietitanen keine Unterstützung brauchten, um zu glauben, dass sie alles tun (oder hacken oder »disruptieren«) konnten, was sie sich vorgenommen hatten. Ein weiteres Problem mit dem positiven Denken ist, dass es trotz aller Bemühungen promovierter »positiver Psychologen« keinerlei wissenschaftliche Grundlagen hatte und sogar sehr »magischem Denken« ähnelte – »Wenn ich es denke, muss es so sein«. Aber die Verfechterinnen und Verfechter der Achtsamkeit konnten immerhin auf die Untersuchung eines Neurowissenschaftlers aus dem Jahr 2004 verweisen, wonach sich bei buddhistischen Mönchen mit rund zehntausend Stunden Meditation auf dem Buckel andere Muster der Gehirnaktivität zeigten.[28] Weniger

Stunden schienen bei Novizen zumindest vorübergehende Veränderungen zu bewirken. Damit war das Forschungsgebiet »kontemplative Neurowissenschaft« geboren, und das Silicon Valley bediente sich dort für ein dringend benötigtes »neuronales Hacking«. Durch Meditation, im Kloster oder von einer App angeleitet, soll jeder Mann und jede Frau direkt in die eigene Gehirnmasse greifen und sie zu einer ruhigeren, aufmerksameren Ausrichtung »umformen« können. Achtsamkeit, so sagen ihre Anhänger, fördere oder »induziere« – wie es oft heißt – »Neuroplastizität«.

»Neuroplastizität« ist ein beeindruckend wissenschaftlich klingender Begriff, aber sie ist eine grundlegende Eigenschaft neuronalen Gewebes und existiert unabhängig davon, ob wir bewusste Anstrengungen unternehmen, unsere Gehirne neu zu verkabeln oder nicht. Alles, was wir subjektiv erleben, jeder Gedanke und jede Emotion, verursacht zumindest vorübergehende physiologische Veränderungen im Gehirn. Trauma und Sucht können das Gehirn längerfristig verändern; aber auch flüchtige Ereignisse können chemische Spuren hinterlassen, die wir als Erinnerung wahrnehmen. »Plastizität« ist tatsächlich ein blasses Wort für den beständigen, unablässigen Umbau des Hirngewebes: Nervenzellen strecken einander kleine plasmatische Fortsätze entgegen, sogenannte »Dornen«, die sich innerhalb von Minuten oder Sekunden bilden und wieder verschwinden. Solche Dornenfortsätze sind anscheinend an der Bildung neuer Synapsen beteiligt, die Nervenzellen verbinden, sodass ein neuronales Netzwerk entsteht. Das hält wiederum die sich dauernd verändernde Struktur der Muster zusammen, mit denen die Neuronen feuern. Synapsen, die regelmäßig feuern, werden stärker, während inaktive Synapsen untergehen. Es gibt sogar Hinweise, dass Nervenzellen in erwachsenen Lebewesen sich vermehren können.

Keinerlei Hinweise gibt es jedoch, dass Meditation irgendwelche heilsamen – womöglich in Byte messbaren – Effekte hat. Das ist das Ergebnis einer von der amerikanischen Bundesregierung finanzierten Mammut-»Metaanalyse« vorhandener Studien, die 2014 veröffentlicht wurde. Demnach können Meditationsprogramme bei der Behandlung von Symptomen im Zusammenhang mit Stress hilfreich sein, aber sie sind nicht effektiver als andere Interventionen wie Muskelentspannung, Medikamente oder Psychotherapie.[29] An dieser Studie, die weltweit Aufmerksamkeit erregte, kann niemand vorbeigehen. Meditation hat also vielleicht eine beruhigende, »zentrierende« Wirkung, aber derselbe Effekt lässt sich erzielen, wenn man sich eine Stunde lang auf ein Mathematikproblem konzentriert oder mit Freunden ein Glas Wein trinkt. Ich persönlich empfehle, jeden Tag ein paar Stunden mit Kleinkindern oder Babys zu verbringen; sie können uns ganz leicht so verzaubern, dass wir in ihr alternatives Universum eintauchen. Was den einzigartigen Beitrag des Silicon Valley, die Achtsamkeits-Apps, betrifft, kam eine Studie kürzlich zu dem Schluss, es gebe

> einen beinahe vollständigen Mangel an Belegen für den Nutzen solcher Anwendungen. Wir fanden keine randomisierten klinischen Versuche, die die Wirkung dieser Anwendungen auf Achtsamkeitstraining oder Gesundheitsindikatoren evaluierten, und das Potenzial mobiler Achtsamkeits-Apps bleibt weitgehend unerforscht.[30]

Für eine Branche, die auf empirischer Wissenschaft gründet und Scharen von Ingenieuren beschäftigt, hat der Technologiesektor bemerkenswert wenig Neugier für die wissenschaftliche Basis der Achtsamkeit gezeigt – vielleicht weil das Konzept der »Neuroplastizität« einfach zu verlockend ist. Die Argumentation – oder vielleicht sollte ich sagen, die Analogiebildung – geht so: Wenn es möglich ist, das Gehirn durch bewusste Bemühungen umzubauen, dann ist Achtsamkeit genauso wichtig wie Sport; das Gehirn ist ein »Muskel«, und wie jeder Muskel muss es trainiert werden. Das Bild vom Geist als Muskel ist in der Achtsamkeitsindustrie allgegenwärtig. Eine beliebte und sehr gut bewertete Achtsamkeits-App, »Get Some Headspace«, preist sich an als »Mitgliedschaft im Fitnessstudio für den Geist«. Googles Chefmotivator Chade-Meng Tan, dessen offizieller Titel im Unternehmen »Jolly Good Fellow«, feiner Kerl, lautete, richtete 2007 für das Unternehmen das Achtsamkeitstrainingsprogramm »Search Inside Yourself« ein. Später sagte er in einem Interview mit dem *Guardian*:

Wenn Sie als Unternehmensführer sagen, die Mitarbeiterinnen und Mitarbeiter sollten ermutigt werden, Sport zu treiben, schaut Sie niemand komisch an … Genauso ist es heute mit Meditation und Achtsamkeit, weil sie inzwischen entmystifiziert wurden und als wissenschaftlich akzeptiert sind. Beides wird heute zunehmend als Fitnessprogramm für den Geist angesehen.[31]

Also ist es nicht die »Wissenschaftlichkeit«, die die Achtsamkeit legitimiert. Die Wissenschaft hat lediglich den Begriff der Neuroplastizität beigetragen, aus dem die Metapher vom Geist als Muskel geworden ist, und daraus hat sich wiederum die Metapher von Achtsamkeit als eine Form des Fitnesstrainings entwickelt. Der Geist kann genauso wie der Körper kontrolliert werden – durch diszipliniertes Üben, möglichst an einem speziellen Ort wie etwa dem Meditationsraum eines Unternehmens. Chade-Meng Tan zufolge sollte ein solcher Meditationsraum nicht exotischer erscheinen als ein Fitnessraum in einem Unternehmen.

Natürlich gibt es hier ein kleines metaphysisches Mysterium: Wer ist zuständig? Bei der körperlichen Fitness existiert der Dualismus zwischen dem Körper, den man sich als träge vorstellt, und dem Geist, der als eine immaterielle Essenz gedacht wird – Sitz von »ich« und »wir«. Aber wenn der Geist ebenfalls auf eine Substanz reduziert wird, glücklicherweise immerhin eine plastische, die geformt und kontrolliert werden kann, wer ist dann das »Ich«? Das gehört zu den Paradoxien bei dem Bemühen, den Geist, den man sich als bewussten Akteur vorstellt, dazu einzusetzen, sich selbst zu kontrollieren. Ruby Wax, eine bekannte britische Achtsamkeitstrainerin und -promoterin, scheint genau auf dieses Problem hinzudeuten, wenn sie sagt:

Das Problem ist, dass Ihr Verstand Ihnen nicht sagen kann, wenn mit Ihrem Verstand etwas nicht stimmt. Wenn Sie einen Ausschlag am Bein haben, können Sie sich das ansehen. Aber Sie haben kein zweites Gehirn, das schaut, was mit Ihrem ersten los ist. Sie erfahren es immer zuletzt – das ist das Dumme.[32]

Aber wer auch immer im Dualismus von Geist und Körper die Oberhand behält, die Hoffnung, das Ziel – die liebgewordene Annahme – ist, dass Geist und Körper, wenn sie zusammenarbeiten, eine perfekt sich selbst regulierende Maschine darstellen. Sicher schien der Körper seit Erscheinen des Buchs *The Wisdom of the Body* von Walter B. Cannon im Jahr 1932 immer kooperationswillig. Cannon schilderte die fein austarierten Mechanismen der Homöostase, mit denen der Körper versucht, den Blutzuckerspiegel, das Gleichgewicht von Säuren und Basen und die Körpertemperatur auf konstanten »normalen« Niveaus zu halten. Nun braucht man nur noch das Gehirn ins Bild einzufügen mit seiner Fähigkeit, den individuellen Geist mit dem kollektiven in Kontakt zu bringen, der durch Bücher, Experten und das Internet verkörpert wird – aus denen er wichtige neue Informationen mitbringt: Iss mehr Gemüse (oder Kurkuma, das im Augenblick gerade sehr in Mode ist); treibe jeden Tag Sport; nimm dir Zeit zum Abschalten. Und dann kombiniere Geist plus Körper mit frisch aktualisierten Daten, die zum Teil vielleicht ein Gerät zur Selbstüberwachung gesammelt hat, und erstelle rasch neue Regeln, um möglicherweise drohende Gefahren abzuwehren. Ungefähr so, stelle ich mir vor, verbringen die »Unsterblichkeitsapostel« aus dem Silicon Valley ihre Zeit: indem sie alle gesundheitsbezogenen Informationen scannen und sofort umsetzen. Ist das nicht ein geringer Preis für das ewige Leben?

6 | DER TOD IM SOZIALEN KONTEXT

Viele, die vom Gesundheits-»Wahn« des späten 20. Jahrhunderts erfasst wurden – Menschen, die Sport trieben, auf ihre Ernährung achteten, nicht rauchten und nicht übermäßig Alkohol tranken –, sind trotzdem gestorben. Lucille Roberts, Inhaberin der Kette von Fitnessstudios für Frauen, in denen ich die Fitnesskultur kennengelernt habe, starb vollkommen unpassend mit neunundfünfzig Jahren an Lungenkrebs, obwohl sie ein »selbsternannter Fitnessfreak« war und, wie die *New York Times* schrieb, »keine Pommes frites anrührte und schon gar nicht geraucht hatte«.[1] Jerry Rubin, der seine späteren Lebensjahre damit ausfüllte, jede angeblich gesundheitsförderliche Ernährungsmarotte, Therapie und Meditationsform auszuprobieren, die er finden konnte, ging im Alter von sechsundfünfzig auf dem Wilshire Boulevard bei Rot über die Straße und erlag zwei Wochen später seinen Verletzungen. Wenn sich dieser Trend fortsetzt, werden alle, die beim Fitnesskult mitgemacht haben – genau wie alle anderen, die ihn ausgesessen haben – über kurz oder lang tot sein.

Einige dieser Todesfälle waren wirklich schockierend. Jerome Rodale, Gründer des Magazins *Prevention* und ein früher Verfechter der Ernährung mit Lebensmitteln aus biologischem Anbau, starb mit zweiundsiebzig Jahren an einem Herzschlag während der Aufzeichnung der *Dick Cavett Show* – ein besonders denkwürdiger Tod, weil Rodale jenseits der Kameras einmal verkündet hatte, er habe »beschlossen, hundert Jahre alt zu werden«.[2] Jim Fixx, Autor des Bestsellers *Das komplette Buch vom Laufen,* glaubte, er könnte den Herzproblemen davonlaufen, die seinen Vater früh das Leben gekostet hatten, wenn er jeden Tag mindestens fünfzehn Kilometer rannte und sich überwiegend von Nudeln, Salat und Obst ernährte. Aber 1984 fand man ihn im Alter von erst zweiundfünfzig Jahren tot am Rand einer Straße in Vermont. 2017 starb Dr. Henry S. Lodge, Co-Autor des Bestsellers *Younger Next Year: Live Strong, Fit, and Sexy – Until You're 80 and Beyond,* an Bauchspeicheldrüsenkrebs im immer noch jugendlichen Alter von achtundfünfzig. Sein Co-Autor Chris Crowley schrieb in einem Nachruf:

Ich vermute, dass die Frage auftauchen wird: Widerlegt sein früher Tod nicht die Annahmen in seinem Buch? Nein, keine Sekunde lang. Wir haben immer gesagt, dass der Lebensstil, für den wir warben – und den Harry gewissenhaft einhielt –, unter anderem das Sterblichkeitsrisiko durch Krebs und Herzkrankheiten um die Hälfte reduzieren, aber nicht ganz beseitigen würde. Man kann sich etwas übel brechen, »beim Skifahren gegen einen Baum prallen«, oder erleben, dass »eine Mandarine im Gehirn wächst«, wie es in [unserem] Buch heißt.[3]

Noch verstörender für alle, die die Umstände kannten, war der allzu frühe Tod von John H. Knowles, Direktor der Rockefeller Foundation und Verfechter der »Lehre von der persönlichen Verantwortung« für die eigene Gesundheit, wie sie bezeichnet wurde. Knowles behauptete, die meisten Krankheiten verursache man selbst – sie seien das Ergebnis von »Fresssucht, maßlosem Alkoholkonsum, rücksichtslosem Fahren, sexuellen Ausschweifungen und Rauchen«[4] sowie anderen schlechten Entscheidungen. Die »Vorstellung, es gäbe ein ›Recht auf Gesundheit‹«, schrieb er, »sollte durch die Vorstellung ersetzt werden, dass es eine individuelle moralische Verpflichtung [gibt], die eigene Gesundheit zu erhalten«. Doch er selbst starb mit zweiundfünfzig an Bauchspeicheldrüsenkrebs, was einen ärztlichen Kommentator zu der Bemerkung veranlasste, »wir können natürlich nicht immer für unseren Gesundheitszustand verantwortlich gemacht werden«.[5]

Trotzdem unterziehen wir weiterhin jeden, der scheinbar zu früh stirbt, einer Art von biomoralischer Autopsie: Hat sie geraucht? Hat er zu viel Alkohol getrunken? Zu viel Fett gegessen und zu wenig Ballaststoffe? Kann man sie und ihn, mit anderen Worten, für ihren Tod selbst verantwortlich machen? Als zwei britische Stars, David Bowie und Alan Rickman, beide Anfang 2016 starben und große amerikanische Zeitungen als Ursache nur »Krebs« nannten, monierten einige Leser, in Nachrufen solle auch stehen, um welche Art von Krebs es sich gehandelt habe.[6] Offensichtlich würde diese Information dazu beitragen, das »Bewusstsein« für die jeweilige Krebsart zu fördern, so wie Betty Fords offener Umgang mit ihrer Brustkrebsdiagnose dazu beigetragen habe, der Krankheit das Stigma zu nehmen. Eine solche Information würde natürlich auch Urteile über den »Lebensstil« der Betroffenen nach sich ziehen. Wäre David Bowie – im, wie wir anmerken sollten, doch recht ordentlichen Alter von neunundsechzig – gestorben, wenn er nicht geraucht hätte?

Der Tod von Apple-Gründer Steve Jobs im Jahr 2011 an Bauchspeicheldrüsenkrebs bietet bis heute Stoff für Diskussionen. Jobs folgte strikten Ernährungsregeln und aß hauptsächlich Rohkost, insbesondere Obst. Eine andere Ernährung lehnte er ab, selbst als die Ärzte ihm rieten, mehr Eiweiß und Fett zu sich zu nehmen, um seine Bauchspeicheldrüse zu entlasten, die nicht mehr richtig arbeitete. Sein Bürokühlschrank war gefüllt mit Gesundheitssäften; Geschäftspartner, die sich nicht vegan ernährten, verärgerte er, weil er versuchte, sie von seinen Vorstellungen zu überzeugen, wie sein Biograf Walter Isaacson berichtet:

In Harvard trafen sie [Jobs und sein Kollege Lewin] sich mit Mitch Kapor, dem Chairman von Lotus Software, im Restaurant Harvest zum Abendessen. Als Kapor begann, großzügig Butter auf sein Brot zu streichen, sah Jobs ihn an und fragte: »Schon mal was von Serum-Cholesterin gehört?« Kapor antwortete humorvoll: »Ich mache Ihnen einen Vorschlag. Sie behalten Ihre Kommentare über meine Essgewohnheiten für sich, und ich werde mich nicht zu Ihrem Charakter äußern.«[7]

Verfechter einer veganen Ernährung sagen, seine Krebserkrankung könnte durch seine gelegentlichen Abstecher zu proteinreichem Essen verursacht worden sein (es ist überliefert, dass er einmal Aal-Sushi aß) oder durch den Kontakt mit giftigen Metallen, als er in jungen Jahren an Computern herumbastelte. Man könnte aber auch argumentieren, seine frutarische Diät habe ihn umgebracht: Für den Stoffwechsel ist eine Ernährung mit Obst dasselbe wie eine Ernährung mit Süßigkeiten, nur dass man Fruktose statt Glukose zu sich nimmt. In beiden Fällen muss die Bauchspeicheldrüse dauerhaft mehr Insulin produzieren. Persönlichkeitsmerkmale – die beinahe manisch-depressiven Stimmungsschwankungen – könnten womöglich mit den häufigen Zuständen von Unterzuckerung zusammenhängen. Mitch Kapor ist übrigens mittlerweile siebenundsechzig und immer noch am Leben.

Mit ausreichend Einfallsreichtum – oder ausreichend Böswilligkeit – kann nahezu jeder Todesfall auf ein Versagen oder einen Fehler des oder der Verstorbenen zurückgeführt werden. Sicher hat Jim Fixx nicht »auf seinen Körper gehört«, als er zum ersten Mal Schmerzen in der Brust und Engegefühle beim Laufen verspürte, und wenn Jerry Rubin nicht zu sehr in seine Gedanken versunken gewesen wäre, hätte er vielleicht nach rechts und links geschaut, bevor er die Straße überquerte. Möglicherweise funktioniert der menschliche Verstand einfach so; wenn schlimme Dinge passieren oder jemand stirbt, suchen wir eine Erklärung, möglichst eine, die von bewusstem Handeln ausgeht – ein göttliches oder spirituelles Wesen, ein Übeltäter oder eine missgünstige Bekanntschaft, oder sogar das Opfer selbst hat Schuld. Wir brauchen keine Krimis zu lesen, um zu erfahren, dass das Universum sinnlos ist, dass aber mit ausreichend Informationen alles einen Sinn ergibt.

Große Katastrophen, die Hunderttausende Menschen mit unterschiedlichen Graden von Anständigkeit oder Sündhaftigkeit betrafen, zogen häufig große übernatürliche Erklärungen nach sich. Eine besonders aufwühlende Katastrophe in der europäischen Geschichte war das große Erdbeben, das 1755 Lissabon dem Erdboden gleichmachte. Die ersten Erschütterungen am Morgen von Allerheiligen brachten bereits viele Gebäude zum Einsturz. Nach den Erdstößen überflutete ein Tsunami mit zwölf Meter hohen Wassermassen die Straßen voller Menschen, die in Panik ihre Häuser verlassen hatten. Und auf die Flut folgten Brände, ausgehend von den Feuerstellen, die während des Gottesdienstes unbeaufsichtigt geblieben waren. Insgesamt kamen zwischen dreißig- und sechzigtausend Menschen ums Leben; die große Bandbreite spiegelt den Umstand wider, dass keine ernsthaften Anstrengungen unternommen wurden, die Toten zu zählen.

Als viele Jahrhunderte zuvor, im Jahr 79 nach Christus, ein Ausbruch des Vesuv die römische Stadt Pompeji unter Lavamassen begraben hatte, hatte es keine moralisierende Suche nach Schuldigen gegeben, vielleicht deshalb, weil die wichtigsten Gottheiten selbst nicht gerade für moralisches Verhalten bekannt waren. Jupiter, Juno und der Rest des Pantheons waren eitel, launisch und menschlichem Leiden gegenüber im Allgemeinen gleichgültig. Aber im 18. Jahrhundert gab es statt der heidnischen Götter längst eine einzige monotheistische Gottheit, die die doppelte Verantwortung trug, allmächtig und gütig zu sein. Das war bestenfalls eine heikle Kombination und die Wurzel des theologischen Rätsels der »Theodizee«: Wenn Gott absolut gut ist, wie kann er dann zulassen, dass schlimme Dinge geschehen? Wahre Gläubige beeilten sich zu behaupten, wenn Gott zugelassen hatte, dass Lissabon in Trümmern lag, dann deshalb, weil Lissabon verdorben war – ein möglicherweise gerechtes Urteil. Wie ein Historiker anmerkt, dienten vor dem großen Erdbeben viele Klöster auch als Bordelle[8] – allerdings werden moralisierende Überlegungen auch dadurch kompliziert, dass selbst Kathedralen und der lokale Sitz der Inquisition genau wie die Lasterhöhlen einstürzten oder niederbrannten.

Historiker sehen an dem Erdbeben von Lissabon etwas Gutes: Es beförderte die neue geistige Epoche namens Aufklärung. Während die Gläubigen darüber diskutierten, ob es sich lohnte, die Stadt wiederaufzubauen, die Gott so eindeutig zur Zerstörung bestimmt hatte, und man vielleicht besser beten und bereuen sollte, veröffentlichte der französische Philosoph Voltaire ein langes Gedicht, in dem er der Vorstellung eines gütiges Gottes widersprach:

Ha! Welche Unthat, welch Vergehn
Ward von den zarten Kindern wohl begangen
Die blutend und zerquetscht am Mutterbusen hangen?
War Lissabon, das nicht mehr steht
Im Pfuhl der Laster tiefer wohl versunken
Als London, als Paris, wo wollusttrunken …
Bakchantisch Groß und Klein in üpp'gem Tanz sich dreht?[9]

Voltaire, der ein eigenes Laboratorium hatte, in dem er sich mit Chemie und Physik beschäftigte, vertrat den Standpunkt, das Erdbeben sei auf »natürliche Ursachen« zurückzuführen, die sich durch geduldige Beobachtung schließlich aufklären lassen würden. Es dauerte noch bis ins 20. Jahrhundert, bis die Theorie der

Plattentektonik aufkam und damit die Erkenntnis, dass die Oberfläche unsere Planeten instabil ist und aus sich bewegenden Einzelteilen besteht. Aber Voltaire verhalf der Auffassung zum Durchbruch, dass das Blutbad des Jahres 1755 keine moralische Lektion enthielt. Es war schlicht ein Unfall.

Doch fast dreihundert Jahre nach dem Erdbeben von Lissabon und den anschließenden philosophischen Debatten sind wir zu der Gewohnheit zurückgekehrt, die Verstorbenen nach moralischen Verfehlungen zu durchleuchten, die sie das Leben gekostet haben. Haben sie wichtige religiöse Rituale und Vorschriften missachtet, oder, in der heutigen Version, haben sie Zigaretten geraucht und fette Mahlzeiten zu sich genommen? Können wir aus ihrem Leben und Sterben etwas lernen, damit uns nicht das gleiche Schicksal ereilt?

Natürlich gibt es einen großen Unterschied zwischen den intellektuellen Fundamenten des 18. Jahrhunderts und denen des 21. Jahrhunderts: Unsere Vorfahren lebten in der Vorstellung, dass der Mensch den Urteilen eines allmächtigen Gottes hilflos ausgeliefert war, der nach Belieben auf die Erde herabstoßen und viele Tausende töten konnte. Wir hingegen gehen heute von nahezu grenzenloser *menschlicher* Macht aus. Wir können, oder zumindest denken wir, dass wir es könnten, die Ursachen von Krankheiten auf zellulärer Ebene und in ihren chemischen Vorgängen verstehen, deshalb sollten wir in der Lage sein, sie zu vermeiden, indem wir uns an die Regeln der medizinischen Wissenschaft halten: nicht rauchen, Sport treiben, regelmäßig zu Vorsorgeuntersuchungen gehen und nur Nahrungsmittel essen, die gemeinhin als gesund gelten. Wer sich nicht an die Regeln hält, riskiert einen frühen Tod. Oder anders formuliert: Jeder Todesfall kann vor diesem Hintergrund als Selbstmord verstanden werden.

Eher linksorientierte Kommentatoren kritisierten an dieser Haltung, sie gebe den Opfern die Schuld. Susan Sontag lehnte in ihren Büchern *Krankheit als Metapher* und *AIDS und seine Metaphern* die zwanghafte Moralisierung von Krankheiten ab, die zunehmend als individuelle Probleme dargestellt würden. Die Lehre daraus laute: »Zügle deine Gelüste. Achte auf dich selbst. Laß dich nicht gehen.«[10] Selbst Brustkrebs, schrieb sie, der nicht mit einem bestimmten Lebensstil zusammenhänge, wolle man auf eine »Krebspersönlichkeit« zurückführen, die unter anderem durch unterdrückte Wut charakterisiert sei, etwas, das man mutmaßlich hätte behandeln oder heilen können. Über mögliche krebserregende Stoffe in der Umwelt oder Krebs fördernde medizinische Behandlungen wie die Hormonersatztherapie haben dagegen selbst große Brustkrebs-Selbsthilfegruppen wenig oder gar nichts gesagt. Ein offizielles britisches »Grünbuch« zu Gesundheitsfragen fasste 1998 zusammen, »letztlich liegt es an jedem Einzelnen, sich für ein gesünderes Verhalten zu entscheiden«.[11]

Während wohlhabende Menschen sich pflichtschuldig anstrengten, den jüngsten Empfehlungen für gesunde Lebensführung zu entsprechen – und Vollkornprodukte und Sport in ihren Tagesplan aufnahmen –, blieben die nicht so wohlhabenden größtenteils bei den alten bequemen, ungesunden Verhaltensweisen: Sie rauchten und aßen Nahrungsmittel, die ihnen schmeckten und die sie sich leisten konnten. Es gibt einige offensichtliche Gründe, warum Einkommensschwache und die Arbeiterschicht dem Gesundheitswahn die kalte Schulter zeigten: Die Mitgliedschaft im Fitnessstudio ist unter Umständen teuer, und »gesunde Lebensmittel« kosten üblicherweise mehr als »Junkfood«. Doch als die Kluft zwischen den Schichten tiefer wurde, verschmolz das neue Stereotyp von der Unterschicht, die sich absichtlich ungesund verhält, rasch mit dem älteren Stereotyp, dass es sich bei der Unterschicht um ungebildete Rüpel handelt. Eine Erfahrung, die ich bei meinem Einsatz für einen höheren Mindestlohn häufig mache. Wohlhabende Zuhörer nicken beifällig, wenn ich von den elend niedrigen Löhnen von Arbeitern und Arbeiterinnen erzähle, aber oft fragen sie, »warum passen diese Leute nicht besser auf sich auf?«. Warum, zum Beispiel, rauchen sie und essen Fastfood? Anteilnahme für die Armen geht oft mit Kritik einher.

Und mit Verachtung. Anfang des 21. Jahrhunderts nahm sich der britische Starkoch Jamie Oliver vor, die Essgewohnheiten der breiten Masse zu verändern, und begann bei den Schulmahlzeiten. Pizza und Burger wurden ersetzt durch Gerichte, die man eher in besseren Restaurants erwarten würde – frisches Gemüse zum Beispiel und Brathühnchen. Aber das Experiment war ein demütigender Fehlschlag. Sowohl in den Vereinigten Staaten wie auch in Großbritannien warfen die Kinder ihre gesunden neuen Mahlzeiten in den Mülleimer oder trampelten darauf herum. Mütter schoben ihren Kindern durch die Zäune rund um die Schulen Burger zu. Die Schulverwaltungen klagten, dass die neuen Speisepläne ihre Budgets weit überschritten; Ernährungsspezialisten bemängelten, dass sie gefährlich kalorienreduziert seien. Zu Jamie Olivers Verteidigung sollte man anmerken, dass gewöhnliches »Junkfood« chemisch so ausgeklügelt ist, dass es eine süchtig machende Kombination von Salz, Zucker und Fett enthält. Aber es spielte womöglich auch eine Rolle, dass er sich nicht mit den lokalen Essgewohnheiten befasst hatte, bevor er sie über den Haufen warf, und offensichtlich auch nicht darüber nachdachte, wie sie sich kreativ verändern ließen. In West Virginia empörten sich die Eltern, als er eine Mutter zum Weinen brachte mit der öffentlichen Feststellung, das Essen, das sie ihren vier Kindern gebe, »töte« sie.[12]

Natürlich kann es üble Folgen haben, wenn man das Falsche isst. Aber was sind »falsche« Lebensmittel? In den 1980er- und 1990er-Jahren lehnten gebildete Schichten Fett in jeder Form ab und favorisierten eine fettarme Ernährung. Sie bereitete einer »Fettleibigkeitsepidemie« den Weg, wie der Journalist Gary Taubes schreibt, als die gesundheitsbewussten Esser statt zu Käsewürfeln zu fettreduziertem Pudding griffen.[13] Die Belege, die Fett in der Nahrung mit schlechter Gesundheit in Verbindung bringen, waren schon immer dünn, aber die Klassenvorurteile setzten sich durch: Die Einkommensschwachen und Ungebildeten konsumierten fettreiche Nahrungsmittel, die besser Gestellten staubtrockene Biscotti und fettarme Milch. Andere Nährstoffe waren mal in und dann wieder out, je nachdem wie sich die medizinische Meinung änderte: Unlängst stellte sich heraus, dass ein hoher Cholesteringehalt von Nahrungsmitteln wie beispielsweise Austern gar kein Problem ist, und die Ärzte haben aufgehört, alle Frauen über vierzig zur Einnahme von Kalzium zu drängen. Als die Hauptschuldigen erscheinen zunehmend Zucker und verarbeitete Kohlenhydrate wie in den Hamburger-Brötchen. Wer Burger mit Pommes isst und das Ganze mit einem großen Becher zuckriger Limonade hinunterspült, wird in zwei Stunden wahrscheinlich wieder hungrig sein, wenn der Blutzuckerspiegel absinkt. Wenn die einzige Reaktion dann darin besteht, noch mehr vom Gleichen zu konsumieren, wird der Blutzuckerspiegel dauerhaft erhöht sein, und das nennt man dann Diabetes.

Besonders geschmäht wird Fastfood, es gilt als die Ernährung der Ignoranten. Der Filmemacher Morgan Spurlock hat sich einen Monat lang nur von den Angeboten von McDonald's ernährt, um seinen bekannten Film *Super Size Me* zu drehen, in dem er dokumentiert, wie er zwölf Kilo Gewicht zunahm und sein Cholesterinspiegel in die Höhe schoss. Ich habe ebenfalls viele Wochen Fastfood gegessen, weil es billig ist und sättigt, aber bei mir hatte es keine negativen Auswirkungen. Vielleicht sollte ich darauf hinweisen, dass ich selektiv gegessen habe, die Pommes frites und die zuckrigen Getränke weggelassen und dafür mehr Eiweiß gewählt habe. Als mich später ein bekannter Ernährungsjournalist zum Thema Fastfood interviewte, nannte ich gleich zu Anfang meine

bevorzugten Schnellrestaurants (die Ketten Wendy's und Pop-
eyes), aber für ihn schienen alle gleich zu sein. Er wollte einen
Kommentar zu der gesamten Kategorie, was mir vorkam, als fragte er mich, was ich generell von Restaurants hielte.

Das große Sterben der weißen Männer

Wenn Ernährungsgewohnheiten die Kluft zwischen den sozialen
Schichten markieren, so war Rauchen ein Firewall zwischen den
Klassen. Wer in einer Industriegesellschaft raucht, ist ein Paria,
beinahe ein Aussätziger. Ich bin in einer anderen Welt aufgewachsen, in den 1940er- und 1950er-Jahren, als Zigaretten nicht
nur ein Trost für die Einsamen waren, sondern auch ein mächti-
ger sozialer Bindestoff. Die Menschen boten einander Zigaretten
und Feuer an, drinnen wie draußen, in Bars, Restaurants, am Arbeitsplatz und im Wohnzimmer, bis Tabakrauch praktisch syno-
nym für menschliches Wohnen war und, im guten wie im schlechten Sinn, der Geruch des Zuhauses. In John Steinbecks 1936
veröffentlichtem Roman *Stürmische Ernte* bietet ein älterer Arbeiterführer einem jungen Wanderarbeiter eine frisch gedrehte Zigarette an und dazu den Rat:

> Du solltest anfangen zu rauchen. Es erleichtert das Zusammen-
> sein. Du wirst mit vielen Unbekannten reden müssen. Ich ken-
> ne keinen rascheren Weg, einen Unbekannten anzuwärmen,
> als indem man ihm eine Zigarette anbietet oder ihn gar um
> eine bittet. Und viele sind beleidigt, wenn sie dir was zu rau-
> chen anbieten, und du nimmst es nicht an. Am besten machst
> du gleich jetzt einen Anfang.[14]

Meine Eltern haben geraucht; einer meiner Großväter konnte mit
einer Hand eine Zigarette drehen; meine Tante, die schließlich an

Lungenkrebs starb, zeigte mir, wie man raucht, als ich ein Teenager war. Und die Regierung schien damit einverstanden zu sein. Erst 1975 bekamen Soldaten keine Zigaretten mehr zusammen mit ihren Essensrationen.

Als wohlhabendere Menschen das Rauchen aufgaben, erinnerte der Kampf gegen den Tabakrauch – stets als Bemühen ausschließlich zum Besten der Menschen dargestellt – immer mehr an einen Klassenkampf. In den Pausenräumen der Unternehmen durfte nicht mehr geraucht werden, woraufhin die Arbeiter und Arbeiterinnen vor der Tür den Elementen trotzen mussten, wo sie dann gegen die Wand gelehnt versuchten, ihre Zigaretten vor dem Wind zu schützen. Als die Bars, die Menschen aus der Arbeiterschicht aufsuchten, das Rauchen verboten, zerstreuten sich ihre Besucher und Besucherinnen und trafen sich künftig privat zum Rauchen und Reden. Immer höhere Tabaksteuern belasteten die Armen und die Arbeiterschicht am stärksten. Der Ausweg besteht darin, einzelne Zigaretten auf der Straße zu kaufen, aber seltsamerweise ist der Verkauf solcher »Loosies« in den Vereinigten Staaten illegal. 2014 starb in Staten Island Eric Garner im Würgegriff eines Polizisten, weil er genau dieses Verbrechen begangen hatte.[15]

Warum rauchen Menschen? Die geläufigste Erklärung, die John Steinbeck stützt, lautet, dass Gruppendruck sie dazu bringt, mit dem Rauchen anzufangen, woraufhin die Suchtwirkung des Nikotins ihnen keine Wahl mehr lässt. Es gibt kaum Forschungen dazu, warum Rauchen solches Vergnügen bereitet, als würde allein dessen Erwähnung den Kampf gegen Tabakrauch gefährden. Eine Ausnahme war eine Kolumne im Jahr 2011, in der ein Journalist kühn bekannte:

Ich rauche *gern*, ich mag den Geschmack nach dem Essen oder nach einem Cocktail, ich mag es, wie das Rauchen die Langeweile vertreibt, ich mag es an einem heißen, schwülen Sommertag, und ich mag es an einem kalten, klirrenden Winterabend … Letzten Endes bewirken das Ritual und die Gewohnheit des Rauchens, ganz zu schweigen vom Nikotin, dass ich mich wohlfühle und entspannt bin.[16]

Nikotin aktiviert das »Belohnungssystem« des Gehirns, und seine Reaktivierung bedeutet, gut zu sich selbst zu sein; außerdem lassen sich mit Rauchen Druck und Stress und manchmal auch Langeweile besser aushalten. In der Zeit, als Rauchen in den Pausenräumen noch erlaubt war, arbeitete ich einmal in einem Restaurant. Viele Arbeiter und Arbeiterinnen ließen ihre Zigaretten brennend im allgemeinen Aschenbecher liegen, sodass sie einen raschen Zug nehmen konnten, wann immer sich Gelegenheit dazu bot, ohne dass sie sich erst wieder eine Zigarette anstecken mussten. Alles, was sie sonst taten, taten sie für den Chef oder die Kunden und Kundinnen; Rauchen war das Einzige, was sie nur für sich taten. In einer der wenigen Studien dazu, warum Menschen rauchen, fand eine britische Soziologin heraus, dass Frauen aus der Arbeiterschicht, die rauchten, mehr Verantwortung für Familienmitglieder zu tragen hatten – was wieder für so etwas wie trotzige Selbstfürsorge spricht.[17]

Als Mitte des 20. Jahrhunderts der Begriff »Stress« aufkam, hatte man vor allem die Gesundheit von Managern im Blick. Ihre Ängste wogen offenbar schwerer als die der körperlich Arbeitenden, die keine größeren Entscheidungen treffen mussten. Es stellte sich jedoch heraus, dass das Ausmaß von Stress, das jemand empfindet – messbar als Anteil des Stresshormons Cortisol im Blut – größer wird, je weiter man die sozioökonomische Leiter hinabsteigt; den meisten Stress erleben die Menschen, die am wenigsten Kontrolle über ihre Arbeit haben. In der Restaurantbranche betrifft Stress vor allem die Beschäftigten, die permanent auf

Kundenwünsche reagieren müssen, nicht die Büroangestellten, die über die Speisenkarte der nächsten Tage diskutieren. Zu den Stressfaktoren am Arbeitsplatz kommen noch die Probleme hinzu, die die Armut mit sich bringt, und das ergibt eine Kombination, die hochgradig resistent zum Beispiel gegen Antiraucherkampagnen ist. So berichtete Linda Tirado aus ihrem Leben als Arbeiterin im Niedriglohnsektor mit zwei Jobs und zwei Kindern:

> Ich rauche. Es ist teuer. Es ist aber das Beste, was ich tun kann. Wissen Sie, ich bin immer erschöpft. Rauchen wirkt belebend. Wenn ich so müde bin, dass ich keinen einzigen Schritt mehr machen kann, dann rauche ich, und danach geht es wieder eine Stunde. Wenn ich wütend bin und fertig und nichts mehr auf die Reihe bringe, stecke ich mir eine an, und ich fühle mich ein bisschen besser, wenigstens eine Minute lang. Rauchen ist die einzige Entspannung, die ich mir gönnen kann.[18]

Es wird nichts getan, um den Druck auf die Beschäftigten im Niedriglohnsektor zu vermindern. Im Gegenteil: Früher waren für Arbeiter und Arbeiterinnen eine Vierzig-Stunden-Woche, zwei Wochen Urlaub und Sozialleistungen wie Renten- und Krankenversicherung die Regel. Heute wird erwartet, dass Arbeitskräfte jederzeit auf Abruf verfügbar sind, ohne Sozialleistungen oder Garantien irgendwelcher Art. Manche Umfragen zeigen, dass in Amerika Beschäftigte im Einzelhandel ohne feste Zeitpläne arbeiten[19] – sie müssen erscheinen, wenn der Arbeitgeber sie braucht, und wissen nicht, wie viel sie in einer Woche oder auch nur an einem Tag verdienen. Wenn immer mehr »just in time« gearbeitet wird, können die Betroffenen überhaupt nicht mehr planen: Werden sie genug Geld verdienen, um die Miete bezahlen zu können? Wer kümmert sich um die Kinder? Die Folgen dieser Form von

»Flexibilität« können genauso schädlich sein wie zufällige Elektroschocks, die man Labortieren im Käfig zufügt.

Im ersten Jahrzehnt des 21. Jahrhunderts registrierten Bevölkerungsforscher einen unerwarteten Anstieg bei der Sterberate armer weißer Amerikaner. Damit hatte niemand gerechnet. Fast ein Jahrhundert lang lautete die beruhigende amerikanische Erzählung, dass dank besserer Ernährung und medizinischer Versorgung alle länger leben würden. Vor allem hatte es niemand bei den Weißen erwartet, die gegenüber Farbigen lange Vorteile gehabt hatten wie höhere Einkommen, besseren Zugang zu Gesundheitsleistungen und ein sichereres Wohnumfeld; und natürlich blieben ihnen auch die täglichen Schikanen und Verletzungen erspart, die Menschen mit dunklerer Hautfarbe trafen. Aber die Kluft zwischen der Lebenserwartung der Schwarzen und der Weißen schrumpft. Zunächst fanden einige Forscher die steigende Sterblichkeit der armen Weißen nicht sonderlich überraschend, da die Armen weniger auf ihre Gesundheit achteten als die Wohlhabenden und eher rauchten.

Die *New York Times* zitierte die Ökonomin Adriana Lleras-Muney, eine der ersten, der die Kluft bei der Sterblichkeit aufgefallen war, mit der Erklärung, »weniger gebildete [und damit insgesamt ärmere] Menschen sind als Gruppe weniger in der Lage, die Zukunft zu planen und die Befriedigung von Bedürfnissen aufzuschieben. Wenn das zutrifft, könnte es zum Beispiel erklären, warum höher gebildete Menschen seltener rauchen als weniger gebildete.«[20] Ein anderer Forscher, der Ökonom James Smith von der Rand Corporation, führte diesen Punkt ein paar Jahre später weiter aus: Arme Menschen erkennen anscheinend nicht, »dass eine Menge Dinge, die man tun kann, nicht unmittelbar negative Wirkungen haben – hoher Alkoholkonsum, Rauchen und Drogen können [kurzfristig ein gutes Gefühl vermitteln] –, aber Tatsache ist, dass sie auf Dauer tödlich sind«.[21]

Mit anderen Worten: Die armen weißen Amerikaner brachten sich selbst um, und das war nicht nur ein kurzes Aufblitzen in den Daten. Ende 2015 bekam der britische Wirtschaftswissenschaftler Angus Deaton den Nobelpreis für Forschungen, die er zusammen mit seiner Kollegin Anne Case unternommen hatte. Sie zeigten, dass die Kluft bei der Sterblichkeit zwischen wohlhabenden und armen weißen Männern sich jährlich um ein Jahr vergrößerte, bei Frauen war es etwas weniger. Zwei Monate später fanden »Wirtschaftswissenschaftler der Brookings Institution heraus, dass bei 1920 geborenen Männern eine Lücke von sechs Jahren bei der Lebenserwartung zwischen den obersten 10 Prozent der Einkommenspyramide und den untersten 10 Prozent klaffte. Für Männer des Geburtsjahrgangs 1950 hatte sich diese Lücke mehr als verdoppelt und lag nun bei vierzehn Jahren.«[22] Nur ein Drittel der zusätzlichen Todesfälle ließ sich auf Rauchen zurückführen. Der Rest hing offenbar mit Alkoholismus, Abhängigkeit von Opiaten und tatsächlich Selbstmord zusammen – im Gegensatz zu der metaphorischen Formulierung, dass jemand sich durch eine unvernünftige Lebensweise umbringt.

Aber warum ist gerade bei armen *weißen* Amerikanern die Sterblichkeit so hoch? In den letzten Jahrzehnten ist die Entwicklung für Angehörige der Arbeiterschicht nicht gut gelaufen, egal welcher Hautfarbe. Ich bin in einem Amerika aufgewachsen, in dem ein Mann mit einem starken Rücken – oder noch besser, mit einer starken Gewerkschaft im Rücken – mit Fug und Recht erwarten konnte, dass es ihm auch ohne College-Abschluss gelingen würde, eine Familie zu ernähren. 2015 gab es solche Jobs schon lange nicht mehr, übrig blieben nur Tätigkeiten, die früher Frauen und Farbige verrichtet hatten, in Branchen wie Einzelhandel, Landschaftsbau und als LKW-Fahrer. Das bedeutet, dass die untersten 20 Prozent der weißen Einkommensbezieher heute materiell in einer ähnlichen Lage sind, wie es lange Zeit arme Schwarze waren, mit unregelmäßiger Beschäftigung und beengten, ungesunden Wohnverhältnissen. Als eine entfernte Verwandte von mir einen Kredit brauchte, um ihre Hypothek zu bezahlen, stellte ich überrascht fest, dass sie nicht in einem Haus wohnte, sondern in einem Mobilheim, einer Art großem Wohnwagen ohne Räder, den sie sich mit zwei weiteren Familienmitgliedern teilte. Die armen Weißen hatten sich immer damit trösten können, dass andere noch schlechter dran waren als sie und mehr verachtet wurden; rassische Diskriminierung war der Boden unter ihren Füßen, der Fels, auf dem sie standen, selbst wenn ihre eigene Situation sich verschlechterte. Diese schmale Sicherheit schrumpft.

Es gibt auch praktische Gründe, warum die Weißen sich möglicherweise effizienter umbringen als die Schwarzen. Zum einen besitzen sie mit höherer Wahrscheinlichkeit Waffen, und weiße Männer begehen in Amerika bevorzugt Selbstmord durch Erschießen. Zum anderen verschreiben Ärzte Weißen eher als Farbigen starke opioidhaltige Schmerzmittel, zweifellos teils aufgrund von Vorurteilen, dass Farbige eher drogenabhängig werden. Schmerzen sind bei körperlich arbeitenden Menschen weit verbreitet, von Kellnerinnen bis zu Bauarbeitern; nur wenige haben jenseits des fünfzigsten Lebensjahrs keine Probleme mit den Knien, dem Rücken oder den Schultergelenken. 2011 sprachen die Centers for Disease Control and Prevention von einer »Epidemie« beim Konsum opioidhaltiger Schmerzmittel; Opfer der Epidemie seien überwiegend Weiße.[23] Weil opioidhaltige Schmerzmittel immer teurer wurden und ihre Verschreibung stärker überwacht wird, wechseln viele zu Heroin, dessen Reinheit schwankt, weshalb es leicht zu Überdosierungen kommen kann.

Es ist schwer, in der Geschichte Analogien zu dem großen Sterben der Weißen zu finden, das gegenwärtig in den Vereinigten Staaten zu beobachten ist. Vielleicht am ehesten vergleichbar ist der Einbruch bei der Lebenserwartung der Männer nach dem Ende des

Kommunismus in der Sowjetunion. Als in den 1990er-Jahren Jobs verloren gingen und die alte Infrastruktur der sozialen Einrichtungen – kostenlose medizinische Versorgung und Bildung – zerfiel, sank die Lebenserwartung russischer Männer von zweiundsechzig auf achtundfünfzig Jahre; die der Frauen hielt sich um vierundsiebzig Jahre.[24] Andere postkommunistische Länder erlebten keinen so harten Bruch, teils weil sie nicht der gleichen »Schocktherapie« unterzogen wurden, wie sie internationale Finanzinstitutionen der Sowjetunion verschrieben hatten. Wie in Amerika lassen sich die maßgeblichen »Lebensstil«-Faktoren leicht benennen: Der Zusammenbruch des Kommunismus führte zu einem Anstieg von Alkoholmissbrauch und Todesfällen in Zusammenhang mit Alkohol.

Um eine globale, noch düsterere Analogie zu bemühen, könnten wir auf die tödlichen Folgen verweisen, die das europäische Expansionsstreben vom 16. bis zum 20. Jahrhundert und darüber hinaus hatte. Die Zahl der Angehörigen indigener Völker, die in diesem »einzigartigen, viele Jahrhunderte während en, weltweiten Vernichtungssturm«[25] getötet wurden, sei es durch Schüsse, durch Krankheiten oder massenhafte Verschleppung, hat man auf 50 Millionen geschätzt.[26] Als das Morden aufhörte, fanden sich die Überlebenden oft in einem fatalen Elend wieder, gekennzeichnet durch Alkoholismus, Depression und Suizid. Vor diesem Hintergrund veröffentlichte der Anthropologe Claude Lévi-Strauss 1955 seinen Reisebericht *Traurige Tropen*: Dezimierte Eingeborenenstämme, ihrer Sitten und Rituale oder ihrer traditionellen Subsistenzmittel beraubt, blieben nach ihrer Begegnung mit dem Westen apathisch und mutlos zurück. Die Menschenrechtsorganisation Cultural Survival schreibt,

in der ganzen westlichen Hemisphäre leiden Angehörige indigener Völker unter hohen Fallzahlen von Alkoholismus und

Suizid. Das Gleiche gilt für die Menschen in Ozeanien und im nördlichen Russland, auch für die indigenen Völker Taiwans. Außerdem können wir mit Sicherheit sagen, dass indigene Völker weltweit infolge von Entwurzelung, Epidemien, Vertreibung und Unterjochung ein hohes Risiko für Depressionen und Angsterkrankungen haben.[27]

Wie die russischen Arbeiter im 20. Jahrhundert oder die Polynesier im 19. Jahrhundert mussten sich Angehörige der Arbeiterschicht in Amerika – oder zumindest die Weißen unter ihnen –, die einst auf sichere Arbeitsplätze und anständige Entlohnung hoffen konnten, von ihrer bisherigen Lebensweise verabschieden.

In den heutigen politischen Diskussionen wird die ungewöhnlich hohe Sterblichkeit armer weißer Amerikaner oft ausgeblendet oder mit dem allgemeinen Problem der wirtschaftlichen Ungleichheit vermischt. Bis vor sehr kurzer Zeit konnte man die schwachen Zahlen bei Gesundheit und Lebenserwartung, die Amerika im Vergleich zu anderen fortgeschrittenen Ländern aufwies, wie etwa die beschämend hohe Kindersterblichkeit, auf »Diversität« zurückführen: Die amerikanischen Zahlen würden durch eine historisch und anhaltend benachteiligte ethnische Minderheit verzerrt, so sagte man uns wenigstens. Aber die ethnische Zugehörigkeit erklärt eindeutig nicht alles – es ist die Armut, die die Lebenserwartung verkürzt. Tatsächlich hat sich die Kluft zwischen Reich und Arm in den letzten vierzig und sogar noch einmal in den letzten fünf Jahren abrupt vergrößert; heute besitzt ein Prozent der Amerikaner 35 Prozent des Nettovermögens des Landes.[28] Die Trailerparks, Mietskasernen und Zeltstädte der Armen stehen in unbehaglicher Nachbarschaft zu den Wohntürmen der Reichen mit ihren Penthäusern.

Die Kluft zwischen Arm und Reich – nicht nur in den Vereinigten Staaten, sondern auch in anderen sehr ungleichen Gesellschaften wie Großbritannien und Israel – hat sich so weit vergrößert, dass ein einziges Wort wie »Gesundheit« nicht mehr ausreicht, um zu beschreiben, was einmal ein universell erwünschter biologischer Zustand war. Die immer stärker polarisierte wirtschaftliche Lage verlangt nach dem nebulöseren und elastischeren Konzept von »Wellness«. Am unteren Ende des Vermögens- und Einkommensspektrums tritt Wellness in Form von Mitarbeiterprogrammen in Erscheinung, wie sie mittlerweile rund die Hälfte der Unternehmen ihren Beschäftigten anbieten. Das Angebot reicht von Fitnessräumen bis zu aufwendigen Überwachungsprogrammen, bei denen regelmäßig Werte wie Blutdruck und Body Mass Index kontrolliert werden. Wer nicht mitmacht oder Ziele etwa beim Abnehmen nicht erreicht, kann gezwungen werden, höhere Beiträge zur Krankenversicherung oder regelrechte Strafen zu bezahlen, obwohl es keine Belege gibt, dass solche Programme die Gesundheit der Beschäftigten verbessern oder die Kosten der Unternehmen senken.[29]

Doch abgesehen von sanktionierenden Unternehmensprogrammen, die sich an Beschäftigte im Einzelhandel und Angestellte der mittleren Ebene richten, ist Wellness hauptsächlich eine Domäne der Reichen; in der Fitnessbranche spricht man von »Luxusaktivitäten«. Die Website des Magazins *Vogue,* Style.com, geht noch weiter und nennt Wellness »das neue Statussymbol für Luxus«. Es könne ganz einfach durch eine Yoga-Tasche oder eine Flasche grünen Gemüsesaft demonstriert werden.

Ein Vorteil von Wellness als Statussymbol ist, dass sie nicht so leicht Neid bei den Angehörigen unterer Schichten weckt wie etwa Pelze und Juwelen. Wellness findet hauptsächlich im Verborgenen statt, an nicht so einfach zugänglichen Orten wie privaten Fitnessstudios und Spa-Einrichtungen. Weltweit gibt es Tausende luxuriöser Wellness-Resorts; einige davon sind vielleicht auch nur traditionelle Ferienorte, denen man zu Marketingzwecken das Etikett »Wellness« angeklebt hat. Die besonders anspruchsvollen Resorts bieten etwas viel Umfassenderes als nur »Gesundheit«, ein Begriff, der immer noch Stigma der alten Definition »Abwesenheit von Krankheit« trägt. Jede erdenkliche Möglichkeit zur Selbstoptimierung ist vorhanden: Yoga, Rolfing, Detox, Tai-Chi und Meditation, dazu eher esoterische Praktiken wie Massage mit heißen Steinen, Klangtherapie, bei der oftmals tibetische Klangschalen zum Einsatz kommen, sowie Lichttherapie. In einem luxuriösen Resort mit dem Gütesiegel »Wellness Destination« werden die Umgebung und sogar die Einheimischen in den Heilungsprozess mit einbezogen:

> Unsere privaten, ganz auf individuelle Wünsche zugeschnittenen Wellness-Einrichtungen bringen Sie an einigen der atemberaubendsten Orte der Erde wieder mit Ihrem Geist, Ihrem Körper und Ihrer Seele in Verbindung. Wir laden Sie ein, zusammen mit Schamanen der Kalahari an heiligen Ritualen teilzunehmen, in einem privaten Yogakurs in einem altindischen Tempel ein neues Gleichgewicht mit Ihrem Körper zu finden, Ihren Geist neu zu fokussieren, während Sie in den Sprechgesang von Mönchen in Bhutan einstimmen, heilende Rituale wie Massage und Reiki zu erfahren oder in den heißen Quellen luxuriöser Onsen in freier Natur in Japan zu baden. Ob Sie in den Ausläufern des Himalaya meditieren oder die friedvolle Einsamkeit der Salzpfannen Botswanas vorziehen, in unseren Wellness-Resorts erleben Sie ein Abenteuer aus Engagement, Energie und persönlicher Erneuerung.[30]

Diesem Mischmasch von Praktiken und Interventionen im Namen der Wellness liegt keine einheitliche Theorie – und natürlich auch keine kulturelle Quelle – zugrunde. Aber wenn Sie die Werbebroschüren durchblättern, kristallisiert sich ein gemeinsames

Thema heraus, dessen Schlüsselbegriffe »Harmonie«, »Ganzheit« und »Gleichgewicht« sind. Soweit es sich hier um eine Philosophie handelt, ist es der Holismus, Ursprung des vertrauten Adjektivs »holistisch«. Alles – Geist, Körper und Seele, Ernährung und Einstellung – ist miteinander verbunden und muss im Interesse maximaler Effektivität aufeinander abgestimmt werden, um »Kraft« oder »persönliche Erneuerung« zu erreichen oder einfach nur ein paar Pfund abzunehmen. Konflikte mögen in der menschlichen Welt mit ihren eklatanten Ungerechtigkeiten endemisch sein, aber im Inneren des einzelnen Menschen müssen sie überwunden werden. Zu welchem Zweck? Natürlich um sich gut zu fühlen, was das Gleiche ist, wie sich stark zu fühlen. Mechanistischer ausgedrückt: Wellness ist das Mittel, mit dem der Mensch zu einer noch perfekter sich selbst optimierenden Maschine wird, fähig, sich Ziele zu setzen und sie mit ruhiger Entschlossenheit zu verfolgen. Wie Søren Kierkegaard in seiner berühmten Beichtrede geschrieben hat, »die Reinheit des Herzens ist, Eines zu wollen«[31], auch wenn er damit nicht gemeint hat, dass das Eine ein stärkerer Quadrizeps ist.

7 | DER KRIEG ZWISCHEN KONFLIKT
UND HARMONIE

Wenn der Körper – oder der »Geist-Körper« oder woraus wir als Einzelne auch immer bestehen – irgendwie als geeintes Ganzes agieren »will«, müssten wir ihn doch ganz einfach unter unsere bewusste Kontrolle bringen können. Wir müssten nur unseren Geist nutzen, um diesen natürlichen Drang nach Ganzheitlichkeit zu bestärken, dann würde sich über Meditation, Yoga-Übungen und eine achtsame Diät unweigerlich Wohlbefinden einstellen. So einfach war das.

Die Konzepte von Wohlbefinden und Ganzheitlichkeit waberten erstmals in den 1970er-Jahren in die amerikanische Kultur – eingehüllt in den Duft von Patschuli, weshalb einige alternative Praktiken denn auch später als »Hippie-Mist« abqualifiziert wurden. In Sachen Gesundheit war das alte Paradigma wissenschaftlicher Reduktionismus gewesen: Um etwas zu verstehen, musste man es zunächst auseinandernehmen, indem man Methoden wie Sektion, Mikroskopie und Fraktionierung von Gewebe in subzelluläre Bruchstücke einsetzte und dann deren Bestandteile untersuchte. Aber mit dem Paradigma, das von der Gegenkultur der 1960er-Jahre befördert worden war, sich aber auch auf den US-Philosophen Ralph W. Emerson und unzählige östliche wie europäische Mystiker zurückführen lässt, lag der Fokus nun auf der Verbindung zwischen den Teilen und somit auf dem Ganzen, das »mehr als die Summe seiner Teile« sei, wie man zunehmend meinte. In so mancher Version malte man sich den gesamten Kosmos als ein einziges großes Ganzes aus, in dem wir alle oder zumindest unsere Seele oder unser Geist aufgehoben seien – eine Sicht, die wohl eher im Einklang mit fernöstlicher Mystik und dem aufkommenden Kult um psychedelische Drogen stand als mit der langweiligen, altbackenen reduktionistischen Wissenschaft, in der man sich mit Mathematik herumschlagen musste. Laut Theodore Roszak, einem Chronisten der Gegenkultur, strebten die Hippies, ob sie nun Drogen konsumierten oder nur die freie Liebe propagierten, nichts Geringeres als »den Umsturz der wissenschaftlichen Weltsicht« an.[1]

Auch wenn wir die Gegenkultur für eine entspannte philosophische Bewegung halten, die sich dem bloßen Gedanken an Kontrolle widersetzt, eröffnete der Holismus einen neuen Weg zur Herrschaft des Geistes über den Körper. Im reduktionistischen Ordnungssystem waren Geist und Körper dermaßen voneinander entkoppelt, dass nicht einmal klar war, ob man sie in ein und demselben Satz nennen durfte. Aus holistischer Sichtweise dagegen hingen sie eng zusammen, bildeten geradezu eine einzige Substanz, den »Geist-Körper«, zu dem man sich mit bewusster Anstrengung Zugang verschaffen konnte. Die schwierigen Erklärungen, wie genau diese Geist-Körper-Verbindung funktionieren soll, klingen manchmal geradezu komisch, wie der folgende Auszug aus einem Buch mit dem Titel *Integrative Holistic Health, Healing, and Transformation* zeigt:

Wenn das Bewusstsein von negativen Vorstellungen erfüllt ist, entstehen Neuropeptide, die Ängste und Depressionen auslösen. Auch gerät das limbische System [des Gehirns] in eine kontinuierliche negative Rückkoppelungsschleife, durch welche die Amygdala die sympathische Reaktion aus dem autonomen Nervensystem beeinträchtigt, die körperliche Veränderungen vortäuscht, die den Einzelnen an vergangene Traumata erinnern und dadurch noch mehr Ängste und Vorstellungen auslösen, die auf die Amygdala einwirken, etc.[2]

Falls Sie das nicht verstanden haben, keine Sorge. Vom chaotischen Satzbau des Zitats abgesehen, ist hervorzuheben, dass es keine belastbaren Beweise dafür gibt, dass negative Gedanken, auch wenn sie extremen Stress hervorrufen, die Gesundheit beeinträchtigen, oder dass Optimisten länger als Pessimisten leben.* Gleichwohl versichert uns die Autorin, dass »die Teilnahme an einem holistischen Gesundheitsprogramm oder der Gang zu einem Therapeuten oft ein Gefühl der Kontrolle und Hoffnung zurückbringt, das schon an sich und aus sich heraus die Fähigkeit des Körpers stärken kann, Krankheiten zu bekämpfen und gesund zu bleiben«.[3] Ein Amulett hätte wohl die gleiche Wirkung.

Das neue holistische Paradigma wurde durch keinerlei neue Entdeckungen oder wissenschaftliche Erkenntnisse gestützt. Anstatt auf einer Theorie basierte es auf einer Stimmungslage, die im späten 20. Jahrhundert dank einer Modeerscheinung, die von der Grundeinstellung der Gegenkultur nicht weiter hätte entfernt sein können, einigermaßen legitimiert wurde: dank der »Systemanalyse«, die zunächst in der Welt der Unternehmensführung Fuß gefasst hatte. Mir persönlich wäre sie niemals begegnet, hätte ich nicht einige Monate in der Haushaltsabteilung der New Yorker Stadtverwaltung als »Analystin für Programmpolitik« gearbeitet. Die genaue Bedeutung dieses Titels bekam ich nie erklärt, so wenig wie die der »Systemanalyse«, die von der Rand Corporation in der Stadtverwaltung aufgebaut wurde. Anscheinend hatte sie damit zu tun, Entscheidungen anhand quantitativer Daten zu treffen, und zwar so »systematisch« wie irgendwie möglich. (Auch wenn aus dem Büro des Bürgermeisters jeden Augenblick neue

---

* Siehe mein Buch *Smile or die: Wie die Ideologie des positiven Denkens die Welt verdummt,* München 2010.

politische Prioritäten kommen konnten, welche die einleuchtenden und seriös kalkulierten Empfehlungen der Planer über den Haufen warfen.) Die entscheidende Einsicht lautete, dass menschliche Organisationen wie Armeen, Regierungen und Wirtschaftsunternehmen »Systeme« oder »komplexe Systeme« darstellten – so wie der menschliche Körper, bei dem man sämtliche Teile in ihrem Zusammenspiel betrachten musste.

Angesichts der angeblichen Abstammungslinie alles Holistischen aus der Gegenkultur war es doch ziemlich seltsam, dass als wichtigster Förderer der Systemanalyse ausgerechnet ein Mann hervortrat, der sich wohl keiner psychodelischen oder mystischen Erfahrungen rühmen konnte: Robert McNamara, Verteidigungsminister unter den US-Präsidenten Kennedy und Johnson. Von der Ford Motor Company abgeworben, zeigte er sich bei seinem Einstand geschockt über die *un*systemischen Abläufe im Pentagon, in dem sich die verschiedenen Waffengattungen – Heer, Marine und so weiter – unter einer schwachen oder gar keiner zentralisierten Kontrolle um Haushaltsmittel stritten. Als Lösung führte er ein »Budgetierungssystem der Programmpolitik« ein, die Schablone für das, was mir später in der Haushaltsabteilung der New York Stadtverwaltung begegnen sollte. Wie dort wurde dieses System offenbar weitgehend so interpretiert, dass mengenbezogene Ziele und Maße im Vordergrund zu stehen hatten – am berüchtigtsten »Opferzahlen«. Und um ein Paradox aufs andere zu häufen, richteten sich diese Anstrengungen, die Militärplanung zu rationalisieren, dann auf Amerikas durch und durch irrationalen Krieg in Vietnam, der mit der gegenkulturellen Sehnsucht nach Ganzheitlichkeit denkbar wenig zu tun hatte.

Die spektakulärste – und wohl auf spektakulärste Weise irrige – Anwendung der Systemanalyse war wohl die Gaia-Hypothese, die der Chemiker und Atmosphärenforscher James Lovelock 1974 propagierte. Beeinflusst von der immer populärer werdenden Ökologie und (plausibel) veranschaulicht durch die ersten Fotografien unseres Planeten aus dem Weltraum, besagte diese Hypothese, dass alles Leben auf der Erde ein einziges »System« sei, faktisch ein sich selbst regulierendes, lebendiges System, dessen Teile (zum Beispiel Menschen oder Algen) zusammenspielten, um die Erde für lebende Geschöpfe bewohnbar zu machen. Die majestätische Aufnahme eines blauen Planeten im Weltraum avancierte zum Symbol für alles, was gut und wünschenswert war: Ganzheitlichkeit, Einheit, Ökologie, Vernetzung, Frieden, Harmonie. Es schmückte auch die Umschlagseite des *Whole Earth Catalog,* der nach Autonomie strebenden Hippies und Computerfreaks Anbaumethoden zur Selbstversorgung, Outdoor-Ausrüstungen und Heimwerkertechniken nahebrachte. Menschen waren Subeinheiten dieses größeren Ganzen, das der Planet Erde darstellte, auch wenn Gaia, dieses gut geölte System, leider nie herausfand, wie es dem verschwenderischen Verbrauch des Menschen an fossilen Energieträgern Einhalt gebieten konnte.

Obwohl die Systemanalyse dem neuen Paradigma der Ganzheitlichkeit keine wissenschaftliche Fundierung liefern konnte, stärkte sie zumindest dessen kulturelle Legitimität. Wie uns Encyclopedia.com in drei Sätzen verrät, die beachtenswerterweise gleich neun Mal das Wort »System« oder »Systeme« enthalten, war der Systemgedanke überall anzutreffen und beinhaltete Ganzheitlichkeit offenbar in jedweder Form:

In der zweiten Hälfte des 20. Jahrhunderts wurden Komposita der Begriffe *System* und *Systeme* allgegenwärtig. Zu den Computer- und Betriebssystemen gesellten sich die biologischen, geschäftlichen und politischen Systeme. Ergänzend zur Systemwissenschaft und Systemtechnik kamen das Systemmanagement, die systemische Medizin und die Praktik dazu, die Erde als ein System zu betrachten.[4]

Zeitweilig wurden die Begriffe »System« und ein »Ganzes« geradezu ununterscheidbar. So strebte zum Beispiel die sogenannte »Bewegung der Achtsamen Wirtschaft« nach einer »holistischen und systemischen Analyse der mit dem Kapitalismus verbundenen Probleme«.[5] »Holistisch« verkörperte das Gute. Alles dahinter Zurückbleibende kam einer Kapitulation vor der Aufklärung, der Wissenschaft, dem Kapitalismus oder jeder anderen bösen Macht gleich, die nach diesem Glauben die menschliche Welt zu antagonistischen Scherben zerschmettert hatte. Holistisch sein, hieß freundlich, friedfertig und offen sein, so wie natürlich auch jeder erscheinen will, der Dienstleistungen an den Mann oder die Frau bringen möchte. So stößt man inzwischen sogar auf »holistische Zahnarztpraxen«, obwohl die fokussierte Auseinandersetzung mit einem Einzelaspekt des Körpers doch eher als Angriff auf den Holismus erscheint.

Zwischen den beiden Paradigmen eine mögliche Gemeinsamkeit auszumachen, kann ziemlich schwierig werden. Als Extrem des wissenschaftlichen Reduktionismus haben wir da den legendären Arzt oder die Ärztin, der oder die sich so sehr auf die »Teile« konzentriert, dass der Mensch als Ganzes aus dem Blick gerät und die Patientin zur »Gallenblase auf Zimmer 302« wird. Wie wir in früheren Kapiteln sahen, scheint die medizinische Ausbildung, beginnend mit der ersten Leichensektion, geradezu darauf angelegt, jedwede emotionale Kontaktaufnahme zwischen Arzt und Patient im Keim zu ersticken. Die Patientin wird zum Objekt, ihre einzige bewusste Beteiligung ist nur in Form von »Kooperation« bzw. Compliance notwendig. Als das andere Extrem kann die Wohlfühlatmosphäre bei der Massagetherapeutin gelten, die ich wegen des Lymphödems aufsuchte, das sich nach meiner Operation gebildet hatte. Gesprächig und einfühlsam, tastete mir die junge Frau zu Trance-Klängen in einem abgedimmten Raum mit sanften Bewegungen Brust und Arme ab. (Wenig überraschend, brachten mehrere solche Behandlungen gegen meinen Lymph-stau rein gar nichts. Das zeigten die Messungen vorher und nach-her, auf denen ich bestanden hatte.) Während der wissenschaft-liche Ansatz für Kritiker kalt, rationalistisch und in den Augen der feministischen Theoretikerin Vandana Shiva sogar »imperialis-tisch« ist, sind alternative Ansätze wohltuend, pflegend und ir-gendwie mit dem Kosmos verbunden. Die philosophische Kluft zwischen beiden Herangehensweisen ist mindestens so groß wie die angebliche zwischen Wissenschaft und Religion – Kriege wur-den schon aus geringeren Anlässen ausgefochten.

Von Zeit zu Zeit entbrennen noch Streitigkeiten wie 2005, als die Society for Neuroscience Proteste dafür erntete, dass sie den Dalai Lama eingeladen hatte, um auf ihrer Jahreskonferenz zum Thema Meditation und Achtsamkeit einen Vortrag zu halten. Da-bei hatte sich doch schon im späten 20. Jahrhundert zwischen der Naturwissenschaft, insbesondere der Quantenphysik, und dem, was wir salopp Gegenkultur nennen, ein fruchtbares Gebiet der Überschneidung eröffnet. Der LSD-Pionier Timothy Leary und Werner Erhard, der Begründer des Erhard Seminars Training (EST), fühlten sich von der Quantenphysik angezogen, von der sich Laien an Tagungsorten wie Big Sur oder dem Santa Fe Insti-tute ganz leicht eine Kostprobe geben lassen konnten. Inzwischen murmelten schon Naturwissenschaftler und Wissenschaftshisto-riker, man brauche auch innerhalb der Wissenschaft einen ganz-heitlicheren Ansatz. Die Wissenschaftstheoretikerin Evelyn Fox Keller geißelte die reduktionistische Biologie wegen des großen Gewichts, das sie »Mastermolekülen« wie der DNS auf Kosten des gesamten Organismus beimesse. Auf einer weniger respektablen akademischen Ebene machte der Physiker Fritjof Capra eine Kon-tinuität zwischen Quantenmechanik und fernöstlicher Mystik aus und versicherte, dass die natürliche Welt nicht aus eigenständigen Subeinheiten, sondern aus interagierenden Schwingungen bestehe. Damit war die Bahn frei für den steilen Aufschwung der integrativen Medizin des 21. Jahrhunderts, in der sich die theoretischen Widersprüche zwischen den verschiedenen Behandlungsansätzen mit einer Handbewegung und einem dahingemurmelten Verweis auf die Quantenphysik beiseite wischen ließen.

Holistische Biologie

Gegen Ende des 20. Jahrhunderts benötigte die wissenschaftliche Medizin fraglos eine Art Paradigmenwechsel, sei es auch nur, um der Tatsache Rechnung zu tragen, dass ein »ganzer Mensch« – Körper plus Geist – doch etwas mehr als ein von Leben erfüllter Leichnam ist. Wir denken und fühlen nicht nur, sondern reagieren auf die Welt auch in Mikrobereichen, die für unser Bewusstsein unsichtbar und unserer Willenskraft oder Kontrolle schwer zugänglich sind. Wenn wir uns schneiden, bluten wir, worauf das Blut mit etwas Glück auch ohne unser bewusstes Zutun gerinnt. Das »System«, das ein ganzer Mensch darstellt, setzt sich aus zahlreichen Ebenen und Teilen zusammen. Manche sind makroskopischer und andere mikroskopischer Natur, manche materiell, wie ein Organ, und andere offensichtlich immateriell, wie es bei unseren Gedanken der Fall ist. Wie sie zusammenspielen, damit aus ihnen ein – zumindest kurzzeitig – stabiles System wird, war die ständige Fragestellung, mit der sich die wissenschaftliche Biologie herumzuschlagen hatte.

Der Annahme nach, die so lange im Umlauf war, bis sie kaum noch hinterfragt wurde, arbeiteten sämtliche Teile und Schichten des Körpers in einer konzertierten Aktion zusammen. Wenn wir von der Biologie des Menschen sprechen, reden wir natürlich über die Biologie multizellulärer Organismen, die sich aus Subeinheiten wie Gewebe und Zellen zusammensetzen. In deren mutmaßlich harmonischer Zusammenarbeit erfüllen alle selbstlos ihre Aufgabe wie die gefügigen Untertanen eines gütigen Diktators. Herzmuskelzellen sorgen einvernehmlich für den Herzschlag, Leberzellen speichern Glukose, rote Blutkörperchen tragen Sauerstoff herbei. Denn alles andere würde doch wohl im Chaos enden, nicht? Folglich neigt die Biologie der vielzelligen Organismen einer holistischen Perspektive zu. Wir begnügen uns nicht damit, beispielsweise eine Niere zu beschreiben. Wir wollen wissen, welche *Funktion* sie übernimmt – was sie im Dienst des Ganzen leistet.

Die Tradition, verschiedenen Teilen oder Subeinheiten Aufgaben zuzuweisen, reicht bis mindestens ins 17. Jahrhundert zurück, in eine Zeit, in welcher der englische Arzt William Harvey herausfand, dass der Herzschlag das Blut in den Adern zirkulieren lässt, auch wenn damals noch unklar blieb, warum der Kreislauf wichtig war. Vor dieser Entdeckung hatten sich die Anatomen damit begnügt, die Organe zu beschreiben und ihren Sitz zu bestimmen, und Erklärungen, was sie eigentlich bewirkten und wie sie in den Körper als Ganzes eingegliedert waren, den Physiologen oder Metaphysikern überlassen. Laut Harvey hatte das Herz eine »Funktion«, folglich mussten, wie Biologen bald darauf einwarfen, auch sämtliche übrigen Subeinheiten und Teile des Körpers eine Aufgabe übernehmen. Nimmt man ein aktuelles Lehrbuch der Biologie zur Hand, so stößt man vielfach auf den Begriff »Funktion«, der sich manchmal sogar auf Moleküle bezieht. Ein Buch zur Zellbiologie von 2014 beschreibt auf verschiedenen Wegen, wie Zellen und Gewebe zu ihrer Funktion stehen: Sie haben die »Verantwortung« oder die »Aufgabe«, diese Funktionen zu erfüllen, oder sind »auf sie spezialisiert«,[6] ganz ähnlich wie Soldaten in einer Armee oder Professoren an einer Universität.

Harveys Entdeckung offenbarte, dass der Körper eine Art Maschine war, raffiniert konstruiert aus untereinander verbundenen Einzelteilen, die ohne eigene Willensäußerung reibungslos zusammenarbeiteten. Wie der italienische Anatom Baglivi im 17. Jahrhundert verkündete, war »der menschliche Körper hinsichtlich seiner natürlichen Verrichtungen nichts anderes [...] als ein Komplex chemisch-mechanischer Bewegungen, die von rein mathematischen Prinzipien abhängen«.[7] Diese mechanistische Sicht, die noch die heutige Biologie beherrscht, stellte mitnichten die Religion infrage: Immerhin musste hinter dieser Konstruktion ein brillanter Konstrukteur stecken, der zumindest einer inaktiven Ausgangssubstanz Leben eingehaucht hatte. Und tatsächlich: Je mehr wir über die Funktionsweisen des Körpers erfahren, desto übernatürlicher und wundersamer erscheinen sie. Schon die Wundheilung ist ein prachtvolles Beispiel. Zunächst sorgt eine Kaskade an chemischen Reaktionen, die die Blutgerinnung bewirkt, für das Verschließen der Wunde. Derweil eilen aus dem Knochenmark und von anderswoher Zellen herbei, die Jagd auf Mikroben machen, beschädigtes Gewebe wegräumen und es durch frische, intakte Zellen und Gewebeteile ersetzen, die uns gegen künftige Verwundungen wappnen.

Wenn der Körper ein vollkommenes Uhrwerk ist, dann eben deshalb, weil laut einer billigen und kompromisslosen Version des Darwinismus seine Perfektion schlicht unvermeidlich ist. Körperteile, die nicht oder nur suboptimal funktionieren, werden durch die natürliche Selektion ausgemerzt, sodass nur die »am besten angepassten« Organismen überleben und sich vermehren. In der Soziobiologie, die in den 1960er-Jahren Hochkonjunktur hatte, gab es für alles eine evolutionäre Begründung: Alle Züge oder Körpermerkmale, die nicht zum Überleben der Art beitrügen, würden als Energieverschwender ausgemerzt. Dies führte zu der verheerenden Rechtfertigung des Status quo, den Feministinnen häufig als »Determinismus« brandmarkten: Wir sind so, wie wir sind – zum Beispiel kriegstreibende oder frauenfeindliche Chauvinisten –, weil jedwedes Anderssein weniger »überlebenstüchtig« wäre. Und nicht Gott, sondern die natürliche Auslese ist die Bildhauerin, die uns so gemeißelt hat.

Das Problem war nur, dass sich vieles nicht in Begriffen der »Überlebenstüchtigkeit« erklären lässt, etwa die Brustwarzen des Mannes und der Blinddarm oder auch rein strukturelle Merkmale, die offenbar schlicht wegen der verfügbaren »Baupläne« in unserem Erbgut erforderlich sind. So bemühten die Biologen Stephen Jay Gould und Richard Lewontin denn auch einen Vergleich mit den »Spandrillen« oder »Bogenzwickeln« in den Kathedralen, die eigentlich nichts »tun«, als sich in die vorgegebenen Muster aus Bögen einzufügen. Die natürliche Selektion, so hoben sie hervor, treibe nicht als einzige Kraft die Evolution voran, und derlei habe Darwin auch niemals behauptet. Umweltveränderungen – durch einen Klimawandel oder den Einschlag eines Asteroiden – können zum Aussterben ganzer Spezies führen, die hervorragend angepasst sind, bis die Katastrophe über sie hereinbricht. Derweil könnten sich offenkundig nutzlose Merkmale wie männliche Brustwarzen über Generationen wohl nur deshalb halten, weil ihr Bauplan fest in unserem Erbgut verankert ist.

Folglich birgt die Biologie eine uneingestandene Voreingenommenheit, insofern sie zum Optimismus, ja zur Utopie neigt. Unsere Körper seien an die Umwelt – oder zumindest an die unserer fernen Vorfahren – perfekt angepasst und deshalb so gestaltet, wie sie sind, weil sie gar nicht anders sein könnten. In ihrer Kritik an der Evolutionsbiologie ziehen Gould und Lewontin eine Parallele zum Lehrer Pangloss, dem krankhaften Optimisten, der in Voltaires *Candide* verkündet, dass in dieser »besten aller Welten« alles zum Besten stünde. Dasselbe ließe sich über die »funktionale« Sichtweise des Körpers sagen, die von der Annahme ausgeht, dass alle Teile und Subeinheiten in Harmonie zusammenwirkten und dabei stets auf die Bedürfnisse des Ganzen achteten. Und so werden wir als Schüler denn auch in die Biologie eingeführt: in eine Lehre von der idealen Funktionsweise komplexer Systeme, in der Krankheit und Tod nur enttäuschende Verirrungen sind.

Aber in dieser besten aller möglichen Welten steht eben doch nicht alles zum Besten. Und die Verirrungen treten allzu gehäuft, um nicht zu sagen, allzu dramatisch auf, als dass man sie so einfach ausblenden könnte. Denken wir nur an Krebs, eine der weltweit häufigsten Todesursachen. Auch wenn sich viele Krebsfälle auf äußere Strahlung oder chemische Wirkstoffe – so die im Zigarettenrauch oder in Benzoldämpfen, die bei der Arbeit eingeatmet werden – zurückführen lassen, ist es bislang nur bei rund 60 Prozent der Krebsarten gelungen, verantwortliche Karzinogene auszumachen.[8] Zum Beispiel wurden noch keine entdeckt, mit denen sich Tumoren in Brust, Prostata oder Darm erklären ließen. Wir wissen nur, dass manchmal einzelne Zellen innerhalb dieser Organe aus der Reihe tanzen, sich wild vermehren und Geschwülste bilden, die den Gesamtorganismus zugrunde richten können. Oder denken wir an Autoimmunerkrankungen wie rheumatoide Arthritis und Multiple Sklerose, von denen 5 bis 8 Prozent der Bevölkerung betroffen sind. Sie entstehen, wenn das Immunsystem seine zugewiesene »Funktion«, den Körper zu schützen, aufgibt und ihn stattdessen angreift.[9] Körpereigene Immunzellen wurden auch dafür verantwortlich gemacht, dass sich Herzkreislauferkrankungen entwickeln, die bedeutendste Einzelursache für Todesfälle in Europa und den Vereinigten Staaten.

Die funktionalistische Sichtweise des Körpers ist nach wie vor immens hilfreich, allerdings nur, wenn wir uns daran erinnern, dass sie eine *Annäherung* ist. Die meisten Hautzellen zum Beispiel verhalten sich erwartungsgemäß ihrer Funktion, die darin bestehen soll, dass sie uns vor der Außenwelt schützen, schwitzen und uns ein Tastgefühl geben. Aber einige mutieren zu Krebszellen und versuchen den gesamten Körper zu kapern – und worin besteht die »Funktion« eines Melanoms? Wir müssen einräumen, dass der Körper nicht nur als harmonisches Ganzes agieren, sondern auch als ein Schlachtfeld dienen kann, auf dem seine Zellen und Gewebe sich einen Kampf auf Leben und Tod liefern.

Die theoretische Basis dafür, dass der Körper auch als Kriegsschauplatz gesehen werden kann, legte Rudolf Virchow im späten 19. Jahrhundert mit seinen beiden Hypothesen, dass die kleinste lebende Einheit des Körpers die Zelle sei und dass jede Zelle aus einer anderen hervorgehe. Die letztere, umschrieben mit der Formel *Omnis cellula e cellula,* fand tendenziell am meisten Beachtung, beinhaltete sie doch, dass selbst die aggressivste Krebszelle Tochter einer friedlichen, gesetzestreuen gesunden Zelle war. Dabei hätte die zuerst genannte Hypothese – dass die Zelle die kleinste lebende Einheit des Körpers sei – eigentlich mehr Furore machen müssen. Zur Zeit von Virchows Forschungen erzielten Biologen erste Erfolge damit, Körperzellen in einer serumartigen Nährlösung *außerhalb* des Körpers zu züchten – in »Gewebekulturen«, wie sie später hießen. Damit war der Boden dafür bereitet, dass diese seltsamen, mikroskopisch kleinen Gebilde – die Zellen –, aus denen sich lebende Organismen zusammensetzen, eingehend untersucht werden konnten.

Aber die Forschung ging einen anderen Weg. Mitte des 20. Jahrhunderts kam man in einer erstaunlichen Entdeckung der DNS-Struktur und deren Rolle bei der Vererbung auf die Spur. Fast über Nacht trat die Biologie in eine extrem reduktionistische Phase ein und zischte zielstrebig an den Zellen vorbei, um sich hinab auf die glamourösere Ebene der Moleküle zu begeben, in der die DNS, RNS und die Proteine herrschten. Die Krebsforschung nahm DNS-Mutationen ins Visier, die Zellen dafür prädisponieren, dass sie einen Weg egoistischer Reproduktion einschlagen. Die Immunologie vernachlässigte die Zellentwicklung im Immunsystem zugunsten einer Obsession für Antikörper – für die Proteinmoleküle, die »Fremdzellen« wie beispielsweise Bakterien markieren, damit sie zerstört werden können –, obwohl sich um deren Vernichtung doch hauptsächlich spezialisierte Immunzellen, sogenannte Makrophagen, kümmern. Während mein erster Doktorvater an der Rockefeller University den Nobelpreis dafür einstrich, dass er die Struktur von Antikörpermolekülen aufgeklärt hatte, musste sich mein zweiter Doktorvater mit weitaus weniger Anerkennung und einem deutlich kleineren Labor bescheiden, weil er »nur« daran forschte, wie Makrophagen ihre Beute erlegen und verdauen.

Krebs ist ziemlich schwierig zu erklären: Wieso sollte eine Zelle einen Eroberungsfeldzug unternehmen, der nur im eigenen Tod enden kann? Allerdings wird Krebs üblicherweise auf Fehler bei der Zellteilung zurückgeführt, wobei leicht vorstellbar ist, dass gesunde Zellen durch solche Pannen zwei bösartige Tochterzellen produzieren. Vor einem verzwickteren Problem stehen die Biologen bei Autoimmunerkrankungen wie rheumatoide Arthritis und Multiple Sklerose, bei denen das Immunsystem gesundes Gewebe im Körper angreift. Während man sich eine einzelne Zelle vorstellen kann, die kanzeröse Sprösslinge hervorbringt, ist schwerer nachzuvollziehen, wie sich die zahlreichen heiklen Mechanismen der Immunantwort – bei denen vielfältige Zelltypen zusammenspielen – gegen die körpereigenen Gewebe mobilisieren lassen. Angesichts der Behauptung, dass solche Angriffe möglich seien, postulierte der Biologe Paul Ehrlich, dass der Körper mit einem *Horror autotoxicus,* einer »Furcht vor Selbstvergiftung«, ausgestattet sei, die derlei grässliche Fehlgriffe irgendwie verhindere. Wie sollte es so etwas denn nicht geben, da sich das Leben doch nicht selbst schädigen konnte, wie es das Dogma vom *Horror autotoxicus* fasste? Sich selbst das Wasser abzugraben wäre für einen Organismus, so Ehrlichs Worte, »im höchsten Grade dysteleologisch«,[10] was so viel heißt, wie dass es keinerlei Zweck erfülle.

Fünfzig Jahre später, Mitte des 20. Jahrhunderts, trieb der australische Immunologe Frank Macfarlane Burnet Ehrlichs Diktum, wonach Autoimmunstörungen unmöglich seien, ein wenig weiter mit der Erklärung, dass die eigentliche Funktion des Immunsystems eine metaphysische sei: das »Selbst« vom »Nicht-Selbst« zu unterscheiden – wobei Letzteres Fremdkörper wie Mikroben und Ersteres die körpereigenen Gewebe seien. Diese Begriffe entstammen der Psychologie und der Philosophie. Sie seien »nebulös«, hob der Wissenschaftsphilosoph Alfred I. Tauber hervor und fügte hinzu, dass »das Selbst schwerlich als ein wissenschaftliches Konzept gelten« könne.[11] Tatsächlich war es bis zum 17. Jahrhundert eigentlich gar kein Konzept gewesen. Erst dann wurde in Sprachen wie dem Englischen und Deutschen das Wort »self« oder »selbst« erstmals anders als nur zur Verstärkung (wie in »Ich habe es selbst getan«) verwendet. Wie wir in einem späteren Kapitel noch sehen werden, ersetzte das »Selbst« in der Bedeutung des »Ich« damals allmählich die »Seele« als eine Art inneres Wesen in jedem Einzelnen, teilweise in Abgrenzung zu allen anderen. Die Aufmerksamkeit richtete sich nach innen, als die Menschen ermuntert wurden, sich *selbst* zu erkennen, zum Beispiel durch den verbreiteten Gebrauch von Spiegeln, das Führen von Tagebüchern, das Verfassen von Autobiografien und die Porträtmalerei, insbesondere von Selbstporträts. Der »abendländische Individualismus« war geboren, am Ende gemeinsam mit der Psychoanalyse und allerhand Wehwehchen des Ich.

Warum also wählte Burnet ein so »nebulöses« und offenkundig unwissenschaftliches Konzept, um die Wirkweise des Immunsystems zu erklären? Manche Forscher spekulierten, er sei wie so viele seiner Schicht unter Freuds Einfluss geraten und von der Aura des Subjektiven angezogen worden, das den Begriff des Selbst umwölkt. Immerhin hätte er das, was das Immunsystem zu schützen versucht, ja auch als »Organismus« oder »Individuum«

bezeichnen können. Aber als Ausdruck für den eigenen Organismus in Abgrenzung zum »fremden«, womit generell Eindringlinge wie Mikroben gemeint waren, war die Unterscheidung zwischen Selbst und Nicht-Selbst schon ausreichend. Im Zentrum der Immunologie steht eine militärische Metapher: Das Nicht-Selbst ist der – üblicherweise durch Bakterien oder Viren vertretene – Feind, den das Immunsystem vernichten muss, während das »Selbst«, also das körpereigene Gewebe, selbstverständlich verschont zu bleiben hat. Entsprechend beschrieb ein beliebtes Buch von 1987 mit dem optimistischen Titel *The Body Victorious* (»Der siegreiche Körper«) das Immunsystem so:

[Es] erinnert sowohl waffentechnologisch wie strategisch an eine militärische Verteidigung. Unsere innere Armee verfügt über flinke, höchst mobile Regimenter, Stoßtrupps, Scharfschützen und Panzer. Wir haben Soldatenzellen, die bei Feindberührung sofort zielsuchende Raketen auffahren, deren Treffgenauigkeit überwältigend ist, [… sowie] Erkundungstrupps, einen Geheimdienst und einen Verteidigungsstab, der festlegt, an welchem Ort und in welcher Stärke Truppen aufgeboten werden.[12]

Dieser militärische Vergleich lässt sich sogar zur Erklärung – oder Entschuldigung – für Autoimmunerkrankungen bemühen. Jede menschliche Gesellschaft, die nur einen Speerwurf von einem potenziellen Feind entfernt siedelt, braucht zu ihrer Verteidigung irgendeine Form von Streitmacht, mindestens eine bewaffnete Gruppe, die Eindringlinge zurückschlagen kann. Eine Garnison oder gar ein stehendes Heer zu unterhalten, birgt allerdings auch Risiken: Die Krieger werden womöglich gierig und wenden sich mit Forderungen nach immer mehr Nahrung und anderen Ressourcen am Ende gegen das eigene Volk. Entsprechend wäre unser

Körper *ohne* Immunzellen einfallenden Mikroben hilflos ausge-liefert, während wir *mit* ihnen Gefahr laufen, dass sie Hochverrat begehen und unser »Selbst« angreifen: in Form jener Autoimmun-erkrankungen, die Burnet an einer Stelle mit »einer Meuterei un-ter den Sicherheitskräften eines Landes« verglich.[13]

Tatsächlich wurde bislang noch keine stichhaltige evolutions-theoretische Erklärung dafür vorgebracht, dass es Autoimmun-erkrankungen gibt, nur eine Entschuldigung, wonach den Im-munzellen in ihrer Fähigkeit, das Selbst vom Nicht-Selbst zu unterscheiden, zuweilen »Fehler« unterliefen. Und warum? Eine beliebte, 1989 formulierte Hypothese lautet, dass die relativ hygie-nischen Lebensbedingungen wohlhabender Gesellschaften den Immunzellen zu wenig Übungsmaterial bieten, um die »realen« Feinde aus der Welt der Mikroben zu erkennen. Mit anderen Worten: Sie wachsen verzärtelt und verhätschelt heran. Dagegen setzt sich heute zusehends die Einsicht durch, dass zwischen dem mangelnden Kontakt mit Krankheitskeimen in der Kindheit und Autoimmunerkrankungen kein ursächlicher Zusammenhang be-steht. Möglich wäre auch, dass durch besonders hygienische Um-weltbedingungen mehr Kinder bis zu einem Alter überleben, in dem sie eine Autoimmunerkrankung entwickeln.[14] Wie Burnet es fasste, »kann man nicht über Autoimmunerkrankungen reden, ohne in die Tiefen philosophischer Gewässer zu geraten«.[15]

Rückblickend können wir sagen, dass Burnet zwischen zwei Paradigmen hin und her gerissen war: Das eine, holistische und utopische, ging vom Körper oder Organismus als einer wohlge-ordneten Maschinerie aus, den die Evolution genau so geschaffen hat, wie er sein muss. Nach dem anderen, sich jetzt herauskristal-lisierenden Paradigma, das wir als *dystopisch* bezeichnen können, ist der Organismus Schauplatz ständiger Konflikte wie die zwi-schen Krebs- und gesunden Zellen oder zwischen dem Immun-system und den körpereigenen Geweben. Der Konflikt kann zu einer Art Kompromiss führen, wenn die Krankheit zum Beispiel in ein chronisches Stadium tritt, oder er kann, eher früher als später, auch mit dem Tod des Organismus enden. Beide Paradigmen, das utopische und das dystopische, können in ein und demselben Kopf, zum Beispiel in Burnets, nebeneinander existieren, wobei sie aber, soweit ich weiß, ihren offenen Kampf miteinander erst noch vor sich haben. In den frühen 1990er-Jahren wären sie – zumindest für jeden aufmerksamen Beobachter – beinahe aufeinander gekracht, wobei es aber nicht um Autoimmunerkrankungen oder Krebs, sondern um etwas Gewöhnlicheres und scheinbar Gesundes ging: um die Menstruation.

Blutfehden

Die erste Menstruation kann für ein junges Mädchen, das sie erlebt, erschreckend, ja verstörend sein. Schmerzhafte Krämpfe, triefende Tampons oder Binden und hin und wieder Anämie sind mögliche Begleiter. Aber zumindest unter den Wohlhabenden und Gebildeten werden alle Hebel in Bewegung gesetzt, um dieses sonderbar blutige Ereignis als normal erscheinen zu lassen oder es sogar zu beschönigen. Eine Website mit Erziehungstipps rät:

> Wichtig für Eltern ist auch, den Ablauf der Menstruation in einem positiven Licht zu zeichnen. Wenn eine Mutter ihre Regel als »den Fluch« bezeichnet, könnte ihre Tochter von der ganzen Erfahrung einen negativen Eindruck bekommen. Stattdessen können Mütter erläutern, dass Monatsblutungen ein natürlicher und wunderbarer Teil des Frauseins sind. Schließlich könnten Frauen ohne sie nicht Mütter werden.[16]

Unbeirrt von der Frage, was eine 12-Jährige »wunderbar« daran finden soll, dass sie jetzt schwanger werden kann, läuft die Positivwerbung fürs Menstruieren fröhlich weiter. Eine Autorin des US-Psychologen-Fachverbands APA hat für eine »positive« Aufnahme einen weiteren Tipp parat:

> Manche Eltern haben mit Erfolg einen Willkommenskorb zur Begrüßung im Kreis der Frauen zusammengestellt, zum Beispiel mit Schokolade, einem Heizkissen, Hygieneartikeln und vielleicht, falls sie noch keines hat, einem guten Buch zum Thema (oder einem Roman ihrer Lieblingsautorin).[17]

Aber wirken Heizkissen und Hygieneartikel als Geschenke nicht irgendwie eher unheilverheißend als einladend?

Nach der »positiven« Sicht hat die Menstruation eine wichtige biologische Funktion. Einmal im Monat wird die Auskleidung der Gebärmutter dicker, zumindest beim Menschen und angeblich deshalb, damit sie einer befruchteten Eizelle, falls eine den Weg bis in sie hinein gefunden hat, ein weiches Ruhekissen bieten kann. Nistet sich kein Embryo ein, stößt die Gebärmutter sie wieder ab, wenn auch nur deshalb, weil ihre dauerhafte Versorgung, am Kalorienverbrauch gemessen, eine kostspielige Angelegenheit wäre: daher diese ganze Bescherung aus Blut und Gewebefragmenten, die den Menstruationsfluss ausmachen. Jeden Monat und über Jahrzehnte hinweg wiederholt, ist diese Abstoßung der Gebärmutterschleimhaut allerdings selbst ein großes Verlustgeschäft: Frauen verlieren pro Jahr typischerweise einen halben Liter Blut oder mehr pro Jahr, wodurch ihnen eine Anämie droht. Wenn also die natürliche Selektion das Sagen hat und daran arbeitet, die Lebenstüchtigkeit der Spezies zu optimieren, wieso menstruieren wir dann so heftig? Und vor allem: Warum verliert der Mensch dabei so viel mehr Blut als jedes andere Geschöpf?

Die Antwort – oder zumindest *eine* Antwort – kommt aus einer unvermuteten Quelle: 1993 stellte die 35-jährige Margie Profet, ohne Biologie studiert zu haben, die Vermutung an, dass die wahre Aufgabe der Menstruation darin bestehe, die Vagina von Krankheitskeimen zu reinigen, die durch einen eindringenden Penis dort hineingelangt sein könnten.[18] Ich habe ihre Hypothese begrüßt, weil sie als Plädoyer dafür erschien, dass die Menstruation eben doch nicht ein Ergebnis weiblicher »Unreinheit« ist, wie patriarchalische Religionen oft behauptet hatten. Manche Kirchen schließen menstruierende Frauen noch heute vom Gottesdienst aus. Und die jüdischen Gebote verlangten von Frauen, nach ihrer Regel ein rituelles Bad zu nehmen. Nach Profets Theorie stellte die Menstruation nun trotz all ihrer abstoßenden Begleiterscheinungen das Bemühen des weiblichen Körpers dar, seinen Zustand natürlicher Reinheit wiederherzustellen – eine Art Vaginaldusche in anderer Richtung. Wenige Jahre später war Profet mit dem »Genie-Preis« der Mac-Arthur-Stiftung ausgezeichnet und in den Zeitschriften *Scientific American, Omni, Time* und *People* porträtiert worden. Sie avancierte zur mustergültigen Vertreterin jener Art optimistischer Biologie, in der alles »aus einem bestimmten Grund passiert«, nämlich zu dem Zweck, den Einzelorganismus zu erhalten und die Spezies weiterzuverbreiten. Einen Konflikt gab es in Profets Modell noch, allerdings nur den alten zwischen dem Menschen (oder anderen Säugetieren) und seinem traditionellen Feind, den Mikroben.

Ich machte Profet in den späten 1990er-Jahren ausfindig, um ihr eine Frage zu stellen, die sich aus meinen jahrelangen Untersuchungen dazu ergeben hatte, wie sich Raubtiere auf die menschliche Evolution und Geschichte ausgewirkt hatten, und aus entsprechenden persönlichen Erfahrungen, Warnungen, die man in Gebieten zu hören bekommt, in denen sich Bären herumtreiben: Könnte starkes Menstruieren nicht das Risiko für Angriffe von Raubtieren erhöht haben, insbesondere in der »evolutionären Umwelt«, in der überall Fleischfresser lauerten? Ihre lapidare Antwort – »Menschen sind keine Kryptospezies« – zeugte von mangelnden biologischen Kenntnissen. Schließlich ist eine Kryptospezies nicht eine Art, die sich vor Fressfeinden verstecken muss, sondern eine, die mit einer anderen morphologisch identisch ist, aber ein anderes Genom besitzt. Aber meine Frage war nur eine von vielen, die ihre Theorie aufwarf. Andere Kritiker brachten aufs Tapet, dass sie zum reinigenden Effekt des Menstruationsflusses keinerlei Daten liefern und auch nicht erklären konnte, warum die Menstruation beim Menschen so viel blutiger verläuft als bei anderen Säugetieren. Tatsächlich menstruieren überhaupt nur ganz wenige Säuger, und diejenigen, die das Problem auch haben – andere »höhere« Primaten, einige Fledermäuse und Rüsselspringer –, verlieren deutlich weniger Blut, obwohl es keinerlei Hinweis darauf gibt, dass die Samen ihrer Männchen weniger keimbelastet wären als die des Menschen. Profets andere vielgepriesene Theorie, wonach die für die Schwangerschaft typische »Morgenübelkeit« beim Menschen dazu diene, den Fötus vor der Aufnahme von Nahrungsmitteln zu schützen, die Missbildungen auslösen könnten, zog sich ähnliche Angriffe zu. Um 2004 verschwand Margie Profet buchstäblich von der Bildfläche. Nach einer Zeit der Krankheit und Armut tauchte sie erst 2012 wieder auf und kehrte in den Schoß ihrer Familie zurück.[19]

Heute ist sich die Wissenschaft weitgehend einig darüber, dass die Menstruation etwas mit einem Konflikt *innerhalb* unserer Spezies zu tun hat, eine Möglichkeit, die die Biologen bis vor kurzem noch zutiefst verstört hätte. Nach dieser Sichtweise dient der Aufbau der Gebärmutterschleimhaut nicht dazu, den Embryo zur Einnistung zu animieren. Er soll vielmehr *verhindern,* dass irgendein anderer außer dem robustesten und agilsten Embryo eine Chance zur Einnistung bekommt. Ich versuche gar nicht erst, die Herkunft dieses widersinnig anmutenden Gedankens nachzuverfolgen, und verrate nur, dass ein weiterer wissenschaftlicher Renegat, Robert Trivers von der Rutgers University, in den 1970-Jahren die These vertreten hatte, dass Väter und Mütter unterschiedliche genetische Interessen hätten. Grob gefasst, »will« der Vater – oder genauer, wollen seine Gene –, dass der Embryo, den er befruchtet hat, sich einnistet und weiterentwickelt. Das Interesse der Mutter liege dagegen darin, sämtliche potenziell fehlgebildeten Embryos abzustoßen, mit denen sie ihre Energie an eine fruchtlose Schwangerschaft vergeuden könnte. Trivers, ein nicht weniger faszinierender Charakter als Profet, hätte ein eigenes Buch verdient und hat seinerseits eines geschrieben. Sein *Wild Life* handelt weniger von Naturwissenschaft als vielmehr von seinem abenteuerlichen Leben, unter anderem von seiner Mitgliedschaft bei der Black Panther Party und seinem langjährigen Aufenthalt in Jamaika. Diese Erfahrungen hatten ihm wohl auch den Mut eingeflößt, die eher harmonischen und utopischen Trends in der Biologie anzufechten. Nicht nur, dass er tödliche Konkurrenzkämpfe zwischen den Geschlechtern sogar in deren intimsten Momenten ausmachte: Er stellte sogar die Hypothese auf, dass unser Genom viele DNS-Abschnitte enthalte (oft mit dem Etikett »Junk-DNA« versehen), die im ureigenen Wortsinn »egoistisch« seien.

[Sie] haben Wege entdeckt, sich auszubreiten und sich hartnäckig zu halten, ohne zur Überlebenstüchtigkeit des Organismus beizutragen. Zuweilen heißt dies, dass sie Anweisungen kodieren, die denen der meisten Gene diametral entgegengesetzt sind. Als eine Konsequenz bilden die meisten Organismen kein vollkommen harmonisches Ganzes. Und das Individuum ist faktisch teilbar.[20]

Offenbar ermunterte Trivers Werk seinen Freund, den Harvard-Biologen David Haig, mit einer Sicht der Fortpflanzung aufzuwarten, die weitaus dystopischer als alles ist, was sich Profet und ihre Bewunderer hätten vorstellen können. 1993, im selben Jahr, in dem Profet ihr Werk zur Menstruation veröffentlichte, trat Haig mit der überraschenden Ansicht hervor, dass die Schwangerschaft von einer »Mutter-Fötus-Rivalität« geprägt sei. Der Fötus und die Plazenta, die ihn mit dem mütterlichen Blutkreislauf verbindet, strebten danach, aus der Mutter immer mehr Nährstoffe abzuziehen, während das mütterliche Gewebe gegen diesen Verlust ankämpfe – oft zum Schaden der Mutter. So könne der Fötus beispielsweise in die mütterliche Insulinproduktion eingreifen, sodass die Blutzuckerwerte stiegen, was für die Mutter schädlich, aber für den Fötus köstlich nahrhaft sei. Oder der Fötus setze zusammen mit der Plazenta Hormone frei, die den Blutdruck der Mutter erhöhten – offenbar um sich einen ungehinderten Zufluss an Nährstoffen zu sichern –, wenn auch mit einigen Risiken für die Mutter und damit für ihn selbst.

Die Schlacht zwischen Mutter und Fötus beginne aber schon vor der Einnistung, wenn sich Embryo und Plazenta durch die Gebärmutterschleimhaut kämpften, um Zugang zum mütterlichen Blutstrom zu bekommen. Wie Haigs einstige Kommilitonin, die Evolutionsbiologin Suzanne Sadedin, schrieb:

Weit davon entfernt, eine nährende Umarmung anzubieten, ist die Gebärmutterschleimhaut ein tödliches Testgelände, auf dem nur die zähesten Embryonen überleben. Je länger die Frau hinauszögern kann, dass die Plazenta ihren Blutkreislauf erreicht, desto länger hält sie sich die Möglichkeit offen, diesen Embryo mit möglichst geringen Kosten loszuwerden. Dagegen will sich der Embryo mit seiner Plazenta so schnell wie möglich einnisten, sowohl um sich Zugang zum gehaltvollen Blut seiner Mutter zu verschaffen, als auch um für sie den Preis in die Höhe zu treiben, wenn sie ihn abstößt. Aus diesem

Grund wird die Gebärmutterschleimhaut dicker und zäher – und die fetale Plazenta entsprechend aggressiver.[21]

Mit anderen Worten: Zwischen dem menschlichen Endometrium und dem menschlichen Embryo mit seiner Plazenta hat eine Art Rüstungswettlauf stattgefunden. Menschliche Gebärmutterschleimhäute sind verglichen mit denen anderer Spezies außerordentlich zähe Kämpferinnen – und damit entsprechend dick und unwirtlich. Daher der einzigartig heftige Ausfluss, den weibliche Individuen der Spezies Mensch erfahren – mit Krämpfen, blutbefleckter Unterwäsche und wohl auch der in der Kultur weitverbreiteten Vorstellung, dass Frauen absonderlich behinderte Versionen von Männern seien.

Viele Phasen im weiblichen Fortpflanzungszyklus, von der Menstruation bis zu den Geburtswehen, ähneln den entzündlichen Reaktionen, die der menschliche Körper zeigt, wenn er von Krankheitserregern befallen wird. Nur dass bei der Fortpflanzung keine Pathogene, sondern menschliche Zellen und Gewebe zur Zielscheibe werden. Die Menstruation zum Beispiel ist eben nicht, wie gewöhnlich dargestellt, der liebliche, an den herbstlichen Laubfall gemahnende Prozess, bei dem die Gebärmutter Gewebe abschilfert. Wenn sich kein Embryo einnistet, sendet der Uterus chemische Signale aus, die Immunzellen aus dem Blutkreislauf herbeordern, damit sie unsere dicken Gebärmutterschleimhäute auffressen, worauf diese sich rasch in ein Schlachtfeld verwandeln. Und was übrig bleibt, fließt dann aus der Vagina aus. Zum Glück machten weibliche Wesen während des Großteils der Menschheitsgeschichte dank häufiger Schwangerschaften und langer Stillperioden in ihrem Leben wahrscheinlich nur wenige Monatsblutungen durch.

Bislang wurde noch keine angemessene Erklärung dafür gefunden, dass rund 80 Prozent der Menschen, die an einer Autoimmunerkrankung leiden, weiblichen Geschlechts sind, was nahelegt, dass Männer als ganzheitliche »Systeme« deutlich besser als Frauen konstruiert sind. Oder vielleicht sollten wir Autoimmunerkrankungen auch als nur eine weitere der größeren Lasten ansehen, die Frauen im Dienst der Fortpflanzung zu tragen haben: All die Entzündungsattacken, die bei Menstruationen und Schwangerschaften ausgelöst werden, können zu einem kritischen Anstieg der Immunsensibilität führen oder, um es in Burnets vagen philosophischen Begriffe auszudrücken: Womöglich verwischen die Schwangerschaft und ihre vorbereitenden Vorgänge die Trennlinie zwischen Selbst und Nicht-Selbst.

Der entscheidende Punkt ist allerdings, dass sich der Konflikt im Körper – zwischen Zellen und deren Geschwistern im selben Organismus – nicht auf krankhafte Veränderungen wie Krebs- und Autoimmunerkrankungen beschränkt, wo er auf eine Mutation zurückgeführt oder als »Fehler« bezeichnet werden kann. Der Kampf auf Leben und Tod zwischen Zellen gehört im Körper, insbesondere dem menschlichen, zu dessen normalem Geschäft, das Fortpflanzung sicher miteinschließt. Wenn Zellen lebendig sind und scheinbar im Eigeninteresse gegen andere Teile des Körpers oder sogar gegen den Gesamtorganismus aufbegehren können, müssen wir uns selbst wohl weniger als ein reibungslos funktionierendes »Ganzes« sehen, das sich durch bewusste menschliche Eingriffe kontrollieren lässt, sondern vielmehr als Zusammenschlüsse von oder zumindest vorübergehende Bündnisse zwischen mikroskopisch kleinen Geschöpfen.

Es ist befremdlich, sich das biologische Selbst oder den Körper als eine Ansammlung von winzigen Egos vorzustellen. Was einem dazu einfällt, ist das groteske Porträt eines riesenhaften Königs, das auf dem Titelbild von Thomas Hobbes' *Leviathan* prangt: Beim genaueren Hinsehen erkennt man, dass sich dieser König aus Hunderten kleiner Leute zusammensetzt, die sich auf seinen

Armen und seinem Oberkörper zusammendrängen. Nach Hobbes' Standpunkt brauchte die menschliche Gesellschaft autokratische Führer, weil sie sonst riskiert hätte, in einen »Krieg aller gegen alle« zu stürzen. Dagegen wird die Zellgemeinschaft, die den Körper ausmacht, von keinem »König« regiert. Trotz oder manchmal gerade wegen all dieser – chemischen und elektrischen – Botschaften, welche die Körperzellen untereinander austauschen, sind Unstimmigkeiten oder Störungen durch Mischsignale jederzeit möglich. Was wir brauchen, ist ein Paradigma, das nicht nur der wunderbaren Harmonie im lebenden Organismus, sondern auch den dort regelmäßig ausbrechenden Konflikten Rechnung trägt.

8 | HOCHVERRAT IM ZELLVERBAND

Was sind das für zuweilen aufsässig werdende Subeinheiten oder, wie sie gelegentlich auch genannt werden, »Bausteine« des Körpers? Und wie kann man sie wirksam unter Kontrolle halten? Eine der ersten Zellen, die einem Studenten der Biologie unter einem Mikroskop begegnen dürften, ist eben keine Subeinheit, sondern ein freilebender Organismus: ein Einzeller, die sogenannte Amöbe. Amöben, die leicht in Teichgewässern zu finden sind, bewegen sich schwimmend durch ihre Umgebung, immer auf der Suche nach fressbaren Häppchen, die sie mit einem Scheinfüßchen verschlingen und verdauen können. Erstmals begegnet sind sie mir im Labor von Maria Rudzinska, bei der ich auf dem gewundenen Pfad zu meiner Dissertation ein mehrwöchiges Tutorium durchgestanden habe. Meine Anwesenheit in ihrem Labor, das die Größe eines Kämmerchens hatte, schien sie zu nerven, und es verbesserte die Lage keineswegs, dass ich die Bedeutung ihrer zellulären Haustierchen für mein langfristiges Interesse, die menschliche Gesundheit voranzubringen, mitnichten zu erkennen vermochte. Zellen, diese winzigen Fettsäcke, die Proteine und Nukleinsäuren enthalten, interessierten mich überhaupt nicht. Aus meinem streng reduktionistischen Blickwinkel betrachtet, lenkten sie bloß vom eigentlichen Geschehen ab, das sich auf chemischer Ebene abspielte, und dazu musste man die Zellmembran zerstören und den Inhalt zu Matsch pürieren. Ich hatte sogar den Verdacht, dass man mich Rudzinska nicht deshalb zugeteilt hatte, weil sie mir etwas beibringen konnte, sondern schlicht, weil das Institut einen erdrückenden Männerüberhang hatte und wir beide als Außenseiter dem weiblichen Geschlecht angehörten. Ihre Amöben konnten unmöglich die evolutionären Vorläufer von irgendetwas Menschlichem sein oder gar ein Modell dafür hergeben.

Es brauchte ein paar Jahre, bis ich die Abläufe auf der Zellebene schätzen lernte, und sogar Jahrzehnte, bis ich den Zusammenhang zwischen dem Leben der Amöben und dem meiner Körperzellen erkennen konnte. Daran hinderte mich unter anderem, dass Amöben autonome Kreaturen waren, im offenkundigen Gegensatz zu den Zellen in unserem Körper, die »Funktionen« erfüllen müssen. Was aber, wenn sich bestimmte Körperzellen zumindest manchmal doch ein klein wenig selbstbestimmt verhielten?

Wenn Zellen als individuelle Subeinheiten des Körpers zu eigenständigem Handeln fähig sind, ist Chaos geradezu programmiert. Vorstellbar ist, dass fetale Zellen aus dem Fötus ausbrechen, um Jahre später in einem entlegenen Teil des mütterlichen Gewebes wieder aufzutauchen, oder dass eine gesamte Schwangerschaft entgleist, weil ein Embryo beschlossen hat, sich irgendwo außerhalb der Gebärmutter einzunisten: im Eileiter oder sogar in der Bauchhöhle. Oder dass sich Krebszellen aus irgendeinem Teil des Körpers an der Blut-Hirn-Schranke verbeimogeln, um dann unter den Neuronen, die für uns das Denken übernehmen, als fünfte Kolonne einer Fremdmacht Chaos anzurichten.

Alle diese Zwischenfälle passieren tatsächlich: So existieren im Körper von Frauen, die ein Kind zur Welt brachten, oft einzelne Zellen des ausgetragenen Fötus weiter und machen sie so zu einer *Schimäre*, einem Mischwesen aus zwei verschiedenen Individuen. Auch heftet sich in 1 oder 2 Prozent der Schwangerschaften der Embryo willkürlich irgendwo außerhalb der Gebärmutter an und gefährdet so das Leben der Mutter. Noch seltsamer, wurden schon Brustkrebszellen dabei ertappt, wie sie als Neuronen »verkleidet«

ein Gehirn besiedelten. All diese Aufstände sich selbstbehauptender Zellen und kleiner Zellverbände sollten uns keineswegs überraschen. Autoimmunerkrankungen beruhen auf einem scheinbar spontanen Angriff von Immunzellen auf andere Körperzellen. Krebs ist ein verrücktes Streben nach Lebensraum, das von einer einzelnen Zelle oder einer kleinen Zellgruppe ausgeht.

Zu seinem Glück hält der Gesamtorganismus eine Fülle von Mechanismen bereit, um abenteuerlustige Zellen zur Räson bringen. Gewebezellen sind miteinander durch einen »interzellulären Leim« wie auch durch »Kontaktstellen« verbunden, und einige davon sind so stabil, dass sie fast nicht zu knacken sind. Als zusätzliche Vorkehrung sind Organe oft von Membranen umschlossen, die eine Zelle nur schwer oder gar nicht durchstoßen kann. Und dann ist da noch der stetige Hagel aus chemischen Signalen, die auf eine Zelle einprasseln und die von anderen, zuweilen aus beachtlicher Ferne, ausgesandt werden. Auch wenn wir nur ganz wenige entziffern können, sagen sie jedenfalls so etwas wie »Gefahr!« oder »Komm sofort her!«. Und manche – wer weiß? – sind vielleicht sogar propagandistischen Inhalts und ermuntern die Zellen, die ihnen zugewiesenen Aufgaben weiterhin tapfer zu erfüllen. Zudem droht widerspenstigen Zellen als letzte Sanktionsmöglichkeit der Tod: Sie erhalten Signale mit der Botschaft »Stirb!« und fahren daraufhin in der sogenannten Apoptose pflichtgemäß ihren Stoffwechsel herunter, falten sich säuberlich in ihre Membrane ein und warten auf ihre Entsorgung.

Von manchen Zellen wird allerdings kraft ihrer vereinbarten »Funktion« *geradezu verlangt,* dass sie sich abenteuerlustig, neugierig und sogar aggressiv verhalten: vor allem von Leukozyten, die mikrobielle Erkrankungen bekämpfen. Wie die roten stammen auch diese weißen Blutkörperchen überwiegend aus dem Knochenmark und lassen sich passiv vom Blutstrom transportieren. Andere können sich dagegen selbstständig fortbewegen und

schaffen es sogar, sich durch die dichten, glitschigen Zwischen-
räume zwischen den Zellen eines Gewebes hindurchzuzwängen.
Mit Ausnahme von Stammzellen ist wahrscheinlich keine andere
Zelle vielseitiger als der Makrophage, die Riesenfresszelle, die wie
viele andere Arten von Leukozyten im Knochenmark entsteht.
Unreife Makrophagen, sogenannte Monozyten, gelangen in den
Blutstrom, wo sie von einem stationären Objekt wie einer abgestorbenen oder verletzten Zelle angezogen werden können, um sie
hernach vor Ort zu verschlingen. Beim Fressen wächst der Makrophage weiter heran und wird erst richtig »aktiviert«: Er bildet
in seinem Inneren Vakuolen aus, die Verdauungsenzyme enthalten, mit denen er noch größere Mahlzeiten zu sich nehmen kann.
Meine Doktorarbeit beinhaltete am Ende auch eine Untersuchung dieser Verwandlung anhand von Makrophagen, die ich aus
Mäusen »geerntet« hatte. Auch wenn mir nicht klar war, was es zu
bedeuten hatte, sah ich auf Anhieb, dass ausgereifte Exemplare die
allergrößte Ähnlichkeit zu freilebenden Amöben aufwiesen. Diese
Augenfälligkeit verleitete manche Wissenschaftler zu der Spekulation, dass es zwischen beiden Zelltypen eine evolutionäre Verbindung geben könne, obwohl sie natürlich völlig verschiedene
Abstammungslinien haben.[1] Wie eine freilebende Amöbe kann
sich ein Makrophage fortbewegen, indem er ein Scheinfüßchen
ausstreckt und sich an ihm weiter voranzieht. So entsorgt er abge-
storbene oder verletzte Zellen aus einer Wunde und kann in den
Körper eingedrungene Mikroben angreifen und auffressen.

Als Mädchen für alles des Körpers erntete der Makrophage in
der etablierten Wissenschaft allerdings nur wenig Respekt. Weil
er ein zupackender Arbeiter ist, der Zellleichen und anderen Unrat entsorgt, wurde er als »Müllsammler« des Körpers und wegen
seiner Fähigkeit zum Töten sogar als »Gangster« bezeichnet. Tatsächlich geht er bei seinem mörderischen Geschäft ziemlich
rowdyhaft und brutal vor: Er umschließt seine Beute mit seiner

Zellmembran und verdaut sie wie die Amöbe durch Phagozytose, was bedeutet, dass er seinen Körper in ein schreckliches Maul verwandelt, ähnlich der mit Zähnen versehenen *Vagina dentata* aus der volkstümlichen Sagenwelt. Andere Killerzellen des Immunsystems sind wählerischer, spritzen nur Gift in ihre Beute und ziehen gleichgültig weiter. Wieder andere werfen extrazelluläre Fäden aus, die Mikroben fesseln und töten. Dagegen frisst der Makrophage seine Beute tatsächlich auf und verschafft sich damit möglicherweise ein Maß an Unabhängigkeit, das den meisten übrigen Körperzellen unbekannt ist, weil sie für ihre Ernährung ganz vom Blutstrom abhängen.

Bis in jüngste Zeit interessierten sich die Immunologen deutlich mehr für Antikörper als für die Makrophagen oder irgendeine Killerzelle. Antikörper sind geniale, maßgeschneiderte Proteinmoleküle, darauf ausgelegt, sich an bestimmte Antigene – oder Rezeptoren auf der Oberfläche einer Mikrobe – anzuheften, um diese entweder außer Gefecht zu setzen oder den Makrophagen kenntlich zu machen, damit sie sie aus dem Verkehr ziehen. Im großen Drama der Produktion von Antikörpern, in der Tat dem einzig verbliebenen der Immunologie, seitdem die Molekularbiologen die Bühne ganz für sich beansprucht hatten, bekamen die Makrophagen nur eine Nebenrolle zugewiesen. Ihre Aufgabe bestand allein darin, den angeblich weitaus clevereren weißen Blutkörperchen, den sogenannten Lymphozyten, Bruchstücke aus Fremdmaterial zu »präsentieren«, damit sie zu diesen die geeigneten Antikörper produzierten. Wie die Wissenschaftsphilosophin Emily Martin hervorhob, hat die Herabsetzung der Makrophagen, die in der immunologischen Literatur schon als »Haushälterinnen« und »Arbeitssklaven« beschrieben wurden, auch eine Gender-Dimension.[2]

Hier muss ich freilich innehalten und gestehen, dass ich in einem Ausmaß vereinfache, das viele Zellimmunologen verärgern dürfte. Alternativ könnte ich mich in die schwindelerregende Detailfülle der Fachdebatten über die Klassifizierung von Zellen hineinbegeben. So heben manche Quellen darauf ab, dass die entscheidenden antigenpräsentierenden Zellen keine Makrophagen, sondern ein verwandter Zelltyp seien, die sogenannten dendritischen Zellen, die ebenfalls im Knochenmark entstehen und gleichermaßen Phagozytose betreiben.[3] Andere halten dagegen, dass dendritische Zellen kein von Makrophagen geschiedener Typ seien. Diese angeblich verschiedenen Zelltypen, so betonen sie, besäßen auf der Oberfläche beide dieselben chemischen Marker und reagierten auf chemische Wachstumsfaktoren aus der Umgebung auf die gleiche Weise.[4] Wichtiger noch, seien beide Typen in der Lage, Lymphozyten Antigene zu präsentieren und sie dazu zu bewegen, die geeigneten Antikörper zu produzieren. Ob nun als Makrophagen, dendritische Zellen oder sonst irgendwie bezeichnet, erfüllten sie jedenfalls die gleiche Aufgabe. Immer und immer wieder taucht dieses taxonomische Puzzlespiel in der Zellimmunologie auf, in der die Wandelbarkeit und Beweglichkeit einzelner Zellen jedwede Bemühung durchkreuzen, stringente Klassifikationssysteme zu erstellen. Ein Makrophage, der vor verschlungenem Material schier platzt, sieht völlig anders aus als ein frischgeschlüpfter Monozyt, der zum allerersten Mal in den Blutstrom gelangt.

Das einfachste Klassifikationssystem unterscheidet schlicht zwischen den Guten und den Bösen, wobei die Letztgenannten die Mikroben und andere Gefährder im Körper sind. Ohne jede Frage waren Makrophagen die Guten, weil sie Mikroben auffraßen und häufig mithalfen, die Produktion von Antikörpern in Gang zu bringen, die sämtliche passenden mikrobiellen Eindringlinge ummantelten, um sie den Makrophagen schmackhafter zu machen. Welche kreative Rolle Letztere in der körpereigenen Abwehr spielen – ob nur als Putzkolonne oder als enge Mitarbeiter bei der Produktion von Antikörpern –, ist bislang noch unvollständig aufgeklärt. Aber für mich als Studentin mit einem ersten Abschluss waren sie Helden, die stets furchtlos losstürmten, um den Körper gegen Mikroben und andere Bedrohungen zu verteidigen. Mochten sie verglichen mit den Lymphozyten, die Antikörper produzierten, auch etwas begriffsstutzig sein, so bildeten sie jedenfalls die Vorhut der körpereigenen Abwehr.

Zumindest dachte ich das bis zur Jahrtausendwende, als in der biomedizinischen Literatur verstörende Forschungsergebnisse auftauchten. Von Makrophagen war seit dem 19. Jahrhundert bekannt gewesen, dass sie sich an einer Tumorstelle sammeln, was Virchow und andere zu der Spekulation veranlasste, dass Krebs durch Entzündungen ausgelöst werde, also durch eine Ansammlung von Leukozyten an einer Verletzung oder einem Infektionsherd. Optimistischer war ebenso vorstellbar, dass sich die Makrophagen zusammenrotteten, um den Tumor anzugreifen. Wie sich stattdessen herausstellte, verbringen sie ihre Zeit in der Nachbarschaft von Tumoren damit, die Krebszellen zu ermuntern, ihren reproduktiven Amoklauf fortzusetzen. Sie sind Cheerleader auf der Seite des Todes. Frances Balkwill, eine Zellbiologin, die zur Aufklärung des heimtückischen Verhaltens von Makrophagen beitrug, bezeichnete die Reaktion ihrer Fachkollegen als »entsetzt«.[5]

Im Großen und Ganzen gibt sich die medizinische Forschung der Öffentlichkeit gegenüber weiterhin optimistisch. Selbsthilfebücher und -Websites raten Krebspatienten immer noch, im Kampf gegen die Krankheit ihr Immunsystem zu stärken. Patienten sollen sich richtig ernähren und eine »positive Einstellung« pflegen, weil diese angeblich das Immunsystem stärke. Besser noch, sollen sie die erfolgreiche Zerstörung von Krebszellen durch Immunzellen »visualisieren«, zum Beispiel nach Leitlinien wie diesen:

- Krebszellen sind schwach und verwirrt, am besten vorstellbar als etwas, das wie Hackfleisch zerfallen kann.
- Es gibt eine Armee aus verschiedenen Arten weißer Blutkörperchen, die die Krebszellen überwältigen können.
- Weiße Blutkörperchen sind aggressiv und streben danach, Krebszellen aufzuspüren und anzugreifen.[6]

Die Vorstellung, dass die eigenen Immunzellen zu Komplizen im todbringenden Projekt des Krebses werden, ist philosophisch gesehen eher schwierig, weshalb sich das Leugnen selbst in Kreisen gehalten hat, die weitaus mehr Ansehen genießen als populäre Ratgeber. 2012 schrieb der renommierte Arzt und Wissenschaftsautor Jerome Groopman im *New Yorker* einen ganzen Artikel über die wissenschaftlichen Versuche, das Immunsystem für den Kampf gegen Krebs einzuspannen, ohne ein einziges Mal zu erwähnen, dass gewisse Immunzellen – Makrophagen – zum Überlaufen auf die andere Seite neigen.[7] Dass Groopman dies verschweigt, mutet um so seltsamer an, als er seine Abhandlung mit der Geschichte einer jungen Frau aus dem Jahr 1890 einleitet, die sich eine Handverletzung zugezogen hatte. Eine langwierige, schmerzhafte Entzündung stellte sich ein, gefolgt von einem metastasierenden Sarkom, an dem sie schließlich starb. In seinem Artikel versichert uns Groopman ohne Erklärung, dass das Sarkom »in keinerlei Zusammenhang mit ihrer anfänglichen Verletzung« gestanden habe. Dabei lagen schon 2012 Berichte über die Rolle von Makrophagen bei verletzungsbedingten Sarkomen vor.[8] Ähnlich wird 2016 in einem Artikel in der *New York Times* über die Frage, wie sich »das Immunsystem im Kampf gegen Krebs einspannen« lässt, mit keiner Silbe erwähnt, dass Makrophagen mitunter auch Hochverrat begehen.[9]

Die Hinweise auf geheime Absprachen von Makrophagen mit Krebs verdichten sich immer weiter. Makrophagen versorgen

Krebszellen mit chemischen Wachstumsfaktoren und unterstützen den Tumor darin, die neuen Blutgefäße zu bilden, die er für sein Wachstum benötigt. Sie sind in das tödliche Fortschreiten der Erkrankung aufs engste eingebunden und haben bis zu 50 Prozent einer Tumormasse zu verantworten. Ihre Hilfe benötigt der Krebs offenbar auch, um in sein gefährlichstes Stadium, die Metastasierung, einzutreten: Wenn in einer krebsbefallenen Maus sämtliche Makrophagen ausgemerzt werden, bildet ihr Tumor keine Tochtergeschwülste mehr.[10]

Erst im zurückliegenden Jahrzehnt begannen Wissenschaftler das perverse Zusammenspiel zu durchschauen, bei dem Makrophagen und Tumorzellen Ressourcen bündeln und den Organismus überwältigen. Der erste Teil dieser Geschichte lässt sich fast ausschließlich mit Chemie erklären. Jedes einigermaßen manierliche Zusammentreffen von zwei Zellen beginnt mit dem Austausch chemischer Botschaften, ähnlich dem von Visitenkarten zwischen zwei Geschäftsleuten, nur dass dieses Ritual bei Zellen rasch außer Kontrolle geraten kann. Wie ein Artikel von 2014 über Brustkrebs in der Zeitschrift *Cancer Cell* nahelegt, setzen Makrophagen einen Wachstumsfaktor frei, der Krebszellen dazu anregt, eine längliche und mobile invasive Form anzunehmen, die der Metastasierung Vorschub leistet. Diese langgestreckten Krebszellen setzen ihrerseits eine chemische Substanz frei, die Makrophagen noch aktiver macht, sodass sie noch mehr Wachstumsfaktoren abgeben usw. Eine positive Rückkoppelung entsteht.[11] Oder, um es farbiger auszudrücken, Makrophagen und Krebszellen reizen sich wechselseitig so lange, bis die Krebszellen bereit sind, sich von der Brust aus auf die Suche nach neu zu eroberndem Terrain zu machen: in den Lungen, in der Leber oder im Gehirn.

Die Wechselwirkungen zwischen Zellen auf den Austausch chemischer Botschaften einzuengen, ist allerdings so, als wolle man versuchen, menschliches Liebeswerben auf ein Zusammenspiel von Sexuallockstoffen zu reduzieren. Für einen tieferen Einblick in das, was sich zwischen den Zellen im lebenden Körper abspielt, müssen wir uns die Ergebnisse genialer neuer Mikroskopietechniken ansehen, die einzelne Zellen in der undurchsichtigen Umgebung eines aktiven Tumors sichtbar machen können. Eine Art »intravitale« Mikroskopie, entwickelt im Labor von John Condeelis am Albert Einstein College of Medicine, bringt Makrophagen im Tumor zum Vorschein, die sich mit Krebszellen zusammentun, um sie in ein Blutgefäß einzuschleusen, dessen Wände für sie eigentlich undurchdringlich sind. Der Makrophage hat sozusagen den Dreh heraus, wie er zwei benachbarte Zellen der Blutgefäßwand auseinanderhebelt und eine Bresche schafft, durch welche die Krebszelle entkommen und in anderen Teilen des Körpers Kolonien bilden kann.[12] Und ausbrechen wollen die Krebszellen unbedingt, sorgt ihr Fortpflanzungserfolg doch dafür, dass es in der Umgebung des Tumors erdrückend eng und der Sauerstoff gefährlich knapp wird. So braucht es folglich nicht nur *eine* schurkische Zelle, um einen metastasierenden Krebs hervorzubringen, sondern gleich zwei: eine Krebszelle plus einen normalen, gesunden und allzu hilfsbereiten Makrophagen.

Als Wissenschaftssautorin brauche ich nicht mehr befürchten, dass ich die Abläufe in der Darstellung übermäßig dramatisiere oder anthropomorphisiere, denn das haben die beteiligten Forscher für mich schon erledigt. 2015 schnitten zwei junge Mitarbeiter von Condeelis' Labor einen kurzen Film zusammen, der das Zusammenspiel von Makrophage und Tumorzelle zeigt, das zur Metastasierung von Brustkrebs führt: sowohl als Animation als auch in Form einer Aufzeichnung der Ereignisse, die auf Mikroebene ablaufen. Der Film beginnt mit einem Erzähler, einem graduierten Studenten, der sich in einem unheilverheißenden Ton laut die Frage stellt, welchem Genre dieser Film zuzurechnen sei:

»Horror ... Action oder Krieg«.[13] Der Direktor der National Institutes of Health vergleicht den Streifen in seinem Blog mit *Mission: Impossible* und schreibt ganz aufgeregt:

> Ohne zu viel zu verraten, darf ich doch sagen, dass sich die Handlung um Krebszellen dreht, die aus einem Brusttumor entkommen und sich über andere Teile des Körpers ausbreiten oder in ihnen metastasieren. Unterwegs nutzen diese hinterhältigen Krebszellen Kollagenfasern, um einen Ausbruch zu starten, der einem Drahtseilakt gleichkommt, und werben wichtige Immunzellen, sogenannte Makrophagen, als Doppelagenten an, um sie zu unterstützen und bei ihrer teuflischen Ausbreitung Beihilfe zu leisten.[14]

Brustkrebs ist nicht die einzige Krebsart, die Makrophagen benötigt, um sich Zugang zu Blutgefäßen zu verschaffen und in anderen Bereichen des Körpers Tochtergeschwülste zu bilden. Bislang liegen Hinweise darauf vor, dass Makrophagen an der Metastasierung von Lungen-,[15] Knochen-, Magen- und weiteren Krebsarten beteiligt sind. Und ihre diabolische Rolle endet nicht damit, dass sie Tumorzellen in den Blutstrom hineineskortieren. Sind sie erst an der entlegenen Stelle angelangt, in der diese sich ansiedeln, fördern sie die Angiogenese, die Neubildung von Blutgefäßen, um den Tumor zu ernähren.[16] (Ob dieselben Makrophagen, die Krebszellen in die Blutbahn geleiten, auch am Gefäßwachstum beteiligt sind, ist, zumindest soweit ich weiß, bislang noch unbekannt.)

Allein schon ihre Komplizenschaft bei Krebs müsste ausreichen, um Makrophagen als »die Guten« zu disqualifizieren. Und dabei ist die Ausbreitung von Tumoren nicht das einzige Unheil, das sie anrichten können. Zahlreiche pathologische oder zumindest lästige Erscheinungen von Akne bis Arthritis entstehen durch Entzündungen. Und an Letzteren ist eine Vielzahl an Leukozyten beteiligt, von denen die Makrophagen die Speerspitze bilden. So werden für Akne beispielsweise allenthalben bakterielle Infektionen verantwortlich gemacht, so auch vom Hersteller eines antibakteriellen Reinigungsmittels namens pHisohex: »Bekämpft die Bakterien, Schmutz und Fett, die Akne und Pickel auslösen«, heißt es in der Werbung,[17] obwohl doch inzwischen gut bekannt ist, dass sich diese hässlichen Erscheinungen auch ohne Bakterien als die üblichen Verdächtigen einstellen können.[18] Betrachten wir eine spätere Phase des menschlichen Lebenszyklus, so stellen wir fest, dass Makrophagen an Arthritis sowie Diabetes beteiligt sind und zudem an lebenden Knochen nagen – mit Osteoporose als Ergebnis.

Einer der Orte, an denen man fehlgeleitete Immunzellen wohl ziemlich zuletzt erwarten würde, sind die zum Herzen führenden oder das Gehirn versorgenden Blutgefäße. Deren Verengung, die zu Herzinfarkten bzw. Schlaganfällen führen kann, galt jahrelang als Folge von Fettablagerungen an den Gefäßwänden. Jedem, der auf ein »gesundes Herz« aus war, wurde dringend empfohlen, gesättigte Fettsäuren und Cholesterin, wenn nicht gleich sämtliches rotes Fleisch und überhaupt jedwedes Fett aus seiner Ernährung zu verbannen. »Beim Thema Atherosklerose [die Verengung von Arterien, insbesondere der Herzkranzgefäße] drehte sich alles um Fett und Ablagerungen«, so Peter Libby, Kardiologe und Professor an der Harvard Medical School. »Die meisten Ärzte sahen Atherosklerose als ein einfaches Problem der Rohrleitung an.«[19] Dann kam die Entdeckung, dass »schlechtes« Cholesterin in Arterien eine Entzündung auslösen kann, die zu Schlaganfällen und Herzinfarkten führt – ein weiterer Fall, so Libby, bei dem sich »unsere Immunabwehr gegen uns selbst richtet«.[20] Bei einer Entzündung scharen sich Makrophagen zusammen, die, wie es in einem Artikel von 2015 heißt, »in sämtlichen Stadien der Atherosklerose eine wichtige Rolle spielen«.[21]

Augenblicklich ist die nachdrückliche Feststellung, wonach Entzündungen eine, wenn nicht gar *die* Ursache für menschliche Krankheiten seien, fast schon zur Modeerscheinung geworden. In einem Artikel im *New Yorker* von 2015 berichtet Jerome Groopman (der sich unter anderem damit hervortat, dass er den Makrophagen einen höhere Status als den des Hausmeisters zuwies), dass »immer mehr Ärzte [...] davon überzeugt sind, dass Entzündungen die Ursache für ein breites Spektrum an Erkrankungen bilden, darunter für Demenz, Depressionen, Autismus, ADHS und sogar für das Altern«.[22] Fette und Cholesterin vom Speisezettel zu streichen, reicht also nicht mehr aus. Eine »entzündungshemmende Ernährung« schließt industriell verarbeitete Produkte, Milcherzeugnisse und allgemein Fleisch aus. Solche Kost mag zu Gewichtsverlust führen, was durchaus positiv sein kann, aber es fehlt jedweder belastbare Beweise dafür, dass sie entzündliche Erkrankungen im Zaum halten oder irgendetwas bewirkt, was über die Stränge schlagende Makrophagen bändigen kann.[23]

Ein Ansatz gegen die offensichtliche Unberechenbarkeit von Makrophagen besteht darin, die Kategorie »Makrophagen« als solche aufzugeben und zu postulieren, dass es mehrere Unterkategorien von Zellen gibt, welche die ihnen jeweils zugeschriebenen Verhaltensweisen zeigen. Vermutlich hat jede Kategorie von Makrophagen einen eigenen Satz an Genen, die ihnen Befehle erteilen, die sie gehorsam ausführen. Besonders beliebt war eine Zeitlang die Unterteilung in »M1-Makrophagen«, die für die Tötung von Mikroben verantwortlich seien, und die »M2«-Variante, die sich auf die Wundheilung konzentriere. Diese Klassifizierung erklärt freilich nicht, warum die M2-Zuordnung »Zellen mit dramatischen Unterschieden in ihrer Biochemie und Physiologie umfasst«.[24] Oder wie es ein frustriertes Forscherteam ausdrückte: »Anstatt mit einer begrenzten Anzahl von Varianten, die sich leicht zählen lassen, haben wir es mit einer unbegrenzten Anzahl von polarisierten [aktivierten] Makrophagen zu tun.«[25] Eine übliche Reaktion bestand darin, die funktionale Klassifikation von Makrophagen zu erweitern, wie in einem Artikel von 2008 vertreten wird:

> Wir schlagen vor, eine aussagekräftigere Begründung für die Klassifizierung von Makrophagen auf deren Grundfunktionen zu stützen, die an der Aufrechterhaltung der Homöostase [ein Gleichgewichtszustand, der für die Gesundheit des Organismus notwendig sein soll] beteiligt sind. Wir schlagen drei solcher Funktionen vor: Verteidigung des Wirts, Wundheilung und Immunregulierung.[26]

Aber was ist mit der Rolle von Makrophagen, die Krebs begünstigen oder lebensbedrohliche entzündliche Erkrankungen fördern? Welche »Funktionen« haben sie? Wie sich herausstellt, fallen die Makrophagen, die Tumorzellen in die Blutbahn einschleusen, offenbar unter keine der beiden kanonisierten Kategorien M1 und M2.[27] Dies spricht dafür, dass wir unser Augenmerk weniger auf statische Kategorien als vielmehr auf die Veränderlichkeit der einzelnen Makrophagen richten müssen. So verrückt es klingt, womöglich gehorchen sie keinerlei »Anweisungen«, sondern machen einfach, was sie wollen.

9 | WINZIGE GEISTER

Lange vor dem Triumph der Molekularbiologen im 20. Jahrhundert hatte das weite Gebiet der Immunologie mit der eingehenden Beobachtung einzelner Makrophagen begonnen. Beobachtungen sind normalerweise die Aufgabe von Naturkundlern, die zusammengekauert geduldig in Büschen ausharren, um beispielsweise das Verhalten von Wildtieren zu studieren. Laborforscher neigen eher zu einem aggressiveren Vorgehen und zerstückeln schon mal die Gehirne von Tieren, um deren biochemische Zusammensetzung zu untersuchen. Zum Glück hatte der »Vater« der Zellbiologie sowohl die Geduld des Naturkundlers als auch die ungeduldige Neugierde des ambitionierten Laborforschers.

Der brillante, zwanghaft forschende russische Zoologe Elias Metschnikoff (1845–1916), den Paul de Kruif in seinem Buch *Mikrobenjäger* von 1926 als einen »Mann von so dämonischer Leidenschaft wie nur irgendeine von Dostojewskis unheimlichen Gestalten« beschrieb,[1] war beim Studium von Plattwürmern und Schwämmen auf die Makrophagen aufmerksam geworden. Diese großen Zellen, die sich frei zwischen anderen Körperzellen bewegen können, sind doch ziemlich auffällig. Und wie Metschnikoff als Erster entdeckte, hatten sie noch Besseres zu bieten: Sie konnten sich Partikel (zum Beispiel Mikroben) schlicht dadurch einverleiben, dass sie sie umflossen und mit starken Verdauungsenzymen auflösten, eben jener Prozess, den Metschnikoff als Phagozytose bezeichnete. Die Frage lautete, woher die Makrophagen wussten, was sie angreifen und was sie in Ruhe lassen sollten, welche Zellen oder Partikel »normal« waren und welche vernichtet werden sollten. Metschnikoffs Antwort lautete im Kern, dass Makrophagen, die die »größte Unabhängigkeit« von sämtlichen Körperzellen genossen, dies eigenständig entscheiden könnten:[2] Diejenigen, die sie als zum »Selbst« gehörig erkannten, schonten sie, während sie alles andere verschlangen.

Diese Erklärung wurde von den meisten Zeitgenossen Metschnikoffs umgehend zurückgewiesen. Wie der Philosoph Alfred I. Tauber schreibt, wurde »[d]er Phagozyt [Makrophage] als Herr über das eigene Schicksal und als Vermittler der Selbstheit des Organismus als eine übertrieben vitalistische Konzeption aufgenommen«,[3] das heißt, dass diese Vorstellung an Mystizismus grenzte. Wie sollte eine mikroskopisch kleine Zelle Entscheidungen treffen? Sie war einerseits zu winzig – und natürlich fehlte ihr alles, was einem Nervensystem ähnelte –, und andererseits zu groß, zumindest verglichen mit den einzelnen Molekülen, die in den Augen der Molekularbiologen des 20. Jahrhunderts diejenigen waren, die über sämtliche Abläufe im Organismus geboten. Und was war eine Zelle schon anderes als eine Ansammlung von Proteinen, Fetten, Nukleinsäuren und anderen chemischen Substanzen, eingeschlossen in einer Membran aus Lipiden? Als ich Alberto Mantovani, einen Forscher, die sich schon früh mit der Rolle der Makrophagen bei der Tumorentwicklung befasst hatte, in einem Interview 2016 dazu befragte, was er vom wachsenden Interesse an der »zellulären Entscheidungsfindung« halte, bat er mich, den Ausdruck zu wiederholen. Dann prustete er los.

Aber so ist es: Ein gutes Jahrhundert nachdem sich Metschnikoff wegen der wissenschaftlichen Sünde des »Vitalismus« einen Platzverweis eingehandelt hatte, wurde der unzulässige Begriff zusehends salonfähig. Ich sage »ein gutes Jahrhundert«, weil ich nicht genau festklopfen kann, wann er in der wissenschaftlichen Fachliteratur erstmals genannt wurde. Um 2005 machte der Begriff »cellular decision making« – ohne Anführungszeichen – in der englischsprachigen Fachliteratur immer wieder die Runde. Fünf Jahre später war er Gegenstand internationaler Konferenzen. Warum Mantovani dies nicht mitbekommen hatte, weiß ich nicht und habe wohl aus Höflichkeit nicht nachgefragt. Zugeben muss ich allerdings, dass der Begriff auch in meinen Ohren immer noch ziemlich schräg klingt.

Offiziell ist zelluläre Entscheidungsfindung »der Prozess, durch den Zellen verschiedene funktionell wichtige und vererbbare Geschicke ohne einen assoziierten genetischen oder umweltbedingten Unterschied auf sich nehmen«.[4] Eine Übersetzung könnte lauten, dass es sich um »einen Prozess handelt, den wir nicht verstehen und nicht vorhersagen können«. Für frei bewegliche Zellen wie Makrophagen und Amöben ist eine der häufigsten Entscheidungen, wohin sie als nächstes streben. Wir Menschen können dazu nur vage Vermutungen anstellen in dem Sinne, dass sie sich auf fressbares oder in anderer Hinsicht attraktives Material zubewegen werden. Diese Beobachtung ist allerdings sehr allgemein. Neue Techniken wie die Intravitalmikroskopie machten es möglich, das Verhalten einzelner Zellen im lebenden Gewebe zu verfolgen. Und die Bilder offenbaren ein eklatant hohes Maß an Individualität. Wenn man aus einer Stichprobe von Zellen deren durchschnittliche Bewegungen errechnet, so zeigt sich, dass die meisten ganz eigenwilligen Bahnen folgen, die vom Durchschnitt weit entfernt sind.[5] Krebszellen in einem Tumor zeigen eine »extreme Diversität«.[6] NKs, »natürliche Killerzellen«, die wie Makrophagen Objekte wie Mikroben ins Visier nehmen, töten diese nicht immer. In einem Artikel von 2013 heißt es, dass die meisten NK-Zellen den Kampf aussäßen und ihn einer Minderheit von »Serienkillern« überließen, wie ihre menschlichen Beobachter sie nennen.[7] Bei einem anderen Typ Immunzellen, den T-Zellen oder T-Lymphozyten, die im Thymus ausreifen und vom HIV-Virus angegriffen werden, ist die Beobachtung besonders frustrierend:

> [Sie] bewegen sich durch eine Serie wiederholter Ausfallschritte voran, indem sie sich zu einem Ball zusammenziehen und wieder ausstrecken. Der Zyklus scheint durch eine innere Rhythmik vorgegeben, mit einer Periode von rund 2 Minuten. [...] T-Zellen reisen bei jedem »Ausfallschritt« in ziemlich konstanter Richtung und können diese konsistente Bewegung sogar über mehrere Zyklen hinweg fortsetzen. Allerdings besteht nach jeder Pause für eine Zelle eine hohe Wahrscheinlichkeit, dass sie eine andere Richtung einschlägt.[8]

Wenn etwas nicht vollständig vorhersagbar ist, heißt dies nicht, dass es unerklärlich ist. Als eine Erklärung für die Zellbewegung bringen die Wissenschaftler die »stochastische Störung« ins Spiel, wonach Zellen nach dem Zufallsprinzip von anderen (oder von Partikeln in der Extrazellularflüssigkeit) herumgeschubst würden: In jeder Flüssigkeit oder in jedem Gas bewegen sich Teilchen mit Geschwindigkeiten, die durch die Temperatur festgelegt sind. Zuweilen prallen sie aufeinander und springen in neue Richtungen davon, sodass der Eindruck einer selbstbestimmten Bewegung entstehen kann. Die andere Erklärung lautet, dass einige der Teilchen oder Moleküle, die mit den Zellen zusammenstoßen, dies insofern nicht »zufällig« täten, als sie chemisch codierte Informationen tragen. So nutzen beispielsweise Makrophagen und andere Immunzellen kleine Proteine, sogenannte Zytokine, um andere ihrer Art zur Unterstützung an einen Entzündungsherd zu beordern. Ein eingefleischter Determinist könnte folglich sagen, dass Zellen nicht »entscheiden«, sondern dass ihnen vorgegeben wird, was sie gefälligst zu tun haben.

Aber die Erfahrung, nach dem Zufallsprinzip herumgeschubst

zu werden und gleichzeitig vielleicht noch verständliche Botschaften zu empfangen, teilen auch die einzigen Wesen, die großen Wert darauf legen, dass sie einen »freien Willen« besitzen – also wir. Wenn ich einen Bürgersteig entlanggehe, könnte ich zufällig mit anderen Fußgängern zusammenstoßen, weshalb ich mich mehr oder weniger nahe an die Bordsteinkante heranbewege. Gleichzeitig gehen auf meinem Smartphone möglicherweise Textnachrichten ein, die mich darüber informieren, dass ich mich beeilen oder unbedingt noch Lebensmittel besorgen muss. Alle eingehenden Daten – das Gedränge auf dem Bürgersteig, die Einkaufsliste – müssen von mir verarbeitet werden, ehe ich mich entscheiden kann, wohin und wie schnell ich weitergehe. Weitere Faktoren können mich zur Änderung meiner Route veranlassen. Wenn ich zum Beispiel ein Zusammentreffen mit jemandem in der Menge zu vermeiden versuche, beschleunige ich vielleicht meine Schritte und verdrücke mich hinter eine Hausecke. Natürlich herrschen zwischen einem Menschen, der auf einem belebten Bürgersteig durch die Menge laviert, und einer einzelnen Zelle unendlich große Unterschiede. Eine Zelle ist eine Zelle: Dagegen setzt sich ein menschlicher Körper aus Billionen von Zellen zusammen, also aus ausreichend vielen, um rund eine Billion davon dazu einsetzen zu können, Informationen aus der Umgebung zu sammeln und zu verarbeiten. Dennoch erledigt in jeder Sekunde die einzelne Zelle wie auch das Zellkonglomerat, das wir »Mensch« nennen, dieselbe Aufgabe: Beide verarbeiten eingehende Informationen und treffen Entscheidungen.

Eine wichtige Lehre in Sachen nicht humane Entscheidungsfindung habe ich aus meinen oberflächlichen und informellen Vogelbeobachtungen gezogen. Als ich auf den »unteren« Florida Keys, am Ufer des Golfs von Mexiko, gelebt habe, wurde ich auf das faszinierende Gruppenverhalten von Ibissen aufmerksam. Bei Sonnenuntergang scharten sie sich regelmäßig zur Nachtruhe auf einer nahegelegenen Mangroveninsel zusammen. Zum Sonnenaufgang schwangen sie sich wieder in die Lüfte, um Kurs auf ihre Futterplätze zu nehmen. Ich vermutete, dass beide Ereignisse vom Einfallswinkel und der Intensität der Sonnenstrahlen oder vielleicht von Leitibissen oder einem Zentralkomitee der Vögel gesteuert würden. Woher sonst sollten die Tiere wissen, wie sie sich zu verhalten hatten? Aber wie weitere Beobachtungen zeigten, vollzog sich dieser morgendliche Start entweder als eine koordinierte Aktion, bei der sich bis zu hundert Vögel gleichzeitig in die Lüfte schwangen, oder er nahm einen chaotischen und anarchischen Verlauf, bei dem einzelne und kleine Gruppen von Vögeln zeitlich leicht versetzt davonflogen. Als ich einen Verhaltensforscher – einen alten Freund von der Cornell University – fragte, was ihr Verhalten steuere, schloss er nicht aus, dass die Sonne oder Trendsetter unter den Ibissen eine Rolle spielen könnten, wies aber auch auf das sich frühmorgens einstellende heftige Gedränge und Geschubse hin. Mit anderen Worten: Nichts »steuerte« die Vögel in dem deterministischen Sinn, in dem ich es verstand. Kein Ein-und-Aus-Schalter sagte ihnen, dass sie entweder sitzenbleiben oder auffliegen und nach Futter suchen sollten. Unversehens war ich auf das, wie es genannt wurde, »Harvard-Gesetz des tierischen Verhaltens« gestoßen, das mit Murphys Gesetz verwandt ist: »Selbst beim schönsten Versuchsaufbau mit kontrollierten Variablen, die noch so sorgfältig gewählt sind, tut das Tier das, was ihm verdammt noch mal so passt.«[9]

Mit meinem Doktortitel in Zellbiologie war ich gar nicht auf den Gedanken gekommen, dass ein Geschöpf wie der Ibis mit seinem buchstäblichen »Spatzenhirn« überhaupt irgendwelche Entscheidungen treffen könnte, ob individuell oder kollektiv. Und ebenso wenig hätte ich mir vorstellen können, dass das Verhalten einzelner Zellen nicht komplett von deren Genen und der Umgebung determiniert würde. Trotzdem bekamen biologische Gebilde, die deutlich kleiner waren als Spatzenhirne, jetzt eine Fähigkeit zur »Entscheidungsfindung« zuerkannt. 2007 machte ein deutsches Forscherteam ausgerechnet unter Fruchtfliegen einen, wie die beteiligten Wissenschaftler es nannten, »freien Willen« aus. Die Fliegen wurden in einer Trommel mit weißer Innenseite, von der keinerlei sensorische Reize ausgingen, an einen Drehmomentsensor geklebt. Während die gemarterten Insekten verzweifelt loszufliegen versuchten, zeichneten die Forscher ständig ihre Zickzack-Bewegungen auf und unterzogen diese vielfältigen mathematischen Analysen. Das Ergebnis lautete, dass ihr Zappeln nach mathematischer Definition nicht »zufällig« erfolge. Es war vielmehr spontan und hatte direkt in den Insekten ihren Ursprung.[10] Und warum sollte eine Fruchtfliege keine zufälligen, sondern vielmehr komplett unvorhersagbare Bewegungsmuster generieren? Nach Teamleiter Bjorn Brembs könnte Unvorhersagbarkeit einen Überlebensvorteil bieten: Ein eher »deterministisch« konstruiertes Geschöpf – zum Beispiel eines, das aufgeschreckt stets nach rechts entweicht – würde Fressfeinden viel leichter zum Opfer fallen.

Laut der Kritik eines Kollegen aus der Neurobiologie, von der Brembs berichtete, seien Fruchtfliegen schlicht »zu klein«, um in Entscheidungsprozesse einzusteigen, geschweige denn in irgend etwas, das als »freier Wille« durchgehen könne. Dabei sind sie keineswegs die kleinsten Stäubchen Leben oder lebensähnlichen Materials, die selbstständiges Verhalten an den Tag legen. Ein den Biologen wohlbekanntes Beispiel ist der Lambda-Phage, ein Virus, der Jagd auf einen vertrauten Bewohner unserer Gedärme macht – das Bakterium E. coli. Ein Virus besteht aus einem oder zwei Nukleinsäure-Strängen, gewöhnlich DNS, die mit einer Proteinhülle überzogen sind. Obwohl so winzig, dass sie nur unter dem Elektronenmikroskop sichtbar sind, haben Phagen im Verlauf ihrer Entwicklung eine wichtige Entscheidung zu treffen: Wenn einer in eine Zelle des Typs *E. coli* eindringt, kann er entweder in einem Schlafzustand abwarten, bis seine Nukleinsäure bei der Teilung der Zelle reproduziert wird, oder die Zelle sofort *lysieren* – sie also zum Platzen zu bringen, worauf ein Schwarm an Nachkommen freigesetzt wird, die weitere *E. coli* befallen. Gewaltige Stapel an Papier wurden mit Differenzialgleichungen beschrieben, in dem Bemühen vorherzusagen, wie eine Begegnung zwischen einem Phagen und einem Kolibakterium weiterverläuft – mit dem Ergebnis, dass dies offenbar von der Entscheidung des jeweiligen Phagen abhängt.[11]

Wenn wir uns auf der Größenskala noch weiter nach unten begeben – von den Zellen zu den Molekülen und von ihnen zu den Atomen und subatomaren Teilchen –, steigt das Maß der Spontaneität nur noch weiter an, bis wir auf den wilden Tanz der Teilchen auf Quantenebene stoßen. Die Quantenphysik hat gezeigt, dass das Verhalten subatomarer Teilchen grundsätzlich nicht voraussagbar ist. Wenn zum Beispiel ein Elektronenstrahl durch eine Blende mit zwei parallelen Spalten gelenkt wird, muss jedes Elektron selbst »wählen«, in welchen Schlitz es eintritt. Bei einem Atom oder einem subatomaren Teilchen kann man unmöglich gleichzeitig wissen, wo es sich aufhält und wie schnell es sich bewegt. Wie der angesehene Physiker Freeman Dysen es fasste: »Es gibt eine bestimmte Art Freiheit, in der Atome umherspringen müssen, und anscheinend entscheiden sie dies völlig selbstständig ohne äußeren Input, folglich haben Atome in einem gewissen Sinn einen freien Willen.«[12]

Solche Äußerungen beinhalten natürlich ein stillschweigendes Dementi: Niemand unterstellt ernsthaft, dass Zellen, Viren oder gar Elementarteilchen ein Bewusstsein, Bedürfnisse oder eine Persönlichkeit hätten. Was sie besitzen, ist *agency*, wie sie im angelsächsischen Raum genannt wird, also *Handlungsmacht* oder *Wirkkraft*, die Fähigkeit, eine Aktion anzustoßen. Wenn selbst diese Festschreibung noch gewagt klingt, so liegt dies daran, dass wir uns Handlungsmacht nur als etwas vorstellen können, das Menschen, Gott oder vielleicht bestimmten größeren »charismatischen« Tieren wie Elefanten oder Walen zugeschrieben werden kann. Ich gebrauche den Begriff wie Jessica Riskin in ihrem brillanten Buch *The Restless Clock* in einem großzügigen philosophischen Sinn als »etwas wie das Bewusstsein, aber grundlegender, rudimentärer, [als] eine uranfängliche, grundlegend notwendige Eigenschaft. Ein Ding kann ohne den Besitz von Handlungsmacht kein Bewusstsein haben, aber es kann ohne Bewusstsein über Handlungsmacht verfügen«.[13] Handlungsmacht, so fährt sie fort, sei »schlicht eine intrinsische Fähigkeit, auf die Welt einzuwirken, Dinge in einer Weise zu bewirken, die weder prädeterminiert noch zufällig ist«.[14] Diese Fähigkeit schreiben wir in der Umgangssprache regelmäßig auch Dingen zu, von denen wir wissen, dass sie weder ein Bewusstsein haben noch lebendig sind, wie in dem Satz: »Dieses Auto will einfach nicht anspringen«, obwohl uns doch vollkommen klar ist, dass das Auto gar nichts »will«. Riskin kommt es darauf an, dass die Mission der Naturwissenschaft, jener deterministischen, die zur Mitte des 17. Jahrhunderts aufkam, darin bestanden hat, die letzten Überreste einer Beseelung aus der natürlichen Welt zu verbannen. Blitze, so sagte man uns, sind eine elektrische Entladung, kein Ausdruck göttlichen Missfallens. Die Amöbe bewegt sich nicht deshalb, weil sie »will«, sondern weil sie durch chemische Konzentrationsgefälle in ihrer Umgebung gesteuert wird. Wenn man einer wissenschaftlich ausgebildeten Person sagt, dass etwas nicht vorhersagbar sei, wird sie nach Kräften nach einem Weg suchen, es doch vorauszusagen und sogar unter Kontrolle zu bringen. Handlungsmacht ist freilich nicht auf Menschen, Götter oder Lieblingstiere beschränkt. Sie verteilt sich über das gesamte Universum, bis hinunter zum kleinsten vorstellbaren Maßstab.

Die Wissenschaft hat auf Riskins These eine Antwort. Nach neuesten Erkenntnissen aus der Kognitionswissenschaft haben Menschen eine angeborene Neigung, Handlungsmacht oder Wirkkraft, ob in Form von Göttern oder Geistern, da zu sehen, wo sie gar nicht existiert, weil dies einst einen Überlebensvorteil gebracht hat. Ein prähistorischer Mensch oder Hominid hat möglicherweise gut daran getan, sich vorzustellen, dass jedes Rascheln im hohen Gras von einem sich heranschleichenden Leoparden – oder einer ähnlich gefährlichen Lebensform – herrührt. Wer bei einem Rascheln auf einen Leoparden schließt, kann noch davonlaufen und verliert, wenn er sich irrt, dabei nicht mehr als kurzzeitig seinen Seelenfrieden. Aber wer annimmt, das Gras bewege sich nur im Wind, während ein Leopard daraus hervorspringt, endet als dessen fette Beute. Entsprechend favorisiert unser Gehirn die furchterregende Deutungsalternative und die Entscheidung davonzurennen. Wir sind zu dem geworden, was die Kognitionswissenschaft *hyperactive agency detection devices,* ungefähr »hyperaktive Handlungsträger-Detektoren« nennen: Wir sehen in den Wolken Gesichter, hören im Donner Drohungen und wähnen allenthalben um uns herum Wesen, die mit einem Bewusstsein ausgestattet sind, auch wenn keine da sind. Genau das hat die Wissenschaft als Schlüsselargument gegen die Religion ins Feld geführt: Nicht umsonst trägt eines der bekanntesten Bücher zum Thema den Titel *Why Would Anyone Believe in God?*

Wenn die Verbindungslinie von eingebildeten Leoparden zu monotheistischen Gottheiten ziemlich weit hergeholt erscheint, so wohl deshalb, weil sie die Kognitionswissenschaftler überstürzt gezogen haben. Der Punkt ist nicht, dass sich bei vielen dieser Leoparden herausgestellt hat, dass sie *nicht* da waren, sondern dass die von Hominiden und ersten Menschen bevölkerte Welt von noch ziemlich vielen Exemplaren dieser Art unsicher gemacht wurde. Ziemlich wahrscheinlich war vielen unserer Vorfahren völlig klar, dass ihre Vorsicht sie in die Irre leiten konnte; dass sie sich trotzdem lieber täuschen ließen, können wir als Entscheidung verstehen. Wohl schwerer nachzuvollziehen ist für uns heute, dass wir uns auf einem Planeten entwickelt haben, auf dem es vor andersartigen »Handlungsträgern« nur so wimmelte – von Tieren, die uns willkürlich und binnen Sekunden mit einem Prankenhieb zerreißen oder einem Schlag der Schwanzflosse ertränken konnten. Dass sich die Angst vor gefährlichen Raubtieren auf – moralisch ambivalente – »Geister« übertragen habe, an die die Menschen der Frühzeit glaubten, erscheint als Hypothese eher nachvollziehbar, wenn wir uns daran erinnern, dass sich die Menschen, bevor sie selbst jagen konnten, offenbar an den Knochen und Fleischresten bedienten, die Raubtiere nach ihrem Mahl zurückgelassen hatten. Der Räuber war also zugleich auch ein nützlicher Versorger, mehr oder weniger wie die später auftauchenden Götter.

Das wissenschaftliche Argument besagt mit anderen Worten, dass es selbst dann ein Irrtum war, der natürlichen Welt Handlungsmacht zuzuschreiben, wenn dieser Irrtum in einem evolutionären Sinn einen Nutzen brachte. Dagegen vertrete ich die Auffassung, dass der Fehler, und womöglich sogar der größte, den die Menschheit je begangen hat, vielmehr darin besteht, sich die Natur als einen passiven, letztlich unveränderlichen Mechanismus vorzustellen. Der »Tod der Natur«, wie Carolyn Merchant es fasste, verwandelte die natürliche Welt von einer belebten, wenn auch oft bedrohlichen Umgebung in eine bloße Ressource, die es auszubeuten galt.[15] In ihrer Entschlossenheit, die Biologie auf Chemie zu reduzieren, neigten die Biologen des 20. Jahrhunderts dazu, über das Leben auf der zellulären Ebene einfach hinwegzugehen: Moleküle waren weitaus leichter zu handhaben und ihre Verhaltensweisen deutlich besser vorherzusagen, als es bei lebenden Zellen der Fall war. Daraus ergaben sich in der Biologie freilich Paradoxien und Mysterien wie das Problem der Immunzellen, die Krebs begünstigen oder Autoimmunerkrankungen auslösen. Durch die Linse der reduktionistischen Wissenschaft betrachtet, wurde das Leben selbst zu einer Art Mysterium, das sich nur aufklären ließ, wenn man es als eine unermesslich komplexe Kettenreaktion molekularer Ereignisse begriff. Heute billigen wir den Status des »Mysteriums« gerne einer Sache zu, die uns so innig vertraut sein müsste wie das Leben: dem Bewusstsein.

Falls man daraus eine Lehre ziehen kann, dann ist es wohl Demut. Trotz unserer vielgepriesenen Intelligenz und »Komplexität« sind wir nicht die alleinigen Lenker unserer Geschicke oder überhaupt von irgendetwas. Man kann verbissen seine Fitnessübungen machen und nach den neuesten Moden der Ernährungswissenschaft essen und trotzdem am Stich einer gereizten Biene sterben. Auch schlank und beispielhaft fit kann man einen Makrophagen in sich tragen, der beschließt, mit einem heranwachsenden Tumor gemeinsame Sache zu machen. Dies hatte schon Elias Metschnikoff wie jeder Biologe nach ihm richtig erkannt. In Zurückweisung der traditionellen – und sich hartnäckig haltenden – Vorstellungen von Harmonie und Ganzheit vertrat er eine Biologie, die auf Konflikte *innerhalb* des Körpers abhob und in der später körpereigene Zellen in den Fokus rückten, die um Raum, Nahrung und Sauerstoff konkurrierten. Auch wenn wir das Ergebnis dieser Konflikte durch persönliche Gewohnheiten beeinflussen können – und dereinst vielleicht sogar durch medizinische Verfahren, die Immunzellen zu einem verantwortlicheren Verhalten bringen –, entzieht sich der Ausgang letztlich unserer Kontrolle. Und das, was unvermeidlich am Ende steht, verhindern wir sowieso nicht: den Tod.

10 | »ERFOLGREICHES ALTERN«

Der Druck, fit und schlank zu bleiben und den eigenen Körper im Griff zu haben, lässt im Alter keineswegs nach: Vielmehr werden die Daumenschrauben angezogen. Freunde, Familienmitglieder und Ärzte bearbeiten Ältere, sich in einem Fitnessstudio anzumelden, »gesund zu essen« oder allermindestens tägliche Spaziergänge zu unternehmen. Wer darauf gehofft hat, nach Jahrzehnten von Stress oder körperlicher Schwerstarbeit in einen Lehnstuhl oder eine Hängematte zu sinken, wird möglicherweise enttäuscht. Wahrscheinlicher hält seine Zukunft ein Laufband oder eine Latzugmaschine bereit, zumindest wenn er sich den Zugang zu solchen Geräten leisten kann. Ein eher auf Kommandoton setzender Ratgeber für Senioren verlangt:

> *Trainieren Sie sechs Tage in der Woche und für den Rest Ihres Lebens.* Tut mir leid, aber da kann man nichts machen. Da gibt es kein Feilschen, kein Nachgeben, keine Ausreden. Ernsthaftes Training an sechs Tagen, bis ans Ende Ihres Lebens.[1]

Der Grund für diese drakonische Verordnung lautet: »Ab fünfzig haben Sie einfach nicht mehr die Wahl – entweder Sie trainieren oder Sie werden alt.«[2] Wer aus dem Erwerbsleben ausgeschieden sei, für den sei der Gang ins Fitnessstudio die neue Aufgabe, die er als eine großartige begreifen müsse.

Menschen über 55 Jahren sind unter den Mitgliedern von Fitnessstudios inzwischen die am schnellsten wachsende Gruppe.

Manche der Clubs wie die Kette Silver Sneakers sprechen gezielt Ältere an, wobei einige sogar so weit gehen, Jüngere möglichst draußen halten – weil sich Ältere der Theorie nach nicht von Muskelpaketen oder Elastan-Elfen einschüchtern lassen wollen. Wenn die schlichte Präsenz Weißhaariger nicht hinreicht, um Jüngere abzuschrecken, streichen manche Studios Hanteltraining aus dem Angebot: Das Plumpsen herabfallender Gewichte könnte die Älteren stören oder als Vorwurf aufgefasst werden, weil sie sich selbst eher an Geräten abarbeiten. In meinem gemischtaltrigen Studio neigt sich die Waagschale klar zugunsten der über 50-Jährigen, bei denen »körperliches Training zu einem Muss geworden« ist. Den Ambitionierteren dient das Studio nur als Teil ihres Fitnessprogramms. Sie joggen schon am Morgen oder haben beim Eintreffen im Studio schon zahlreiche Kilometer auf dem Rad hinter sich. Mark, ein 58-jähriger Angestellter, absolviert schon um 6 Uhr vor Arbeitsbeginn ein Trainingsprogramm und ein weiteres nach der Arbeit. Sein Ziel? »In Schwung bleiben.« Der Preis fürs Überleben ist endlose Plackerei.

Für gesundes Altern werden wir oft auf das Beispiel Jeanne Louise Calments verwiesen, einer Französin, die 1997 im Alter von 122 starb – die längste jemals registrierte Lebensspanne.[3] Calment brauchte in ihrem Leben nie zu arbeiten, hat sich dafür aber, wie man sagen darf, ganz an ihrer Fitness »abgearbeitet«. Als ihr wohlhabender Ehemann noch lebte, gehörten Tennis, Schwimmen, Fechten, Jagen und Bergsteigen zum gemeinsamen Spaßprogramm. Ins Fechten stieg sie mit 85 Jahren ein, und noch mit 111, da schon im Altenheim, startete sie mit Gymnastik im Rollstuhl in den Tag. Wer sich von ihrem Beispiel Ernährungstipps erhofft, der wird enttäuscht: Calment mochte Rindfleisch, Gebratenes, Schokolade und Rührkuchen. Und undenkbar für heutige Standards, rauchte sie Zigaretten und griff zuweilen zur Zigarre, auch wenn sie in ihren letzten Jahren an Dauerhusten litt, was Tabakgegner beruhigen wird.

So sieht also »erfolgreiches Altern« aus: von ewiger Jugend kaum noch zu unterscheiden, einmal abgesehen von der gewaltigen Investition an der Zeit, die es einem abverlangen kann. Die Anthropologin Sarah Lamb und ihre Co-Autoren[4] datieren das Aufkommen des Konzepts auf die 1980er-Jahre und verorten es in der gesamten westlichen Welt, wo es auch unter den Begriffen »aktives« Altern, »gesundes Altern«, »produktives Altern« und »vitales Altern«, »Anti-Aging« oder »richtiges Altern«[5] verbreitet ist. Lamb berichtet:

[Die] WHO widmete den Weltgesundheitstag dem »gesunden Altern«, und die Europäische Union rief 2012 zum Europäischen Jahr des aktiven Alterns aus.[6] In Nordamerika und Westeuropa wimmelt es von Zentren für gesundes Altern, aktives Altern und erfolgreiches Altern. Sachbücher und Ratgeber zum Thema haben Hochkonjunktur.[7]

Zu den bei Amazon bestellbaren deutschsprachigen Werken zählen: *Alt werden war gestern; Alt werden – gesund bleiben; Können wir 150 Jahre alt werden?: Wir leben nur die Hälfte unserer potentiellen Lebensspanne!; Verwöhnte Zellen bleiben jung: Ernährung aus der Sicht des Körpers; 15 Jahre länger leben: die 7-Säulen-Anti-Aging-Strategie nach dem Hormesis-Prinzip; Steinalt und Kerngesund: 100 Jahre erfüllt leben* und so weiter. Einig sind sich die Bücher darin, dass Altern an sich ein abnormer Prozess sei, der nicht hingenommen werden dürfe. Wie der Arzt und Co-Autor von *Mit jedem Jahr jünger* unter der Unterüberschrift »›Normales Altwerden‹ ist nicht normal« es fasste:

Je mehr ich mich mit Gerontologie beschäftigte, desto klarer wurde mir, dass all diese Leiden und der Verfall [Herzattacken, Schlaganfälle, die üblichen Krebsarten, Diabetes, die meisten Stürze, Knochenbrüche] keineswegs zum Altwerden gehören. Sie sind einfach eine Schande.[8]

Und wer ist für die Schande verantwortlich? Nun, natürlich jeder Einzelne von uns. Alle Bücher zum erfolgreichen Altern heben hervor, dass ein langes und gesundes Leben für jeden in Reichweite liege, der die erforderliche Disziplin aufbringt. Jeder trägt für sich die alleinige Verantwortung, ganz egal welche Handikaps – Überanstrengung, Gendefekte oder Armut – er aus seiner bisherigen Existenz mitbringt. Weitgehend oder ganz außen vor bleiben die materiellen Faktoren, welche die Gesundheit Älterer beeinflussen, so der persönliche Wohlstand, Transportmöglichkeiten und soziale Unterstützung. Abgesehen vom Beistand durch den persönlichen Guru oder Fitnesstrainer ist jeder auf sich gestellt.

Leider sind die Anweisungen der Gurus alles andere als einhellig und leicht zu befolgen. An der Ernährungsfront herrscht auch nicht mehr Klarheit als in allgemeinen Ernährungsempfehlungen für Erwachsene. Soll man auf eine Paleo-Diät oder lieber auf komplexe Kohlenhydrate setzen? Auf alle Fette verzichten, die nicht aus Avocados oder Oliven stammen? Gehören zur allenthalben empfohlenen »Mittelmeerküche« auch griechisches Gyros oder italienische Schinken- und Wurstspezialitäten? Vielleicht sollten wir ja auch ganz aufs Essen verzichten. »Zahlreiche Studien haben gezeigt«, dass eine gedrosselte Kalorienzufuhr oder zeitweises Fasten das Leben von Ratten oder anderen Tieren verlängern kann. Die Debatte über die Wirksamkeit beim Menschen hält bislang noch an,[9] obwohl die meisten von uns das Leben an der Hungergrenze wohl kaum noch lebenswert fänden. Wenn sich eine allgemeine Regel ausmachen lässt, dann wohl die des Verzichts: Alles, was gut schmeckt – zum Beispiel Fettiges, Salziges oder Süßes –, muss jetzt vermutlich im Interesse eines erfolgreichen Alterns beiseitegeschoben werden.

Auch in Sachen Bewegung wenig Präzises. Manche Quellen wie das oben zitierte Buch empfehlen viel Training, etwa sechs Tage in der Woche je ungefähr 45 Minuten, und sagen uns, wie diese zwischen Herz-Kreislauf- und Muskeltraining aufzuteilen seien. Aber insgesamt herrscht eine verstörende Vagheit. Manchmal heißt es nur, wir sollen einfach »aktiv werden« oder »in Bewegung kommen«, weil angeblich schon die kleinste Bewegung lebensverlängernd wirke. »Auch wenn Sie keine Spitzenleistung bringen, laufen Sie weiter. Wenn Sie nicht laufen können, dann gehen Sie, aber bleiben Sie in Bewegung.« [10] Leuten, die einen sitzenden Beruf ausüben, könne es schon helfen, wenn sie am Schreibtisch herumzappeln oder sich einen Parkplatz suchen, der einen Block entfernt liegt. Wie eine Frau mittleren Alters berichtet: »Ich bleibe immer zwanghaft auf Trab, weil ich bei jedem Hinsetzen gleich ein schlechtes Gewissen kriege.« [11] Untätig sein ist gleichbedeutend mit Altwerden. Gesundheit und Langlebigkeit wollen durch rastlose Aktivitäten verdient werden. Optimistisch betrachtet, kann selbst das Zittern der Parkinson-Krankheit als gesunde Ertüchtigung gelten, weil es immerhin den Kalorienverbrauch erhöht. Nur eines dürfen wir keinesfalls tun: still dasitzen und beispielsweise ein Buch über gesundes Altern lesen.

Dabei hat das Altern insofern auch angenehme Seiten, als Ehrgeiz, Konkurrenzdenken und Lust abnehmen. So wandte sich Betty Friedan in ihren Siebzigern von der Genderfrage dem Älterwerden zu, schrieb ihr Buch *Mythos Alter* und verriet einem Interviewer, dass Menschen mit zunehmendem Alter »immer authentischer wurden. Sie kümmerten sich nicht mehr darum, was andere über sie dachten, und auch nicht um dieses dauernde Mithalten-Müssen und dieses ›Mache ich mich da nicht zum Narren‹?«[12] Eine andere bekannte Feministin, die in Australien geborene Engländerin Lynne Segal, wies darauf hin, dass Künstler und Künstlerinnen ihre besten Arbeiten oft im Alter schufen. »Unzeitgemäß: die Freuden und Gefahren des Alterns« lautet übersetzt der Titel ihres gut dokumentierten und ausgewogenen Buchs zum Älterwerden.[13] Aus persönlicher Erfahrung kann ich hinzufügen, dass älter werden mit einer erfrischenden Gleichgültigkeit gegenüber allem einhergeht, was mit Strebsamkeit und dem Zwang zu tun hat, sich alle möglichen Verpflichtungen aufzuhalsen und jede Gelegenheit beim Schopf zu ergreifen.

Aber am Ende erkennen selbst die energiegeladensten Senioren, dass Älterwerden vor allem mit zunehmenden Einschränkungen verbunden ist, die sich oft schon lange vor dem Zeitpunkt einstellen, ab dem man Anspruch auf Behandlungen über Medicare oder kostenlose Gesundheitschecks hat. Die Sehschärfe lässt gewöhnlich schon in den Vierzigern nach und macht eine Lesebrille erforderlich. Die Menopause trifft Frauen in den frühen Fünfzigern, zusammen mit dem Knochenschwund. Knie- und Kreuzschmerzen treten in den Vierzigern und Fünfzigern auf und beeinträchtigen die Beweglichkeit, die »erfolgreiches Altern« erfordert. Wie wir Älteren einander im Fitnessstudio zumurmeln: »Ein verdammtes Ding kommt zum anderen.« Und diese Dinger sind zu alltäglich und öde, um selbst für Smalltalk herzuhalten. Wie die Volkszählungsbehörde US Census Bureau berichtet, leiden fast 40 Prozent der Menschen ab 65 zumindest unter einer Einschränkung. Zwei Drittel von ihnen klagen über Probleme beim Gehen oder Steigen.[14] Trotzdem marschieren wir tapfer weiter, auch wenn wir gelegentlich Zugeständnisse an arthritische Gelenke oder Muskelfaserrisse machen, aber immer im Bewusstsein, dass längeres Aussetzen bei der Anstrengung, sei es für zwei oder mehrere Wochen, zum katastrophalen Zusammenbruch führen kann. »Man wird nicht inaktiv, weil man altert«, sagt man uns immer wieder. »Man altert, weil man inaktiv geworden ist.«

Unsterblichkeit wäre zweifellos ein verlockenderes Ziel, wenn wir uns vorstellen könnten, ohne Gebrechen weiterzuleben. Aber wer außer der winzigen Gruppe der Milliardäre des Silicon Valley ist schon an einem verlängerten Leben interessiert, in dem man so lange von Pflegekräften gefüttert und auf die Toilette gesetzt wird, bis vielleicht ein wirklicher biomedizinischer Durchbruch Änderung schafft. Bescheidener wird das Ziel des »erfolgreichen Alterns« häufig als »Kompression der Morbidität« auf die letzten paar Lebensjahre formuliert. Mit anderen Worten: als ein gesundes, aktives Leben, gefolgt von einem rasanten Abbau bis zum Tod. Das zweite Ziel mag mit erklären, warum in neuerer Zeit »extreme« und gefährliche Sportarten so großen Zulauf erhalten, zumindest unter denen, die sich Ski-Resorts, Snowboarden oder einen Abstecher nach Nepal leisten können. Während die Bedürftigen wegen ihres ungesunden Lebensstils in der Kritik stehen, kassieren Reiche Beifall fürs Bezwingen des Mount Everest, ein Unternehmen, das eine Todesrate von 6,5 Prozent[15] ausweist und mindestens 100.000 Dollar kostet, Ausrüstung und Flugkosten nicht mitgerechnet. Wenigstens können sich Fitnessenthusiasten glücklich schätzen, dass auch Kletterern inzwischen glutenfreie und vegane Kost zur Verfügung steht.[16]

Aber die Ziele eines gesunden, aktiven Lebens und eines rasch darauffolgenden Todes sind wohl nur dann miteinander vereinbar, wenn eine Lawine oder die Höhenkrankheit zur Hilfe eilt. Als wahrhaft düstere Aussicht besteht für viele von uns die Wahrscheinlichkeit, dass all die kleinen Maßnahmen, mit denen wir uns fit zu halten versuchen – all der Verzicht und das Training –, nur dazu führen, dass wir länger mit beeinträchtigenden und erniedrigenden Einschränkungen leben müssen. Wie eine Kolumnistin der *New York Times* es fasste: »Der Preis, den wir für eine verlängerte Lebensspanne bezahlen, besteht in einer hohen Rate an Altersgebrechen.«[17] Garantien gibt es nie.

In Abwesenheit von Garantien gibt es jedoch Versprechungen zu Hauf, wobei die Verheißung, dass wir »mit jedem Jahr jünger« würden, längst nicht die extravaganteste ist. Immer mehr Hautpflegeprodukte, mit denen man einst nur dem »Alter trotzte«, sollen heute sogar eine »Umkehr des Alterns« bewirken. Und wie uns Wellnesscoaches und -websites ans Herz legen, gehört eine jugendliche Erscheinung zur »Selbstzufriedenheit«, die in jeder Altersstufe für das Wohlbefinden als wesentlich gilt. Das Verdienst, in das Wellnesspaket noch Schönheit – oder zumindest den Anschein von Jugendlichkeit – hineinzupacken, gebührt sicherlich den Promi-Wellnessunternehmerinnen, die neuerdings eigene Marken kreieren, beginnend mit der Schauspielerin Gwyneth Paltrow, deren Website Goop seit 2008 Tipps für Schönheit, Gesundheit, Shoppen und Kochrezepte verbreitet. Die Schauspielerin Blake Lively startete 2013 ihr eigenes »Lifestyle-Unternehmen«, bei dem es darum geht, »ein ganz einzigartiges, kuratiertes Leben« zu führen, und das noch dazu Tipps für die häusliche Deko gibt.[18]

Allen liegt die Annahme zugrunde, dass die Kundschaft über massenhaft Zeit und Geld verfüge, um sich unter anderem Dinge zu gönnen wie einen »hautverjüngenden Kissenbezug mit patentierter Kupfertechnologie« für 60 Dollar oder eine hautstraffende »Hochfrequenz-Behandlung« für 5000 Dollar. Wer das notwendige Kleingeld für solche Errungenschaften und Eingriffe hat, kann sich also möglicherweise vom Anti-Aging-Ansatz »Mit jedem Jahr jünger« freikaufen und einen eher hedonistischen Weg einschlagen, der verwöhnt, statt zu fordern. Die »Celebrity«-Wellness-Unternehmerin Amanda Bacon, die ihre »Berühmtheit« allein ihrer Marke Moon Juice verdankt, bietet als Ersatz für ein schweißtreibendes Fitnessprogramm eine Produktlinie aus

Cremes und Drinks, angereichert mit den exotischen und kostspieligen Substanzen, die sich Bacon selbst gerne gönnt: »Hoshou-wu, Silbernadeltee, Pearl, Reishi, Cordyceps, Quinton-Ampullen, Bienenpollen und Chaga«. Auf sich selbst achten, lautet das Thema, was sich denn auch im Preis der konsumierten Artikel wie in der Zeit niederschlägt, die man für ihre Beschaffung und die »Kuratierung« aufwenden muss. Wie die Reporterin Molly Young von der *New York Times* kommentiert:

> Was Goop (und Adepten wie Moon Juice) verkaufen, ist die Vorstellung, dass es nicht nur verzeihlich, sondern lohnend ist, täglich Stunden damit zuzubringen, sich auf kleinste Stimmungsschwankungen, Essensentscheidungen, Schönheitsrituale, Fitnessgewohnheiten, Badegepflogenheiten und Schlafprogramme zu konzentrieren. Was sie verkaufen, ist innige Beschäftigung mit sich selbst als ultimatives Luxusprodukt.[19]

Es überrascht nicht, dass diese von Promis beworbenen Wellnessanwendungen nicht wirklich evidenzbasiert sind, auch wenn es zur heilenden Wirkung von Pearl großangelegte randomisierte Doppelblindstudien geben mag, die mir entgangen sind. Andere, ebenso passive (und geruhsame) Wellnessanwendungen ohne Schweißvergießen dürfen für sich etwas mehr wissenschaftliche Glaubwürdigkeit in Anspruch nehmen, zum Beispiel die »Berührungstherapie«. Bekannt ist, dass sich Kleinkinder und wahrscheinlich auch der Nachwuchs vieler Säugetiere nur dann gesund entwickeln, wenn sie getragen und berührt werden. Daraus leiten manche Wellness-Anbieter ab, dass selbst Erwachsene in modernen Gesellschaften unter »Berührungsentzug« litten – allen voran die Älteren, die ihre Partner oder zumindest das Interesse an ihnen verloren haben oder für die Dating-Szene schlicht schon zu alt sind.

Zum Glück sind Berührungen so leicht zu bewerkstelligen, dass Thermalbäder, Kliniken und Altenpflegeheime sie in Form von Massagen oder »Heilberührungen« in ihr Angebot aufnehmen können. Wie uns ein Anbieter von betreutem Wohnen begeistert berichtet, senken Berührungen den Blutdruck und den Blutzuckerspiegel und machen Senioren wieder wacher, während Ganzkörperumarmungen sogar »das Immunsystem stärken, Schmerzen und Depressionen lindern, die Stimmung aufhellen, Stress vermindern, den Puls senken und mitunter der Parkinson-Krankheit vorbeugen«.[20] Diese Umarmungen können vom Pflegepersonal verabreicht oder bei einer neuentstandenen »Kuschelindustrie« gebucht werden, die sieben Tage die Woche rund um die Uhr gegen Entgelt asexuelle innige Umarmungen im Angebot hat.[21]

Entzündungsaltern

Im 20. Jahrhundert verlegte sich die medizinische Wissenschaft darauf, den Alterungsprozess statt als normales Stadium im Lebensablauf als eine Art Krankheit zu betrachten.

Frauen waren es bereits gewohnt, dass ihr Leben von der Pubertät bis zu den Wechseljahren »medikalisiert« wurde. Schwangerschaften und Niederkünfte galten als Akutfälle, die intensive medizinische Überwachung und oft sogar Eingriffe erforderten. Da aber gegen das Altern kein Kraut gewachsen ist, waren die Betagten häufig auf eigene Methoden zurückgeworfen, die seinerzeit meist aus Stärkungsmitteln und Elixieren mit viel Alkohol oder Kokain bestanden und sich mitunter – zumindest kurzfristig – als höchst wirksam erwiesen. Erst in den 1960er- und 1970er-Jahren warteten die Forscher mit einer Theorie des Alterns auf subzellulärer Ebene auf, die die damalige reduktionistische Biologie interessierte. Die »Telomer-Theorie« des Alterns besagte, dass sich bei jeder Zellteilung die Enden der Chromosomen (Telomere) verkürzen, und zwar so lange, bis weitere Teilungen unmöglich werden.

Die Theorie barg zwar Probleme – viele Zelltypen wie Herzzellen und Neuronen reproduzieren sich gar nicht oder zumindest seltener, altern aber trotzdem irgendwie –, eröffnete aber verlockende Möglichkeiten, Präparate auf den Markt zu werfen, die Telomere angeblich verlängern und stärken, auch wenn die pharmazeutischen Versprechungen niemals in Erfüllung gingen. Als Beteiligte am Alterungsprozess wurden unzählige weitere chemische Wirkstoffe ausgemacht, die jeweils zur Entwicklung neuer Rezepturen führten. In den 1980er- und 1990er-Jahren standen eine Zeitlang freie Radikale am Pranger und entfachten eine kurzlebige Mode, Antioxidantien wie Vitamin E und Selen zu schlucken – ohne jede Wirkung, wie sich herausstellte. Die DNA-Methylierung, bei der Methylgruppen in ein Protein oder eine Nukleinsäure eingefügt werden, ist für die Gesundheit der Zelle notwendig und soll angeblich durch Vitamine der B-Gruppe wie Folsäure gefördert werden. Die Wirkung dieser Vitamine auf das Altern kann allerdings bestenfalls als ungeklärt gelten.[22] Schäden innerhalb unserer Zellen wurden auch auf Mutationen unserer DNS zurückgeführt, gegen die es bislang allerdings keine Behandlung gibt.

Alle diese hypothetischen chemischen Alterungsprozesse laufen innerhalb einzelner Zellen ab und deuten auf die grundlegenden Trends hin, die man mit dem Altern in Verbindung bringen könnte: Verfall und Entropie. Häufig bemüht wird der Vergleich mit dem Verschleiß, dem auch Maschinen oder zumindest deren bewegliche Teile unterworfen sind, nur dass Zellen eben keine Maschinen sind und ihre Teile aus Molekülen oder Molekülclustern bestehen, die einem ständigen Ab- und Wiederaufbau unterliegen. Proteine, die chemischen Grundbausteine der Zellen, werden ständig durch Verdauungsenzyme in der Zelle zerlegt und durch neugebildete ersetzt. Manche dieser Schlüsselproteine haben eine Halbwertszeit von Minuten, womit es eine Fülle von Möglichkeiten für Fehler, aber auch für entsprechende Korrekturen gibt. Allerdings treten die Fehler mit der Zeit und zunehmendem Alter immer häufiger auf und gefährden schließlich die Intaktheit der Zelle. Und gerade da wird es interessant.

Beschädigte Zellen locken Immunzellen an oder senden, genauer gesagt, chemische Signale aus, die diese Immunzellen herbeiordern, die sich daraufhin über die siechen Zellen hermachen. Beim Fressen kleckern manche heftig und lassen krümelähnliche Überbleibsel zurück, die weitere Immunzellen anlocken. Auf die schadhaften Zellen stürzen sich insbesondere Makrophagen, die damit – neben der Bekämpfung von Mikroben – ihre wichtigste »Funktion« im Körper erfüllen. Gewebe mit geschädigten Zellen verwandeln sich in einen Entzündungsherd, in dem sich Makrophagen zusammenscharen und weitere anlocken, um an ihrer Mahlzeit teilzuhaben. Entzündungen können, sofern von Mikroben ausgelöst, zwar lebensrettend wirken, aber in verschiedenen Verläufen auch zum Tod führen, wenn die körpereigenen – oder beschädigten – Zellen zur Zielscheibe werden.

Im Jahr 2000 schlug der italienische Immunologe Claudio Franceschi den Neologismus »*inflammaging*«, »Entzündungsaltern«, als Bezeichnung für den im gesamten Körper ablaufenden Alterungsprozess vor. Das Altern sei bei weitem kein einfacher Verfall, der in einzelnen Zellen seinen Ursprung findet, sondern habe vielmehr damit zu tun, dass aktiv Makrophagen mobilisiert werden, um mit immer mehr Herden von geschädigtem Zellgewebe fertigzuwerden. Heute ist Franceschis Theorie weitgehend akzeptiert, wobei das »Entzündungsaltern« als »chronisch schwelender oxidativer und inflammatorischer Stress« definiert wird.[23] Die typischen Altersgebrechen – wie Atherosklerose, Arthritis,

(Morbus) Alzheimer, Diabetes und Osteoporose – sind entzündliche Erkrankungen, gekennzeichnet durch eine lokale Ansammlung von Makrophagen. Bei der Atherosklerose lassen sich die Makrophagen zum Beispiel in den zum Herzen führenden Arterien nieder und stopfen sich dort mit Lipiden voll, bis die Arterien am Ende verstopft sind. Beim Typ-2-Diabetes rotten sie sich in der Bauchspeicheldrüse zusammen und zerstören dort die Insulin produzierenden Zellen. Osteoporose geht mit einer Aktivierung von in den Knochen siedelnden Makrophagen, sogenannten Osteozyten, einher, die die normalen Knochenzellen vernichten. Bei den Entzündungen, die mit Morbus Alzheimer assoziiert werden, wurde die Ansammlung von Makrophagen im Gehirn der Patienten zunächst als Versuch gedeutet, dort die Bildung der sogenannten senilen Plaques aus Beta-Amyloid-Proteinen einzudämmen. Neuere Forschungen deuten indes darauf hin, dass die Makrophagen, die tatsächlich von den Plaques aktiviert werden können, das Fortschreiten der Krankheit in Wahrheit vorantreiben.[24]

Dies sind keine »degenerativen« Erkrankungen, nicht einfach Anhäufungen von »Fehlern«, sondern vielmehr aktive und scheinbar zielstrebige Angriffe des Immunsystems auf den eigenen Körper. Wieso passiert so etwas? Eine bessere Frage würde wohl lauten: Wieso sollte es nicht passieren? Das Überleben eines älteren Menschen ist aus evolutionärer Sicht bedeutungslos, da er oder sie nicht mehr fortpflanzungsfähig ist – sofern man nicht damit argumentiert, dass Großeltern mit dazu beitragen können, das Leben ihrer Nachkommen zu verlängern. In einem darwinistischen Sinn ist es womöglich sogar besser, Alte auszuschalten, bevor sie Ressourcen aufzehren, die sonst Jüngeren zugutekämen. So betrachtet, haben Altersgebrechen geradezu etwas Altruistisches: So wie die Apoptose, der programmierte Zelltod, den Körper feinsäuberlich von beschädigten Zellen befreit, so befreien

Alterserkrankungen die Welt von biologisch nutzlos gewordenen Alten, wenn auch nicht ganz rückstandsfrei. Diese Sichtweise mag einen besonderen Reiz in einer Zeit wie der unsrigen haben, in der sich der vorherrschende Diskurs um das Altern darum dreht, wie schädlich sich die Überalterung einer Bevölkerung auf die Volkswirtschaft auswirkt. Würden nicht entzündliche Krankheiten die Aufgabe für uns erledigen, müssten wir womöglich wieder auf Euthanasie zurückgreifen.

Aber so nützlich – zumindest aus sozialer oder ökonomischer Sicht – Alterserkrankungen auch sein mögen, der Einzelne erlebt sie als Hochverrat. In Philip Roths *Jedermann,* einem seiner neueren Romane, muss der wie üblich sexbesessene Protagonist mit seinem körperlichen Verfall fertigwerden. Hoch in den Siebzigern, im Ruhestand und seiner Familie weitgehend entfremdet, jagt er immer noch Frauen nach, die mindestens ein halbes Jahrhundert jünger sind. Meistens erträgt er sein Altern zäh, geplagt von der zunehmenden Unzuverlässigkeit seines Penis und der Atherosklerose, die ihm inzwischen jedes Jahr eine Herzoperation aufzwingt. Der Schauplatz der Handlung wird immer beklemmender und verlagert sich von den Wartezimmern niedergelassener Ärzte und Krankenhäusern schließlich erneut auf den Friedhof, wo die Geschichte mit einem Familienbegräbnis ihren Ausgang genommen hatte und wo dereinst auch sein Leichnam ruhen wird. Auch wenn Roth beim Schreiben kaum etwas über das Entzündungsaltern oder die zelluläre Grundlage der Atherosklerose gewusst haben dürfte, fasst er die biologische Situation akkurat zusammen: »Das Alter ist kein Kampf; das Alter ist ein Massaker.«[25]

Mögen die Immunzellen in den Jungen noch so gute Taten vollbringen, wie mikrobielle Infektionen zu bekämpfen, so besteht ihre Aufgabe – oder, vielleicht besser, ihre Wirkung in den Alten – dennoch darin, den Organismus zugrunde zu richten. Die Frage nach dem Warum lässt sich vereinfachend in einer eher kindlichen Form stellen: Sind Immunzellen nun »gut« oder »böse«? Freund oder Feind? Wissenschaftler weichen dieser Frage zumeist dadurch aus, dass sie etwas von »paradoxen« Effekten oder einem »zweischneidigen Schwert« murmeln. Makrophagen können unser Leben schützen oder tödliche Tumoren begünstigen. Neutrophile, Immunzellen, die als eine der ersten an einem Infektionsherd eintreffen, können Eindringlinge niedermetzeln oder eine Spirale chronischer Entzündungen auslösen. Zuweilen verfallen Wissenschaftler wieder in die Sprache der Werturteile von »gut« und »böse«. So versucht ein Forscher, Co-Autor mehrerer Artikel über Entzündungen, die Neutrophilen zu entlasten, indem er ihr gelegentliches Fehlverhalten auf andere, mit ihnen in Kontakt stehende Zelltypen abwälzt, bei denen es sich typischerweise ebenfalls um Immunzellen handelt:

Auch wenn Neutrophile bei gewissen entzündlichen Erkrankungen als »Bösewichte« erscheinen mögen, ist diese Wirkung häufig dem Einfluss anderer Moleküle zuzuschreiben, die von umliegenden Zellen freigesetzt werden. Ohne diesen Einfluss besteht das primäre Ziel der Neutrophilen darin, die Entzündung zu beseitigen, womit sie im inflammatorischen Prozess insgesamt die »Guten« sind.[26]

Ein langwieriges Gerichtsverfahren wäre notwendig, um die Schuld oder Unschuld des Immunsystems oder der beteiligten Zelltypen festzustellen. Bei den Makrophagen sind die Beiträge zum Wohlergehen des Organismus gut bekannt: Sie helfen, den Embryo zu einem menschlichen Fötus auszubilden, verteidigen den Körper gegen mikrobielle Eindringlinge, nehmen am Prozess der Antigenpräsentation teil und reinigen den Körper von abgestorbenen und beschädigten Zellen. Auf der destruktiven Seite tragen sie zum Wachstum und zur Ausbreitung von Tumoren bei, setzen das katastrophale Entzündungsaltern in Gang und stehen bei Autoimmunerkrankungen als Killer an vorderster Front. Wäre ich die Staatsanwältin im Prozess gegen die Makrophagen, könnte ich meine Anklage auf die Autoimmunerkrankungen stützen; wenn auch vielleicht keine Heimtücke vorliegt, ließe sich sicher auf fahrlässige Tötung plädieren. Zu ihrer Entlastung könnten die Makrophagen geltend machen, dass sie trotz aller verheerender Folgen doch nur das erledigen, was von ihnen erwartet wird: zum Beispiel beschädigte Zellen entfernen. Dagegen könnte die Anklage ins Feld führen, dass sie sich bei der Entscheidung, welche Zellen so geschädigt sind, dass sie den Tod verdienen, wohl deutlich zu viel Ermessensfreiheit anmaßen und den anfänglichen Schaden vielleicht sogar selbst verursacht haben.

Früh in seinem gewaltigen Werk zur Geschichte und Theorie der Immunologie, *The Immune Self: Theory or Metaphor,* äußert Alfred I. Tauber, dass »das Immun-Selbst inzwischen als analog zu einem Lebewesen gesehen« werde.[27] Der Gebrauch des Passivs lässt hier offen, *wer* dieses »Immun-Selbst« denn inzwischen so sieht: er persönlich oder die Immunologen im Allgemeinen? Aber die größere Frage lautet, was es bedeutet, dass ein Teil oder Teile des Körpers als »Lebewesen« agieren. Gewiss stehen die Zellen des Immunsystems in ständigem Kontakt zueinander und sind zu spektakulären Formen der Kommunikation fähig. Wenn ein Makrophage beispielsweise seinen Vorrat an zelltötenden Verdauungsenzymen aufstocken muss, braucht er nur einen Neutrophilen zu verschlingen und dessen Vorrat dem eigenen einzuverleiben. Die Immunabwehr scheint sich damit zwar als ein »System« zu qualifizieren, aber agiert sie auch in dem Maß selbstständig, die wir von einem »Lebewesen« erwarten? Falls ja, sollten wir wahrscheinlich auch das Nervensystem als eine Art Lebewesen bezeichnen, ist es doch in der Lage, eigenmächtig den Tod des

Organismus – in Form von Selbstmord – zu planen und herbeizuführen.

Aber welche Art Wesen ist das Immunsystem? Ist es ein zweites, ein Schatten-Selbst, vorausgesetzt, das Wort »selbst« ist durch seinen metaphorischen Gebrauch noch nicht bis zur Bedeutungslosigkeit abgenutzt? Nach dem besten Vergleich, mit dem ich aufwarten kann, wäre es ein Symbiont, ein Wesen, das in einem symbiotischen Verhältnis in uns lebt und uns manchmal das Leben rettet und uns manchmal zerstört. Sicher sagen können wir nur, dass seine Agenda mit unserer nicht immer übereinstimmt und dass es im Organismus offenbar keine kontrollierende Befehlszentrale gibt, um die verschiedenen Agenden aufeinander abzustimmen. Auch wenn kleine Maßnahmen möglich sind – wechselseitige Kontrolle, entzündungshemmende und entzündungsfördernde chemische Botschaften –, ist letztlich keiner verantwortlich.

Die Gefahr besteht darin, dass die entzündlichen Vorstöße des Immunsystems leicht in tödliche Kaskaden kippen können. Ein aus Makrophagen bestehender Belag kann plötzlich ein Herzkranzgefäß verstopfen. Morbus Alzheimer, eine entzündliche Erkrankung des Gehirns, kann die neuronalen Schaltkreise zerstören, die für die Steuerung der Atmung zuständig sind. In einem Entzündungsherd werden Körperzellen beschädigt, die dann noch mehr Zellen anlocken, die weitere Entzündungen hervorrufen. Makrophagen bauen mit zunehmendem Alter ab, werden träger und verlieren als Fresszellen und Verteidiger gegen mikrobielle Invasoren an Leistungsfähigkeit. Aber das kann bewirken, dass sie beim Essen noch wilder kleckern als in ihrer Jugend und damit unwillentlich weitere Makrophagen zur Verstärkung anziehen. Chronische »schwelende« Entzündungen weiten sich leicht zum Flächenbrand aus.

Wie das ausgeht, ist allen bekannt, obwohl die meisten von uns darüber lieber nicht nachdenken. Wenn der Organismus stirbt, signalisiert durch das Aussetzen von Herzschlag und Atmung, sterben nicht alle Zellen gleichzeitig ab, auch wenn viele schon binnen Minuten oder Stunden zu kränkeln beginnen. Ihre Mitochondrien schwellen an, ihre untüchtig gewordenen Proteine werden nicht mehr ersetzt, und ihre Zellmembranen beginnen zu lecken. Makrophagen und andere Fresszellen, die für ihre Ernährung nicht nur auf den Blutstrom angewiesen sind, halten etwas länger durch und ergötzen sich womöglich an einem kurzzeitigen Gelage, bei dem sie umhereilend schadhafte Zellen verschlingen, bis schließlich auch sie am Mangel an Sauerstoff aus dem Blutkreislauf zugrunde gehen. Bakterien aus dem Darmtrakt, die in ihrer Gesamtheit als Mikrobiom bezeichnet werden, dringen durch die leck gewordenen Membranen in den übrigen Körper vor und leiten den Prozess der Fäulnis ein. Als Nächstes kommen Insekten, darunter Käfer, Fliegen und, falls in nächster Umgebung herumschwirrend, sogar Falter herbei. Maden sind das Markenzeichen der Verwesung. »[U]nd uns selber *mästen wir* für *Maden*« spottete Shakespeare und amüsierte sich darüber, dass selbst Könige dem Fraß der Würmchen zum Opfer fallen. Gnädiger wohl, machen sich über den Leichnam ab einem gewissen Punkt vielleicht größere Aasfresser her – Krähen, Geier, Ratten, Hyänen, Schakale oder Hunde – und helfen mit, die ganze Schweinerei rasch wegzuputzen. Für die Helden der *Ilias* war dies die ultimative Demütigung, die sie Feinden wünschten: von Hunden und Krähen verspeist zu werden und damit vom Status der Krieger und Räuber auf den der Beute abzusinken.

So viel also zu den Stunden – und Jahren –, in denen man sich für die eigene Fitness abgestrampelt hat. Die Muskeln, so mühselig in Form gebracht und getuned, werden steif, sobald sich ihre Zellen mit Calcium anreichern, wodurch die Totenstarre einsetzt, die sich erst mit beginnender Verwesung wieder löst. Die Organe, die wir mit Nahrungsergänzungsmitteln und Superfood in Hochform zu bringen hofften, stellen ihre Funktion ein. Das Gehirn, das wir mit Achtsamkeitsübungen bändigten, verfällt binnen Minuten, nachdem das Herz zu schlagen aufgehört hat. »Das Gehirn verflüssigt sich sehr rasch«, so berichtet ein forensischer Anthropologe. »Es fließt aus den Ohren und sprudelt aus dem Mund.«[28] Alles zerfällt zu einer stinkenden Masse oder, was wohl noch schlimmer klingt, zu Häppchen im Verdauungstrakt von Ratten.

Wer sich hier abgestoßen fühlt, sei daran erinnert, dass wir in einer Unterhaltungskultur leben, die dicht mit »Untoten«, »lebenden Toten« und anderen Grenzgängern bevölkert ist, die verwesenden Leichen ähneln. Ihre Münder, stets geöffnet, um verfaulte Zähne zu zeigen, gleichen blutigen Wunden, ihre Augen sitzen tief in den Höhlen, die Wangen hängen fast bis zum Hals herab, und natürlich torkeln sie, nach einem billigen Fraß suchend, direkt auf uns zu. Diese Obsession ist seltsam, wenn man bedenkt, wie pingelig unsere Gesellschaft auf die Beseitigung von Toten achtet. Während wir so gut wie nicht damit rechnen müssen, auf dem Bürgersteig über Leichen stolpern, begegnen uns diese fast zwangsläufig, wenn wir entspannt vor der Kinoleinwand sitzen, gerade so, als müssten wir daran erinnert werden, was unser Fleisch nach dem Tod erwartet.

11 | DIE ERFINDUNG DES ICHS

Kehren wir nun zu einer weiter vorn aufgeworfenen Frage zurück. Wer hält das Heft in der Hand? Wir streben nach Herrschaft über unseren Körper, unseren Geist und unser Leben, aber wer oder was übt diese Kontrolle denn aus? Den Körper können wir ausschließen, hat er doch die Neigung, sich ohne kunstvolle Einbalsamierung zu verflüssigen oder zu Staub zu zerfallen. Folglich muss die Entität, die wir inthronisieren wollen, unsichtbar und vielleicht immateriell sein – das Bewusstsein, der Geist, das Ich oder vielleicht ein diffuses Gemisch, wie es die Formel »Seele, Körper, Geist« oder der englische Neologismus »mind-body« nahelegen.

Das Schauspiel der Verwesung setzt einen starken Anreiz, eine Art immaterielle menschliche Essenz zu postulieren, die den Körper überlebt. In Gegenwart eines Leichnams wird vom mind-body als Einheit wohl kaum die Rede sein. Vermutlich schlägt das Gespräch eher eine andere Richtung ein, hin zu einer Betonung der Existenz eines unsterblichen Wesens oder einer Seele, die irgendwie auch ohne Körper fortbesteht. Mittelalterliche Künstler und katholische Geistliche setzten auf Bilder verwesender Leichname – zuweilen mit Maden, die sich aus den Nasenlöchern und Augenhöhlen winden –, um hervorzuheben, dass sich die Seele auf ihr zu erwartendes körperloses Leben unbedingt vorbereiten müsse. Buddhistische Mönche praktizieren in Gegenwart von Toten, frisch oder verwesend, »Leichenmeditation«, um sich die Vergänglichkeit des Lebens eindringlich vor Augen zu führen. In der christlichen wie in der islamischen Philosophie ist die Seele das vollkommene Gefäß für eine Unsterblichkeit, die uns fleischlichen Geschöpfen versagt bleibt: Unsterblich ist sie kraft der Tatsache, dass sie irgendwie an einer unsterblichen Gottheit teilhat oder sich teilweise mit ihr deckt. Selbst Ungläubige ziehen heutzutage Trost aus dem Gedanken an eine »Seele«, einen Geist oder ein vages »Vermächtnis«, mit dem sie dem Untergang trotzen. Wie in Longfellows berühmter Zeile: »Staub bist du, zu Staub wirst du werden, hat die Seele niemals gesagt.«[1]

Aber niemand hat diese Entität je aufgespürt. Tatsächlich gibt es weitaus stichhaltigere Belege für die Existenz der »Dunklen Materie«, der hypothetischen Substanz, mit der sich die Gestalt von Galaxien erklären lässt, als für irgendeine Art von Geist oder Seele: Dunkle Materie lässt sich wenigstens indirekt anhand ihrer Schwerkraftwirkung aufspüren. Wenn wir über jemandes Seele und darüber reden, ob sie groß oder verkümmert sei, sprechen wir bewusst in Metaphern. Verschiedene Organe des Körpers – das Herz, das Gehirn oder die Leber – wurden als Sitz einer immateriellen und individuellen Essenz ins Spiel gebracht, ohne dass sich bei Leichenöffnungen irgendeine Spur von ihr gefunden hätte, was zur Spekulation führte, dass sie wie das chinesische Qi keinen festen Ort habe. 1901 berichtete ein amerikanischer Mediziner, dass der menschliche Körper im Augenblick des Todes 21 Gramm an Gewicht verliere, woraus sich schließen lasse, dass die Seele eine materielle Substanz sei. Dass sich sein Experiment nicht wiederholen ließ, spricht dafür, dass die Seele, falls sie existiert, weder einen Sitz noch eine Masse hat. Das Konzept der »unsterblichen Seele« findet sich nicht einmal in der Bibel: Erst die heidnischen Griechen pfropften es lange nach Abfassung der Heiligen Schrift der christlichen Glaubenslehre auf.[2]

Die Vorstellung von einer unsterblichen Seele überstand die Aufklärung nicht ohne Schrammen. Die Seele bezog ihre Unsterblichkeit von Gott; als dessen Existenz – oder zumindest seine Rolle als Lenker der Geschicke – infrage gestellt wurde, trat das deutlich weltlichere Konzept des Selbst oder des Ichs an ihre Stelle. War die Seele wahrscheinlich von Platon lesenden Christen (und Juden) »entdeckt« worden, so wurde das Selbst niemals entdeckt, sondern wuchs – wahrscheinlich ausgehend vom Europa der Renaissance – wie aus dem Nichts heran. Wann genau das Konzept vom Selbst – oder überhaupt jede historische Neuerung – aufgetaucht ist, kann Gelehrtenstreitigkeiten endlos neue Nahrung geben, weil sich stets frühere Vorläufer ins Feld führen lassen. Dennoch verständigten sich die Kulturhistoriker generell auf die vage Aussage, dass es in der Antike weder so etwas wie ein Selbst noch ein Ich gegeben habe. Ein Ego ja, Stolz und Ehrgeiz, nicht aber die Fähigkeit zur Innenschau und zur Infragestellung der eigenen Person, die wir heute mit dem Ich verbinden. Achilles wollte seinen Namen und seine Taten verewigt wissen. Über seine Motive oder seine wechselnden Loyalitäten zermarterte er sich nicht das Hirn. Diese Art Denken trat erst später in Erscheinung.

Lionel Trilling schrieb, dass »im späten 16. und im frühen 17. Jahrhundert etwas wie ein Wandel in der menschlichen Natur stattfand«, den er als Grundvoraussetzung für »die Entstehung des modernen europäischen und amerikanischen Menschen« ansah, wie es die Historikerin Frances Yates ausdrückte.[3] Als ein Bewusstsein für das eigene Selbst oder Ich Fuß fasste, kaufte sich das Bürgertum Spiegel, gab Porträts in Auftrag, schrieb Autobiografien und huldigte zunehmend der Mission, im Stimmengewirr der Gedanken, das sich über einer dicht bevölkerten städtischen Welt erhob, eine eigene Identität »zu finden«. Heute gilt uns als selbstverständlich, dass in dem Selbst, das wir anderen zeigen, ein anderes, wahrhaftigeres liegt – eine noch ganz neue Vorstellung in den 1780er-Jahren, als Jean-Jacques Rousseau triumphierend verkündete:

Ich beginne ein Unternehmen, welches beispiellos dasteht und bei dem ich keinen Nachahmer finden werde. Ich will der Welt einen Menschen in seiner ganzen Naturwahrheit zeigen, und dieser Mensch werde ich selber sein.

Ich allein. Ich verstehe in meinem Herzen zu lesen und kenne die Menschen. Meine Natur ist von der aller, die ich gesehen habe, verschieden; ich wage sogar zu glauben, nicht wie ein einziges von allen menschlichen Wesen geschaffen zu sein. Bin ich auch nicht besser, so bin ich doch anders. [4]

Größenwahn oder das stolze Bekenntnis eines rebellischen politischen Denkers? Die damalige Welt neigte eher der zweiten Ansicht zu. Immerhin hatte Rousseau maßgeblichen Einfluss auf die Französische Revolution, die unabhängig vom blutigen Verlauf die wahrscheinlich erste Massenbewegung war, die sowohl »Liberté« für den Einzelnen als auch »Fraternité«, also Solidarität in der Gemeinschaft verlangte. Es hat etwas Erfrischendes, wie Rousseau sein individuelles Ich behauptete, wobei zu betonen ist, dass es sich in der Tat um eine *Behauptung* handelte. Einen Beweis blieb er schuldig, wobei schwer vorstellbar ist, wie man einen solchen überhaupt führen sollte. Wie der Historiker John O. Lyons schrieb, wurde das Selbst »erfunden«.[5]

Ungefähr zur selben Zeit wie das Ich setzte sich eine weitere aufs Glatteis führende Abstraktion durch, nämlich der Begriff der »Gesellschaft«. Wie das Ich ist die Gesellschaft nichts, auf das man zeigen oder das man messen kann, sondern ein Konzept, das gelehrt oder mit anderen geteilt werden muss, eine geisterhafte Entität, die sich aus einer Ansammlung einzelner Ichs ergibt. Materiell gesprochen, kann man sich ein »Superwesen« vorstellen, bestehend aus zahlreichen Untereinheiten, die ihre Bewegungen unbeholfen zu koordinieren suchen. Nicht zufällig ist das Konzept der Gesellschaft zeitgleich mit dem des Ich entstanden, wenn auch nur deshalb, weil sich das neue, ums Ego zentrierte Individuum hauptsächlich um die Meinung anderer zu sorgen schien: Wie passe ich da rein? Wie schneide ich im Vergleich zu ihnen ab? Welchen Eindruck mache ich? So blicken wir zum Beispiel auch nicht deshalb in den Spiegel, um unser wahres »Ich« zu erkennen, sondern um zu überprüfen, wie die anderen uns sehen. Und was als innere Reflexion gilt, ist häufig eine quälende Einschätzung des Urteils, das andere über uns fällen.

Ein psychologischer »Wandel« dieser Größenordnung schreit nach einer historischen Erklärung. Hier beschwören die Geschichtsforscher im Allgemeinen die gesellschaftlichen und wirtschaftlichen Veränderungen, die mit der Verbreitung der Marktwirtschaft einhergingen. Als die festgefügten Rollen und Pflichten der Feudalgesellschaft ihre Kraft verloren, vermochten sich die Menschen leichter als Individuen zu begreifen, die sich aus sich selbst heraus verändern und auch gesellschaftlich aufsteigen konnten. Dem Handwerker stand offen, sich wie ein Kaufmann zu kleiden und dessen Redeweise zu übernehmen, der Kaufmann konnte sich die Manieren eines Adligen zulegen. Die traditionellen Bande der Gemeinschaft und des Glaubens lockerten sich, ja es war sogar möglich, in die Identität eines anderen zu schlüpfen – wie der berühmte Hochstapler im 16. Jahrhundert, der es schaffte, Dorfbewohner und sogar die Ehefrau des verschollenen Nachbarn Martin Guerre davon zu überzeugen, dass er dieser Verschwundene sei. Er nahm das Familienerbe in Besitz und zog bei der Ehefrau ein, ein Schwindel, der erst drei Jahre später aufflog.[6] Wer von einem Dorf in ein anderes oder vom Dorf in die Stadt zog und von einer sozialen Schicht in die andere auf- oder abstieg – die Kriegswirren spielten bei der neuen Mobilität in Europa sicher eine große Rolle –, musste ständig auf den Eindruck achten, den er auf andere machte. Gleichzeitig wurden diese anderen auch immer weniger vertrauenswürdig: Man konnte nie sicher sein, welches wahre »Ich« sich hinter der Fassade verbarg.

Der Siegeszug des Kapitalismus hing – wenn auch das Wie lange umstritten war – mit der religiösen Erneuerung durch den Protestantismus zusammen, der bei der Verwandlung des Seele-Begriffs in das moderne Konzept des Ich Pate gestanden hatte. Die Katholiken in der Zeit vor der Reformation durften sich auf ein wonniges Leben nach dem Tod freuen, sofern sie die Sakramente empfingen oder der Kirche Vermögen stifteten. Dagegen waren die Protestanten und insbesondere die Calvinisten zum ständigen Blick ins eigene Innere angehalten, um ihre Seele gottgefällig zu machen. Jeder flüchtige Gedanke und jede Neigung mussten auf den leisesten sündigen Antrieb hin überprüft werden. Die Naturwissenschaften und der Säkularismus vermochten zwar den Gottesbegriff zu demontieren, nicht aber die Gewohnheit der Introspektion. Der Psychoanalytiker Garth Amundson schreibt:

Die Menschen blickten weiterhin ins eigene Innere, ins Privatleben des Geistes, um in ihm die wesentlichen Wahrheiten über die eigene Existenz auszumachen, wenn auch ohne die Vorstellung, dass diese Wahrheiten das Ergebnis eines Zwiegesprächs mit der Präsenz Gottes im eigenen Ich seien. Daher wurde die Gottheit, von der Augustinus geglaubt hatte, dass wir sie beim Einblick ins eigene Innere entdecken, entthront und durch eine erfrischende Auseinandersetzung mit mächtigen persönlichen Gefühlszuständen, Fantasien, Hoffnungen und Bedürfnissen ersetzt. Ein authentisches und unmittelbares Bewusstsein für die eigene Gefühlserfahrung wurde zum neuen Mittelpunkt, um den herum ein aufrichtiges und »erfülltes« Leben errichtet werden sollte. Auf die Art wurde gewissermaßen das Innenleben des Ichs zu einem Gegenstand der Verehrung.[7]

Oder, wie es etwas einfacher ein spanischer Psychologiehistoriker ausdrückte, »das moderne Rousseau'sche Ich erschien als Erbe der vormals Gott zugewiesenen Attribute«.[8]

In unserer Zeit hat der Diskurs um die Selbstachtung eine entschieden religiöse Färbung angenommen. Wir sollen an uns selbst »glauben«, uns selbst »achten«, uns selbst aufrichtig begegnen und uns vor allem selbst »lieben«, denn wie könnte uns sonst überhaupt jemand lieben? Die Ratschläge zur »Selbsthilfe«, die seit dem 20. Jahrhundert aus einem scheinbar unerschöpflichen Füllhorn auf uns niederregnen, erlegen uns auf, selbst unsere »besten Freunde« zu sein, uns selbst zu verwöhnen, uns Zeit für uns zu nehmen und uns selbst häufig zu »feiern«. Falls Wörter wie »glauben« noch nicht deutlich genug auf eine religiöse Haltung verweisen, fordert uns eine Website auf, »uns selbst zu verehren«, indem wir uns einen Schrein errichten, vielleicht mit Fotos (wahrscheinlich »Selfies«), mit unseren liebsten Schmuckstücken und »Düften wie denen von Parfüm, Duftkerzen oder Räucherstäbchen«.[9] Mag das Ich als Gegenstand der Verehrung auch als bloßer Abgott erscheinen, so ist es doch kein mehr – oder weniger – falscher Gott als derjenige, den die anerkannten Religionen verehren. Weder das Ich noch Gott ist für irgendjemanden nachweislich existent. Beide erfordern »Glauben«.

Noch stärker vergegenständlicht wurde das Ich in der heutigen kapitalistischen Kultur, in der es zu einer Art Handelsware avancierte, die ständige Pflege verlangt: zu einer »Marke«. Promis verkörpern klar definierte »Marken«, bestehend aus – falls vorhanden – ihrem Talent, ihrer »Persönlichkeit« und ihrer körperlichen Erscheinung, die sich allesamt zu Markte tragen und in klingende Münze verwandeln lassen. Selbst chancenlose Anwärter auf Reichtum und Ruhm werden ermuntert, eine Marke zu entwickeln und sie zuversichtlich in die Welt zu projizieren – und wenn sie sie sich nicht von denen Millionen anderer unterscheidet, ist das kein Problem: Als Favorit gilt seit den 1950er-Jahren der gutgelaunte, optimistische und »positiv denkende« Typ, für den einfachen Büroangestellten wie für den Topmanager. Wenn hinter der sorgsam errichteten Fassade ein dunkleres Stück Ich bestehen bleibt, das Ängste, Missgunst und Zweifel hegt, liegt es an einem selbst, es unter Verschluss zu halten. Die innere »Bekräftigungsformel« – »ich bin zuversichtlich, ich bin liebenswert, und ich werde Erfolg haben« – wird es schon richten.

Was kann schon schiefgehen? Sicher: Wer »Selbsterkenntnis« und »Selbstliebe« pflegt, begibt sich in ein endloses Spiegelkabinett: Wie kann das Ich das Ich erkennen und wer ist dann derjenige, der erkennt? Wenn wir uns selbst lieben, wer liebt denn dann? Dies ist das unauflösliche Paradox der Selbstreflektion: Wie kann das Ich sowohl das Wissende als auch das Gewusste, Subjekt wie Objekt, das Liebende wie das Geliebte sein? Andere können langweilen, wie Sartre meinte, aber die eigentliche Hölle ist die lebenslängliche Gefangenschaft im eigenen Ich. Wie viele Kulturhistoriker diagnostizierten, ging in Europa der im 17. Jahrhundert beginnende Siegeszug der Selbsterkenntnis mit dem Ausbruch einer Epidemie an »Melancholie« einher. Subjektive Berichte über diese Befindlichkeit decken sich so ziemlich mit dem, was wir heute als »Depression« bezeichnen.[10] Chronische Angstzustände, die im 19. Jahrhundert noch »Neurasthenie« hießen, sind offenbar ein weiteres Leiden der Moderne. Das Ich, das wir lieben und hegen, erweist sich als ein fragiles, unzuverlässiges Konstrukt.

Anders als die »Seele«, die ihm voranging, ist das Ich sterblich. Wenn wir den Ratschlag hören, mit unserer Sterblichkeit »fertigzuwerden«, sollen wir nicht nur an unsere verwesenden Leichname denken, sondern auch an die geradezu undenkbare Aussicht auf eine Welt *ohne uns,* oder genauer, auf eine Welt *ohne mich,* denn leider kann ich mir eine Welt ohne andere, ja sogar ohne meine Liebsten, durchaus vorstellen. Eine Welt ohne mich, ohne ein bewusstes »Subjekt« zu ihrer Betrachtung, erscheint inhärent paradox. Wie der Philosoph Herbert Fingarette schreibt:

> Könnte ich mir vorstellen, dass diese vertraute Welt auch dann weiter existiert, wenn ich nicht mehr existiere? Wenn ich es versuchte, wäre es eine *von mir vorgestellte* Welt ... Ja, ich kann mir eine Welt ohne mich als ihren Bewohner vorstellen. Aber ich kann mir keine Welt vorstellen, die ich mir nicht selbst vorgestellt habe. Mein Bewusstsein von dieser Welt lässt sich nicht beseitigen und deshalb auch nicht meine Reaktion auf sie. Aber dies verfälscht die Bedeutung meines Todes, da dessen kennzeichnender Zug gerade darin besteht, dass es kein Bewusstsein von oder keine Reaktion auf irgendetwas geben wird.[11]

Wir setzen zumeist so sehr auf die Vorstellung von einem individuellen bewussten Ich, dass es logisch wie emotional unmöglich wird, sich eine Welt ohne dieses Ich zu denken. Ein Arzt, der mehr als einmal nur knapp dem Tod entging, schreibt:

> Sooft ich versucht habe, die Vorstellung meines eigenen Ablebens gedanklich ganz zu durchdringen – mir die Welt wahrhaftig ohne mich auszumalen, wenn das Wesen von dem, was mich ausmacht, für immer ganz verschwunden ist –, weckte ich damit eine so überwältigende Furcht, dass mein Denken in eine andere Richtung gedrängt wurde, als wären meine Vorstellungskraft und der Gedanke an mein eigenes Ende zwei gleichgepolte Magnete, die sich selbst durch noch so mühselige Versuche nicht zusammenbringen lassen.[12]

Wir können uns alle vorstellen, dass in Form von Kindern und anderen Menschen, die wir beeinflusst haben, oder durch hinterlassene materielle oder geistige Produkte irgendeine Spur von uns zurückbleibt. Gleichzeitig weiß ich freilich, dass die besondere Konstellation aus Erinnerungen, Fantasien und Ambitionen, die zum Beispiel mich ausmachen, untergehen wird. Das – wie ich mir gerne vorstelle – ganz einzigartige *Summen* in meinem Bewusstsein wird verstummen und niemals mehr erklingen. »Nur allzu oft«, schrieb der Philosoph Robert C. Solomon, »nähern wir uns dem Sterben mit dem selbstverliebten Gedanken, dass unser Tod deshalb etwas Negatives sei, weil er *das Universum unserer Person beraubt.*« (Hervorhebung im Original)[13] Aber genauer betrachtet, übersteht das Universum den Tod von rund 55 Millionen einzigartigen Menschen im Jahr eigentlich ganz gut.

Im Angesicht des Todes setzen areligiöse Menschen oft alle Hebel in Bewegung, um ihren Erfahrungsbereich auszuweiten oder sich selbst in irgendeiner Form ein Denkmal zu setzen. Sie mögen sich durch eine »Löffelliste« aus Abenteuern und Reisezielen arbeiten oder alles daran setzen, ein gehegtes Projekt zu Ende zu bringen. Ganz Reiche oder Berühmte widmen ihre letzten Jahre und Monate vielleicht ähnlich, wie ein Kaiser sein Mausoleum plant, einem noch zu schaffenden Vermächtnis wie einer wohltätigen Stiftung. Ein prominenter Mann, mit dem ich persönlich bekannt war, brachte seine letzten Monate damit zu, die Feier seines Lebens zu planen – mit Lobreden zahlreicher Würdenträger, darunter seiner eigenen. Leider braucht es heute, Jahrzehnte später, doch einiges an Erklärung, wenn sein Name noch irgendwo genannt wird …

So wird das Ich zu einem Hindernis auf dem Weg zu dem, was im umfassendsten Sinn als »erfolgreiches Altern« gelten kann. Ich habe fähige Menschen erlebt, die sich in ihren letzten Jahren für eine letzte Beförderung oder eine andere Auszeichnung in Stellung brachten oder gereizt ihren Ruf gegen geäußerte oder auch nur mögliche Kritik verteidigten. So haben wir es in der modernen Welt gelernt. Und wenn wir in unseren Anstrengungen um Eigenwerbung und Selbstschutz neurotische Züge zeigen, wenden wir uns Formen von Therapie zu, die uns zwingen, noch tiefer in uns selbst zu graben. Wie Amundson schreibt: »Der Psychotherapie-Patient sucht im eigenen Inneren nach der Wahrheit, und was er mitnimmt, ist nichts, was als universell gültig oder im metaphysischen Sinn als absolut gelten kann. Es ist vielmehr eine gesteigerte und intensivierte Hingabe an so individualistische Credos wie ›zu sich selbst ehrlich sein‹, ›sich lieben‹ und ›Selbstsorge praktizieren‹.«[14]

Ein altbewährtes Mittel hilft gegen die Angst, sich der Selbstauflösung zu nähern, nämlich sich in etwas zu vertiefen, das »größer als man selbst« ist, ein vorgestelltes höheres Wesen, das auch ohne uns weiterlebt. Der religiöse Märtyrer stirbt für Gott, der Soldat für die Nation oder, falls etwas so Großes wie die Nation sein geistiges Fassungsvermögen übersteigt, zumindest für sein Regiment oder seinen Zug. Krieg ist eine der ältesten und verbreitetsten menschlichen Betätigungen. Von Kriegern wird erwartet, dass sie in der Schlacht bereitwillig dem Tod ins Auge sehen in der Hoffnung, dass sie in Heldenepen wie der *Ilias* oder dem *Mahabharata* oder in einem der Denkmäler verewigt werden, die seit dem 19. Jahrhundert wie Pilze aus dem Boden sprossen. Für furchtsame Soldaten oder für die späteren trauernden Hinterbliebenen wird das Sterben zum »Opfer« erhoben – dem »ultimativen Opfer« mit sämtlichen uralten religiösen Konnotationen einer Opfergabe an die Götter. Und falls Gedanken an den späteren Ruhm nicht ausreichen, um die Angst zu bannen, setzt das US-Militär zunehmend auf die Werkzeuge der Alternativmedizin, darunter Meditation, Nahrungsergänzungsmittel und Reiki.[15] Den Erwartungen nach soll der wahre Soldat allerdings still und ohne

Reue sterben. Wie Winston Churchill über Rupert Brooke, den Dichter und Rekruten des Ersten Weltkriegs, gesagt hat:

> Er erwartete zu sterben: Er wollte für das liebe England sterben, dessen Schönheit und Majestät er kannte: Und er näherte sich in vollkommener Gleichmut dem Abgrund, mit absoluter Überzeugung von der Richtigkeit der Sache seines Landes und einem Herzen ohne Hass auf Mitmenschen.[16]

Aber man muss kein Krieger sein, um dem Tod gefasst zu begegnen. Jeder, der für eine Sache wie »die Revolution« lebt, darf sich vorstellen, dass dieses Anliegen von nachfolgenden Generationen weitergetragen wird, sodass der eigene Tod zu einer unbedeutenden Unterbrechung in einer langen Kette von Anstrengungen wird. Auch wenn manche stolpern und stürzen oder für die Aufgabe einfach zu alt geworden sind, treten andere hervor, um sie zu übernehmen. Wie uns ein altes Arbeiterlied über Joe Hill sagt, einen Arbeiterführer, der 1915 wegen eines angeblichen Mordes gehängt wurde, ist es so, als gäbe es den Tod gar nicht:

> Ich träumte letzte Nacht, dass ich Joe Hill gesehen,
> Lebendig wie du und ich,
> da sage ich, aber Joe, die bist zehn Jahre tot,
> nie gestorben bin ich, antwortet er,
> Nie gestorben, antwortet er …
>
> Wo Arbeiter streiken,
> … steht Joe Hill an ihrer Seit'
> Steht Joe Hill an ihrer Seit'
>
> Von San Diego bis Maine
> In jeder Mine und Mühle

Wo Arbeiter streiken und ihre Rechte verteidigen,
Sagt er, findet ihr Joe Hill.[17]

Der Revolutionär lebt und stirbt für sein Volk, sicher im Glauben,
dass jemand das Banner wieder aufnimmt, wenn er niederfällt.
Dem wirklich Überzeugten ist der individuelle Tod Nebensache.
A luta continua.

Der Gedanke an etwas Höheres, das uns als Individuen über-
dauert, trügt nicht vollständig. Menschen gehören zu den gesel-
ligsten Lebewesen. Studien an Waisenkindern des Zweiten Weltkriegs zeigten, dass diese, selbst wenn sie warm gehalten und
angemessen ernährt wurden, »nicht gediehen« und schließlich
starben, wenn sie keine Umarmungen und körperlichen Berührungen erfuhren.[18] Sozial isolierte Erwachsene überstehen Traumata und Krankheiten schwerer als andere, die in eine Familie
und eine Gemeinschaft eingebunden sind. Wir nehmen begeistert an Veranstaltungen teil, auf denen wir uns vereint als Gemeinschaft ausdrücken können, sei es in Form von Tanz, Gesang
oder Parolen, die wir für einen Demagogen skandieren. Selbst unsere intimsten Gedanken sind durch Sprache strukturiert, unser
alltäglichstes Medium zur Verständigung mit anderen. Und wie
viele ins Feld geführt haben, werden wir durch das Internet immer enger zu einem einzigen globalen Bewusstsein vernetzt – wobei das Internet in einer egozentrischen Kultur wie der unseren
auch als Spiegel oder Mittel dazu dienen kann, uns selbst anhand
erhaltener Aufmerksamkeit, der Anzahl von »Likes«, innerhalb
einer Rangordnung einzustufen.

Mir hat der Gedanke an eine ununterbrochene Kette menschlicher Erfahrungen und Bemühungen durch ein unerwartet langes Leben geholfen. Ich werde stolpern und fallen. Tatsächlich
stolpere ich bereits häufig, aber andere werden die Fackel aufhe-
ben und weitertragen. Denen, die nach mir kommen, hinterlasse

ich nicht nur »mein Werk« – der großtönende Ausdruck sei mir verziehen –, sondern all die geistigen und sinnlichen Freuden, die ein lebendiger Menschen erfährt: im Frühling in der Sonne sitzen, die Herzlichkeit von Freunden spüren, eine schwierige Gleichung lösen. Das alles geht auch ohne mich. In der mir verbleibenden Zeit bin ich damit zufrieden, dass ich eine vergängliche Zelle in einem höheren menschlichen Organismus bin.

Aber diese philosophische Perspektive hat Schwächen. Zum einen ist sie völlig anthropozentrisch. Warum sollten in die »große Kette des Seins« nicht auch andere Geschöpfe hineingehören, mit denen wir den Planeten teilen, diejenigen, die wir unterjocht, gequält oder aus ihren Habitaten vertrieben haben, um unserer Expansion Raum zu verschaffen? Sicher fühlen wir uns ihnen irgendwie emotional verbunden, wenn auch schwer vorstellbar ist, dass wir die metaphorische Fackel an Hunde oder, in einem der schlimmsten Szenarios, an Insekten oder Mikroben weiterreichen.

Auch trifft mein Bemühen, aus der Vorstellung an einen weiterlebenden höheren menschlichen Organismus Trost zu ziehen, auf ein grundsätzlicheres, existenzielleres Problem: Unsere Spezies ist offenbar selbst sterblich und, wie vielfach beschworen, dem baldigen Untergang geweiht, am wahrscheinlichsten durch eigenes Zutun, durch die Erderwärmung oder einen Atomkrieg. Manche Wissenschaftler veranschlagen die Wahrscheinlichkeit eines Ereignisses, das zur Auslöschung von bis zu 10 Prozent der Menschheit führt, auf gut 9 Prozent innerhalb der nächsten hundert Jahre.[19] Andere bezweifeln, dass unsere Spezies das gegenwärtige Jahrhundert überhaupt überlebt. Wie der Umweltaktivist Daniel Drumright – hoffentlich nur im Alarmismus – schreibt, konfrontiert uns das wachsende Bewusstsein für die drohende Auslöschung »mit einer Entdeckung von solch epischem Ausmaß, dass angesichts von ihr schlicht ALLES in der Existenz bedeutungslos wird«. Die sich einstellenden Umstände erforderten, so fährt er fort, »ein diabolisches Bewusstsein, das bislang noch kein lebendes menschliches Wesen aufbringen musste. Dieses Bewusstsein verlangt einem ein solches Maß an emotionaler Reife ab, dass es in der westlichen Kultur von Wahnsinn kaum zu unterscheiden ist.«[20]

Wer ausreichend Vorstellungskraft besitzt, mag Trost aus der wahrscheinlichen Existenz anderer Lebensformen irgendwo im Weltall ziehen. Planeten in der Größe der Erde gibt es zu Hauf, die möglicherweise ähnliche Lebensbedingungen wie unserer bereithalten, mit gemäßigten Temperaturen und Wasser im Überfluss. Überdies wissen Science-Fiction-Fans, dass unsere Sicht von Leben, das auf Kohlenstoff und Wasser basiert, vermutlich eindeutig zu provinziell ist. Lebensformen könnten sich auch aus anderen chemischen Bestandteilen oder sich selbst reproduzierenden Bausteinen zusammensetzen, die nicht einmal aus konventioneller Materie bestehen müssen: Muster aus Energieausbrüchen, oszillierende Strömungen oder gefräßige Schwarze Löcher. Schon jetzt haben wir künstliches Leben in Form von Computerprogrammen, die sich fortpflanzen und weiterentwickeln, um sich an veränderliche Bedingungen anzupassen. Und vielleicht – wer weiß? – erweisen sich einige dieser »Lebensformen« als passende Erben unserer Spezies, weil sie sogar Fragen stellen und lieben können.

Aber sogar hier rennt unsere Sehnsucht nach Unsterblichkeit gegen eine Mauer an: Selbst das Universum geht seinem Ende entgegen, wenn sich die gegenwärtigen Vorhersagen bestätigen – sei es in 2,8 oder in 22 Milliarden Jahren, was uns natürlich immer noch ausreichend Zeit lässt, um unsere Angelegenheiten zu ordnen. Nach einem Szenario steht am Ende der »Big Crunch«, bei dem die Gravitationskräfte sogar Atomkerne sprengen. Nach einem anderen wird sich der Nachthimmel leeren, werden sich die riesigen leeren Räume zwischen den Galaxien immer weiter ausdehnen und schließlich alles verschlingen. Leere und vollkommene Finsternis gewinnen die Oberhand. Beide Szenarien führen zum ultimativen Alptraum einer Welt »ohne uns«, unendlich trostloser als eine ohne unser individuelles Ich, eine, wenn man so sagen darf, ohne überhaupt etwas in ihr, ohne den winzigsten Funken von Bewusstsein oder einen Hauch von Energie oder Materie. Um es in einer grausamen Abwandlung von Martin Luther Kings Wort auszudrücken: »Der Bogen der Geschichte ist lang, aber er neigt sich katastrophaler Vernichtung zu.«

12 | DAS ICH TÖTEN, EINE LEBENDIGE WELT GENIESSEN

Philosophisch gesehen haben wir uns in die Klemme manövriert. Einerseits postulieren wir eine leblose materielle Welt, wie sie der Biochemiker Jacques Monod im 20. Jahrhundert in einem Satz beschrieb, aus dem ich nur bitteren Triumph heraushören kann: »Am Ende weiß der Mensch, dass er in der teilnahmslosen Unermesslichkeit des Universums allein ist.«[1] Andererseits halten wir an der Wahrnehmung eines endlos faszinierenden Ichs fest, dessen Bedeutung seit mindestens einem Jahrhundert durch die Zelebrierung von Selbstliebe und Selbstbezogenheit aufgebläht wurde. Wir leben wie auf der Flucht im ständigen Versuch, dem unvermeidlichen Untergang einen Schritt voraus zu sein: noch eine Mahlzeit, noch einen Dollar oder noch ein Vermögen machen, noch ein Work-out oder noch eine medizinische Vorsorge. Und doch sterben wir … Nun, eigentlich können wir gar nicht sterben, denn der Untergang des Ichs ist undenkbar.

Die traditionelle Lösung dieses existenziellen Dilemmas bestand schlicht darin, zu *behaupten,* dass es neben uns noch eine weitere bewusst handelnde Macht in Form einer Gottheit gebe, eine Beteuerung, der oft mit Zwang und Gewalt Geltung verschafft wurde. Rund zweitausend Jahre lang haben sehr viele Menschen – heute eine klare Mehrheit der Weltbevölkerung[2] – entweder darauf beharrt, dass diese Macht ein einziger allmächtiger Gott sei, oder sie schützten zumindest vor, dieser Anschauung anzuhängen. Wohl um diesen unnahbaren und einsamen Gott genießbarer zu machen, versichern die »Weltreligionen« zudem, dass er allgütig und allliebend sei, eine Propagierung, die ihn am Ende nur in ein groteskes Licht rückte, da ein gütiger und liebender Gott wohl kaum Erdbeben auslöst oder Babys umbringt. Der Glaube an einen solchen Gott erfordert erhebliche Anstrengungen, wie viele Europäer im 18. Jahrhundert nach dem großen Erdbeben feststellen mussten, das Lissabon in Schutt und Asche gelegt hatte. Aber diese Mühe nehmen viele bereitwillig auf sich, erscheint die Alternative doch allzu garstig: Wie lebt es sich in dem Bewusstsein, dass man als ein Haufen Unrat endet? Oder wie soll man, so die häufige Frage an Atheisten, denn sterben im Wissen, dass nach dem Tod nichts als das Nichts kommt?

Stets priesen neuzeitliche Gelehrte den Siegeszug des Monotheismus als großen moralischen und geistigen Fortschritt. Im Mythos erfolgte der Übergang zum Monotheismus zuweilen als Aneignung der göttlichen Macht durch eine einzelne Gottheit aus einem größeren Pantheon, das zahlreiche Götter umfasste: So musste Jahwe die früheren kanaanitischen Götter, darunter Aschera und Baal, aus ihren Kultstätten vertreiben. Politisch wurde dieser Übergang mitunter schlagartig per königlichem Dekret vollzogen, wie beim Pharao Echnaton, dem hebräischen König Saul oder Kaiser Konstantin geschehen. Der Anspruch des einzigen Gottes, das vollkommen Gute (oder im Fall Jahwes eine unverbrüchliche Stammesloyalität) zu verkörpern, erwies sich wiederum als entscheidende Legitimation für die Macht des Königs, der sich durch ihn auf göttliches Recht berufen konnte. Das System ist ethisch makellos: Sämtliche moralisch irritierenden Fragen lassen sich mit einem Verweis auf die Vollkommenheit dieses einzigen Gottes beantworten, auch wenn dessen Absichten den Menschen auf ewig unergründlich bleiben.

Der Übergang zum Monotheismus kann allerdings auch als ein lange währender Ausrottungsfeldzug erscheinen, bei dem unter den alten Göttern und Geistern so lange rastlose Gemetzel veranstaltet wurden, bis eine bloße Abstraktion übrigblieb, die so entrückt war, dass sie »Glaube« erforderte. Als »primitive« – und vielleicht uranfängliche – menschliche Anschauung hatte die einer natürlichen Welt geherrscht, die mit lebenden Geistern bevölkert war: mit Tieren, die menschliche Sprachen beherrschten, und Bergen und Flüssen, in denen Geister hausten und von den Menschen Respekt und Aufmerksamkeit heischten. Im 19. Jahrhundert bezeichnete der Anthropologe Edward Tylor diese Sicht einer beseelten Welt als »Animismus«. Und bis heute werden indigene Glaubenssysteme, die, verglichen mit den großen »Weltreligionen« wie dem Islam oder dem Christentum, unorganisiert und inkohärent erscheinen, ebenfalls als Animismus etikettiert oder – wie wir wohl eher sagen sollten – diffamiert.

Historisch gesehen, folgte auf den Animismus der Polytheismus. Wie die unüberschaubare Masse an Geistern des Animismus zu einzelnen Göttern gerann, ist unbekannt, aber als frühester Polytheismus soll um rund 2500 v. Chr. der Hinduismus entstanden sein, der noch animistische Züge in Form von Gottheiten in Tiergestalt wie Ganesha und Hanuman sowie von ländlichen Felsheiligtümern trägt. Sämtliche Religionen der antiken mediterranen Welt, des Nahen Ostens und des südlichen Teils der westlichen Hemisphäre waren polytheistisch, getragen durch hierarchische Gesellschaften, die Tempel errichten und eine nichtarbeitende Priesterkaste unterhalten konnten.

Nicht jeden beglückte die Einführung des Monotheismus, der die Abkehr von zahlreichen vertrauten Gottheiten, tierischen Göttern und Geistern sowie die Abschaffung der mit ihnen verbundenen Feste verlangte. So kehrten die Altägypter unmittelbar nach Echnatons Tod zur Vielgötterei zurück, während die hebräischen Könige darum kämpfen mussten, die ständigen Rückfälle ihrer Untertanen in die alte kanaanitische Religion zu unterdrücken.

Auch innerhalb der monotheistischen Religionen machte sich die Neigung zur Rückbesinnung auf den Polytheismus bemerkbar. Der christlichen Gott spaltete sich in die Dreifaltigkeit auf. Im Christentum und im Islam spross ein Wildwuchs an Heiligen heran. Und neben dem Buddhismus (der streng genommen gar nicht als Theismus bezeichnet werden darf) florierten Kulte, die vom einstigen Animismus übriggeblieben waren.

In den letzten fünfhundert Jahren machten sich eifrige »Reformbewegungen« daran, diesem Abweichlertum Einhalt zu gebieten. In Europa lief die Reformation gegen die Heiligenverehrung Sturm, spielte die Rolle der Dreifaltigkeit herunter und säuberte Kirchen von Schmuckwerk, Weihrauch und anderen »Spezialeffekten«. Innerhalb des Islam unterdrückte der Wahhabismus den Sufismus und verbot Musik und künstlerische Darstellungen lebender Geschöpfe. Das Antlitz der Religion wurde nichtssagend und konturlos, als solle damit verhindert werden, dass man sich nichtmenschliche handelnde Kräfte auch nur vorstellte.

Diese nüchterne, reformierte Version des Monotheismus bereitete den Boden für den Siegeszug der modernen reduktionistischen Naturwissenschaft, die es als ihre Mission ansah, handelnde Mächte aus der natürlichen Welt zu verbannen. Dabei nahm sich die Wissenschaft zunächst keineswegs vor, den monotheistischen Gott zu zerschmettern, sondern übertrug ihm vielmehr, wie Jessica Riskin erklärt, nur noch größere Aufgaben. Wenn Natur frei von Handlungsmacht ist, hängt alles von einem »ersten Beweger« ab, welcher der Welt das Leben einhaucht.[3] Allerdings schob die Wissenschaft Gott in eine Ecke und am Ende ganz in die Bedeutungslosigkeit ab. Als 1966 auf dem Titelblatt einer Ausgabe des Magazins *Time* in einem Anklang an Nietzsche die Frage aufgeworfen wurde: »Ist Gott tot?«, hatte es sich längst herumgesprochen: Wir Menschen leben als die letzten mit einem Bewusstsein ausgestatteten Wesen allein in einem toten Universum. Vor diesem geistigen Hintergrund wurde das »Ich« zum Gott erhoben.

Alle Bemühungen, die Götter und Geister wiederzubeleben, welche die Welt unserer Ahnen bevölkerten, kommen zu spät und sind vergebens. Aber wir können uns allmählich ein wenig von der althergebrachten, der toten Materie huldigenden Wissenschaft befreien, die unser Denken wie mit einer Knochenhand im Griff hält. Und dazu sind wir im Namen der wissenschaftlichen Rationalität sogar verpflichtet. Wie Jackson Lears jüngst schrieb, ist die reduktionistische Wissenschaft, welche die Natur zum Tod verurteilt, »nicht ›Wissenschaft‹ an sich, sondern eine ganz bestimmte, historisch zufällige Version von ihr – eine, die auf der Vorstellung beruht, dass die Natur ein passiver Mechanismus sei, dessen Operationen beobachtbar, vorhersagbar und den Gesetzmäßigkeiten unterworfen sind, die tote Materie regieren«.[4]

Nur zähneknirschend hat die Naturwissenschaft dem Leben auch auf zellulärer Ebene eine handelnde Kraft zugestanden: Heute räumen Forscher ein, dass Zellen »Entscheidungen« darüber treffen, wohin sie sich bewegen, welche anderen Zellen sie töten oder mit welchen sie Bündnisse schließen. Dieser schrittweise Bewusstseinswandel zur Handlungsmacht auf mikroskopischer Ebene hat sich analog zur wachsenden wissenschaftlichen Akzeptanz dafür vollzogen, dass es auch in der Tierwelt Emotionen, Überlegungen und sogar Bewusstsein gibt, eine Einsicht, der eine internationale Konferenz von Neurowissenschaftlern 2015 verspätet Rechnung trug.[5] Ich persönlich bin mit der Vorstellung einer zellulären Entscheidungsfindung nicht so recht zufrieden und würde gerne mehr darüber erfahren, wie Zellen zu ihren Beschlüssen kommen und wie wir dabei möglicherweise eingreifen können. Aber ich erwarte nicht mehr, dass wir zu der Erkenntnis gelangen, dass diese Entscheidungen im alten Newton'schen Sinn »determiniert« seien – ähnlich wie bei einem Stein, der als Reaktion auf die Schwerkraft herabfällt, oder durch irgendwelche Kräfte oder Faktoren von außerhalb der Zelle.

In meiner Ausgangsfrage ging es um die menschliche Gesundheit und darum, inwieweit wir sie kontrollieren können. Hätte ich gewusst, dass sie nur Teil einer umfassenderen Frage danach ist, ob die natürliche Welt unbelebt oder in einem gewissen Sinn lebendig ist, hätte ich vielfach an anderer Stelle ansetzen könnten, zum Beispiel bei Fruchtfliegen, Viren oder Elektronen, die je nach den Wissenschaftlern, die sich mit ihnen beschäftigen, offenbar einen »freien Willen« oder die Fähigkeit zur »Entscheidungsfindung« besitzen. Wohin wir auch schauen, überall entdecken wir eine Natur, die sich über die Vorstellung eines leblosen, passiven Universums hinwegsetzt. Die Wissenschaft neigte dazu, die Aktivitäten, die Materie aus sich heraus entfaltet, als brownsche Bewegungen oder »stochastische Störungen« abzutun, als die Unschärfe, die sich unweigerlich einstellt, wenn wir etwas messen oder beobachten wollen, was aus menschlicher Perspektive kaum mehr als ein Ärgernis ist. Aber einige dieser Aktivitäten sind deutlich folgenreicher und müssen nicht einmal von Materie ausgebrütet werden. In einem absoluten Vakuum tauchen mitunter aus dem Nichts Teilchen und Antiteilchen auf, ohne irgendwelche Gesetze der Physik zu verletzen. Wie Stephen Hawking es fasst: »Wir sind das Produkt von Quantenfluktuationen im sehr frühen Universum. Gott würfelt wirklich nicht.«[6] Die meisten dieser spontan entstehenden Teilchenpaare oder »Quantenfluktuationen« sind flüchtig und verglimmen rasch wieder im Nichts. Aber alle paar Milliarden Jahre erscheinen manche zeitgleich und verschmelzen miteinander zu einem Baustein von Materie, was in ein paar weiteren Milliarden Jahren vielleicht zur Bildung eines neuen Universums führt.

Also waren unsere animistischen Vorfahren womöglich einer

Sache auf der Spur, die wir in den letzten paar hundert Jahren durch sturen Monotheismus, Wissenschaft und Aufklärung aus dem Auge verloren haben: die Einsicht, dass die natürliche Welt keineswegs unbelebt ist, sondern vor Aktivitäten und manchmal sogar Handlungsmacht und Intentionalität geradezu strotzt. Selbst der Ort, an dem man Stille und Stabilität erwarten würde, der innerste Kern der Materie, das Innere eines Protons oder Neutrons, erscheint, wie sich herausstellt, vom geisterhaften Flackern von Quantenfluktuationen beseelt.[7] Ich will nicht behaupten, dass das Universum »lebendig« sei, weil dies zu irreführenden biologischen Analogien verleiten könnte. Aber überall bebt und schwingt es rastlos, in seinen ausgedehntesten leeren Räumen wie in seinen winzigsten Spalten.

Ich habe hier mein bescheidenes Bestes gegeben, um die Vorstellung von toter Materie zu widerlegen. Aber der andere Ausweg aus unserem Dilemma besteht darin, gegen das monströse Ich anzugehen, das uns den Blick verstellt, uns von anderen Wesen trennt und den Tod zu einer so unerträglichen Aussicht macht. Susan Sontag, die ihre letzten Jahre damit zubrachte, den »Kampf« gegen ihren Krebs zu führen, wie die landläufige militärische Metapher lautet, schrieb einmal in ihr Tagebuch: »Der Tod ist unerträglich, wenn du über das ›Ich‹ nicht hinwegkommst.«[8] Ihr Sohn David Rieff kommentierte dies in seinem Buch über ihr Sterben mit dem Satz: »Aber dazu war sie, die in ihrem Leben so viel geschafft hat, nicht imstande.«[9] Sie widmete ihre letzten Jahre und Monate einer eskalierenden Serie an quälenden Behandlungen, jede mit der Verheißung, ihr Leben um ein paar weitere Monate zu verlängern. Vor wenigen Jahren erst gab ich alle Hoffnung auf, eine kritische Diskussion darüber führen zu können, dass das Ich auf dem Weg zu einem friedvollen Tod ein Hindernis darstellt, ohne mich auf das Glatteis der Psychoanalyse oder gar auf das noch rutschigere der postmodernen Philosophie zu begeben.

Aber dann tat sich in einem Bereich, der lange Zeit tabu war – und tatsächlich kriminalisiert wurde –, in der wissenschaftlichen Forschung eine überraschend neue Stoßrichtung auf: das Studium psychedelischer Drogen. Berichte über ihren Einsatz zur Behandlung von Depressionen, insbesondere der Angstzustände und Depressionen von Patienten mit tödlichen Erkrankungen im Endstadium, tauchten vor ungefähr einem Jahrzehnt in den Medien auf. Der spannende Punkt in unserem Zusammenhang: Diese Drogen wirken offenbar dadurch, dass sie das Gefühl des »Ichs« unterdrücken oder zeitweise ausschalten.

Meisterhaft zusammengefasst hat diese neuen Forschungen in einem 2015 erschienenen Artikel der Wissenschaftsautor Michael Pollan.[10] In einem typischen Versuch bekommt ein Proband – gewöhnlich ein Krebspatient – eine Dosis Psilocybin, den in den *magic mushrooms* enthaltenen Wirkstoff, verabreicht, liegt in einem beruhigend ausgestatteten Raum auf einem Sofa und geht unter den wachsamen Augen eines Mediziners für mehrere Stunden »auf Trip«. Wenn die Wirkung der Droge nachlässt, wird er oder sie gebeten, seine oder ihre Erfahrungen detailliert nachzuzeichnen und sich mehreren nachbereitenden Interviews zu unterziehen. Pollan zitiert einen der beteiligten Forscher, einen Psychiater von der New York University, zu den vorläufigen Ergebnissen:

Menschen, die eine mit Händen zu greifende Angst vor dem Tod hatten, verloren schlicht ihre Furcht. Dass eine einmal verabreichte Droge einen solchen Effekt für so lange Zeiträume [bis zu sechs Monaten] hatte, ist ein beispielloses Ergebnis. So etwas hatten wir auf psychiatrischem Gebiet noch nie.[11]

Werden die subjektiven Berichte von Patienten durch eine Bildgebung ihrer Gehirnaktivität ergänzt, so zeigt sich, dass die Wirkung der Droge darin besteht, dass sie den Teil des Gehirns, der mit dem Ichgefühl befasst ist, das sogenannte Default Mode Network, unterdrückt. Je gründlicher diese Funktion des Gehirns ausgeschaltet wird, desto mehr ähnelt die vom Patienten beschriebene Erfahrung einem spontanen mystischen Erlebnis, in dem eine Person eine »Ich-Auflösung«, den – möglicherweise als erschreckend empfundenen – Tod des Selbst durchlebt, gefolgt von einem tiefen Gefühl des Aufgehens im Universum, mit dem die Todesangst verfliegt. Und je intensiver die psychedelische Reise oder die mystische Erfahrung ist, desto deutlicher lösen sich im Patienten Ängste und Depressionen auf. Ein 54-jähriger Leiter eines Nachrichtendienstes mit Krebs im Endstadium berichtete während seines Psilocybin-Trips unter medizinischer Aufsicht: »Mein Gott, jetzt ergibt alles einen Sinn, so einfach und schön.« Später fügte er hinzu: »Selbst die Keime waren schön, wie überhaupt alles in unserer Welt und unserem Universum.«[12] Er starb, offenbar zufrieden, siebzehn Monate später. Dieses Gefühl eines lebendigen Universums deckt sich mit der Psilocybin-Erfahrung eines gesunden britischen Psychologen, der nicht an einer Laborstudie teilgenommen hatte:

An einem bestimmten Punkt wird man in eine lebendige, übernatürliche Realität entrückt … Alles, auf das man sein Auge richtet, kann Schönheit ausstrahlen, als sei man plötzlich wacher. Alles erscheint lebendig und auf eine fließende Weise miteinander verwoben.[13]

In mancherlei Hinsicht ist das Ego oder Ich eine große Errungenschaft. Sicher ist die menschliche Geschichte schwer vorstellbar ohne diesen inneren Motor, der zu Eroberungen oder Entdeckungen antreibt. Das Ich sorgt dafür, dass wir wachsam bleiben und auf Gefahren achten. Eitelkeit ist am Streben nach einigen unserer höchsten Errungenschaften beteiligt. Wie würden wir insbesondere in einer kapitalistischen Kultur mit hohem Wettbewerbsdruck bestehen ohne ein ausgeprägtes, höchst reaktionsfähiges Ego? Aber wie Pollan bemerkt:

> Das souveräne Ego kann zu einem Despoten werden. Wohl am deutlichsten zeigt sich dies in der Depression, wenn sich das Ich sich selbst zuwendet und eine unkontrollierbare Selbstbespiegelung schrittweise die Realität ausblendet.[14]

Gleiches lässt sich über das Immunsystem sagen. Es rettet uns immer wieder vor marodierenden Mikroben, kann aber auch tödlichen Verrat an uns begehen. Der Philosoph und Immunologe Alfred I. Tauber nutzte das »Selbst« als Metapher für das Immunsystem, ein Bild, das sich aber auch so umkehren lässt, dass das Immunsystem zur Metapher für das Ich wird. Seine vordergründige Aufgabe besteht in der Verteidigung des Organismus, wobei es sich als Verteidiger aber auch hinterhältig gegen ihn wenden kann wie die römische Prätorianergarde, die ihre Schwerter gegen den Kaiser erhebt. So wie das Immunsystem mitunter Entzündungen auslöst, die uns am Ende umbringen, so kann auch das Ich so lange in einer schlecht verheilten psychischen Wunde – oft einer erlittenen Niederlage oder dem Gefühl, verlassen worden zu sein – herumstochern, bis sich eine feststellbare Erkrankung wie eine Zwangsstörung, eine Depression oder lähmende Angst einstellt.

Was also bin Ich? Oder, wie ich ebenso fragen könnte, weil es hier nicht um meine Person geht, was ist man? Erstens sind wir ein Körper, und zwar keiner, den wir wie ein unhandliches Gepäckstück überall mit uns herumschleppen oder der sich wie ein Klumpen Lehm beliebig formen ließe: Wie Sektionen und mikroskopische Beobachtungen im Verlauf von Jahrhunderten zum

Vorschein brachten, besteht er aus verschiedenen Organen, Geweben und Zellen, die zu einer Art System zusammengeschlossen sind, das man sich anfangs als eine Maschine und in neuerer Zeit dann als ein harmonisch zusammenwirkendes »Ganzes« vorgestellt hat. Aber je eingehender wir den Körper betrachten, desto weniger zeigt er sich als ein harmonisches, reibungslos ablaufendes Zusammenspiel. Er wimmelt von zellulärem Leben und zuweilen Krieg führenden Zellen, die am Überleben des Gesamtorganismus offenbar kein Interesse haben.

Zweitens sind wir eine Psyche, ein bewusst denkender Geist, wobei ich mich hier, angemessen, wie ich meine, allein auf subjektive Erfahrung stütze: Wir können uns vorstellen, dass die Psyche ein einzigartiges Ich beherbergt, eine Essenz des »Ichs«, das von allen anderen Ichs verschieden ist und über die Zeit konstant bleibt. Aber wenn man das eigene Denken genau beobachtet, so entdeckt man, dass es über Sprache, Kultur und gegenseitige Erwartungen vollständig mit Gedanken anderer durchsetzt ist. Die Frage, was ich bin oder was man ist, lässt sich nur vor einem gewissen historischen und geografischen Hintergrund beantworten.

Auch gibt es im Innersten der Psyche keinen unveränderlichen Kern. Der Ablauf des Denkens beinhaltet Konflikte und Bündnisse zwischen verschiedenen Mustern von Nervenaktivitäten. Manche synchronisieren und verstärken sich wechselseitig. Andere neigen dazu, sich gegenseitig zu unterdrücken, und nicht alle tragen zu unserem Überleben bei. Hinter einer Depression zum Beispiel, krankhafter Appetitlosigkeit oder dem Zwang, hohe Risiken einzugehen, stecken Muster feuernder Synapsen, die sich tief in unsere Psyche (und das Gehirn) einprägen. Sie sind durch bewusste Anstrengung nur schwer zu kontrollieren und haben für den Gesamtorganismus, für Körper und Psyche, zuweilen tödliche Folgen. Und natürlich sterben wir, auch ohne das Zutun von Naturkatastrophen oder Seuchen: Wir nagen ständig an uns selber, ob mit hyperaktiven Immunzellen oder suizidalen Denkmustern.

Ich habe dieses Buch zu einem Zeitpunkt in Angriff genommen, zu dem der Tod für mich schon mehr war als eine nur theoretische Aussicht. Meine Lebensuhr hatte einen Stand erreicht, der sich nicht mehr beschönigend mit »mittleres Alter« umschreiben ließ. Und die altersbedingten Einschränkungen zu leugnen wurde zusehends schwerer. Jetzt, drei Jahre später, entziehe ich mich immer noch überflüssiger ärztlicher Fürsorge und treibe mich selbst verbissen zum Gang ins Fitnessstudio an. Wenn ich dort auch kein Star mehr bin, gehöre ich doch immerhin zum Inventar. Zudem mache ich täglich Dehnübungen, von denen manche als Yoga durchgehen könnten. Im Übrigen esse ich so ziemlich das, auf was ich Lust habe, und fröne von der Butter bis zum Wein meinen Lastern. Das Leben ist zu kurz, um auf diese Genüsse zu verzichten. Und ohne sie wäre es deutlich zu lang.

Als ich vor zwei Jahren in einem schattigen Garten mit Freundinnen, alle über sechzig, an einem Tisch saß, fiel das Gespräch auf das Thema, das zu unserem Alter passt. Die meisten behaupteten, sie hätten vor dem Tod keine Angst, nur eben vor möglichen Leiden beim Sterben. Ich tat mein Bestes, ihnen zu versichern, dass man diese minimieren oder ganz vermeiden könne, wenn man darauf bestehe, den Dingen ihren Lauf zu lassen, und auf quälende heroische Eingriffe verzichte, die das Leben um einige Stunden oder Tage verlängern können. Überdies haben wir inzwischen ja theoretisch Mittel, um das Lebensende, wenn schon nicht wirklich angenehm, so doch zumindest erträglicher zu gestalten: Hospize, Schmerzmittel, psychedelische Substanzen und mancherorts sogar Gesetze, die den assistierten Suizid erlauben. Zumindest diejenigen, die Zugang dazu haben, brauchen Leiden kaum zu fürchten. Höchstens das Bedauern natürlich. Und ich persönlich bedaure am lebhaftesten, dass ich den wissenschaftlichen Fortschritt in den Bereichen, die mich interessieren, also eigentlich in allen, nicht mehr mitverfolgen kann. Wahrscheinlich werde ich auch das nicht mehr mitbekommen, was ich für den heraufziehenden großen Paradigmenwechsel halte: den von einer Wissenschaft, die auf der Annahme eines leblosen Universums aufbaut, hin zu einer anderen, die eine natürliche, von nichtmenschlicher handelnder Kraft durchwaltete Welt anerkennt und zu verstehen versucht.

Zu sterben und dabei in einer toten Welt aufzugehen und, metaphorisch gesprochen, bleichende Knochen in einer öden Wüste zu hinterlassen, die ein verglühender Stern erhellt, ist eine Sache, aber eine ganz andere ist es, wenn man dabei in der gegenwärtigen Welt aufgeht, in der es wimmelt von Leben, von anderen handelnden Mächten als der unseren und letztlich von endlosen Möglichkeiten. Für diejenigen von uns, also wohl für die meisten, die – mit oder ohne Drogen – Blicke auf dieses lebendige Universum erhascht haben, ist der Tod kein erschreckender Sprung in den Abgrund, sondern eher eine Umarmung durch das weiterhin brodelnde Leben. 1956 schrieb Bertolt Brecht auf dem Sterbebett sein letztes Gedicht:

Als ich in weißem Krankenzimmer der Charité
Aufwachte gegen Morgen zu
Und die Amsel hörte, wusste ich
Es besser. Schon seit geraumer Zeit
Hatte ich keine Todesfurcht mehr. Da ja nichts
Mir je fehlen kann, vorausgesetzt
Ich selber fehle. Jetzt
Gelang es mir, mich zu freuen
Alles Amselgesanges nach mir auch.[15]

Er lag im Sterben, aber das war in schon in Ordnung. Die Amseln würden ja weitersingen.

DANKSAGUNG

Nicht jeder, mit dem ich über dieses Buchprojekt geredet habe, zeigte sich begeistert. Einige empfanden das Thema als zu esoterisch. Einigen Spezialisten schien es nicht zu passen, dass eine gewöhnliche Autorin in ihren Fachgebieten wilderte. Deshalb bin ich denen besonders dankbar, die mir im Verlauf der Arbeit Einsichten vermittelt und mich zu meiner Arbeit ermuntert haben: meiner langjährigen Freundin, der Soziologin Arlie Hochschild, der Anthropologin Erica Lagalisse, den verschiedenen Wissenschaftlern, die sich Zeit für Gespräche mit mir nahmen, sowie meinen Redakteuren John Summers und Chris Lehman bei der Zeitschrift *The Baffler,* in der frühere Fassungen von einigen Teilen dieses Buchs erschienen. Man gebe ihnen die Schuld an diesem Werk, weil sie mich unermüdlich dazu ermunterten, meine sonderbaren Interessen weiterzuverfolgen.

Als wichtigste Mittäter, die mir dieses Werk ermöglichten, traten meine endlos geduldige und intellektuell geschmeidige Agentin Kristine Dahl sowie Deb Futter hervor, die Lektorin für die Buchreihe *Twelve,* die den Sprung zu einem Vertragsangebot an mich gewagt hat. Sean Desmond, Debs Nachfolger bei *Twelve,* brachte erste Fassungen in eine einigermaßen kohärente Form und hatte einen großen Anteil daran, das Endprodukt lebendiger zu gestalten. Danke dir, Sean, und danke auch dem scharfblickenden Korrektor Roland Ottewell.

Als Autorin hatte ich erstmals das Gefühl, dass ich einen Fakten-Checker brauchte, und das umwerfende Glück, an Yasha

Hartberg zu geraten (danke dafür an den Evolutionsbiologen David Sloan Wilson), der sich mit der naturwissenschaftlichen Fachliteratur ebenso vertraut zeigte wie mit Philosophie, Geschichte, Soziologie und der Alltagskultur.

Neben all diesen Menschen, die mir viel Energie spendeten, hatte ich Unterstützung durch die Clique meiner Angehörigen, angefangen von meinen Kindern Rosa Brooks und Ben Ehrenreich. Beide waren mit der Veröffentlichung eigener Bücher befasst, während ich an meinem arbeitete, fanden aber immer noch Zeit, meine Entwürfe zu lesen und zu kommentieren. Mein Ex-Ehemann John Ehrenreich, der in dieser Zeit mit seiner Frau Sharon McQuaide ebenfalls ein Buch herausbrachte, konnte mir trotzdem noch wertvolle Hinweise zu meinem Manuskript geben. Besonders dankbar bin ich meiner Kollegin Alissa Quart vom Economic Hardship Reporting Project, einer ausgezeichneten Autorin und Lektorin, die ich ebenfalls eingespannt habe.

Als längst überfällige Hommage widme ich dieses Buch meinem Doktorvater an der Rockefeller University, dem brillanten und freundlichen Immunologen Zanvil A. Cohn, den ich mit meinem Absprung, um Schriftstellerin und Aktivistin zu werden, bitter enttäuscht habe. Er starb 1993, bevor ich eine Chance erhielt, mich bei ihm offiziell dafür zu entschuldigen, dass es so aussehen musste, als hätte ich mit seiner Zeit Schindluder getrieben. Wenn er länger gelebt hätte, so stelle ich mir gerne vor, hätte er dieses Buch wohl als kleinen Schritt zur Wiedergutmachung gesehen.

ANMERKUNGEN

Einführung

1 Gary Stix, »A Malignant Flame«, *Scientific American,* 1. Juli 2008, www. scientificamerican.com/article/a-malignant-flame-2008/07.

Kapitel 1

1 Alix Spiegel, »How a Bone Disease Grew to Fit the Prescription«, *All Things Considered,* NPR, 21. Dezember 2009, www.npr.org/2009/12/21/121609815/how-a-bone-disease-grew-to-fit-the-prescription.

2 Paula Span, »Too Many Colonoscopies in the Elderly«, *The New Old Age* (Blog), *New York Times,* 12. März 2013, http://newoldage.blogs.nytimes.com/2013/03/12/too-many-colonoscopies-in-the-elderly/?_r=1&module=ArrowsNav&contentCollection=Health&action=keypress&region=FixedLeft&pgtype=Blogs.

3 John M. Mandrola, »Redefining the Annual Physical: A (Broken) Window into American Healthcare«, Medscape, 15. Januar 2015, www.medscape.com/viewarticle/838132.

4 Sandra G. Boodman, »Seniors Get More Medical Tests Than Are Good for Them, Experts Say«, *Washington Post,* 12. September 2011, www.washingtonpost.com/national/health-science/seniors-get-more-medical-tests-than-are-good-for-them-experts-say/2011/ 08/10/gIQAX3OWNK_story.html?utm_term=.4eff254f9fcc.

5 Ebenda.

6 »The PSA Test: What's Right for You?«, *Harvard Men's Health Watch,* März 2012, www.health.harvard.edu/mens-health/the-psa-test-whats-right-for-you.

7 Gina Kolata, »Got a Thyroid Tumor? Most Should Be Left Alone«, *New York Times,* 22. August 2016, www.nytimes.com/2016/08/23/health/got-a-thyroid-tumor-most-should-be-left-alone.html?_r=0.

8 John Horgan, »Why I Won't Get a Colonoscopy«, *Cross-Check* (Blog),

Scientific American, 12. März 2012, https://blogs.scientificamerican.com/cross-check/why-i-wont-get- a-colonoscopy/.

9 Ken Murray, »Why Doctors Die Differently«, *Wall Street Journal,* 25. Februar 2012, www.wsj.com/articles/SB10001424052970203918304577243321242833962.

Kapitel 2

1 Duden, *Das große Wörterbuch der deutschen Sprache,* Mannheim 1980, Stichwort »Ritual«.

2 Edith Turner, *Experiencing Ritual: A New Interpretation of African Healing,* Philadelphia 2011.

3 Simon Sinclair, »Evidence-Based Medicine: A New Ritual in Medical Teaching«, *British Medical Bulletin* 69, Nr. 1 (Juni 2004), S. 179–96, http://bmb.oxfordjournals.org/content/69/1/179.full.

4 Horace Miner, »Body Rituals Among the Nacirema«, *American Anthropologist* 58, Nr. 3 (Juni 1956)S. 503–507, zugänglich unter https://msu.edu/~jdowell/miner.html.

5 Adam Burtle, »Doctors, Shamans, and Clowns«, *Structural Violence,* 3. Mai 2013, www.structuralviolence.org/1273/doctors-shamans-and-clowns/.

6 Anne Fox, »Drink and Duty: Extreme Drinking Rituals in the British Army«, in: Michael Egan, *The Character of Human Institutions,* New Brunswick 2014, S. 74.

7 Ellen Frankfort, persönliche Mitteilung.

8 Robbie E. Davis-Floyd, *Birth as an American Rite of Passage,* Berkeley 2003, S. 115.

9 Zitiert ebenda, S. 87.

10 Zitiert ebenda, S. 127.

11 Ivan Illich, *Die Nemesis der Medizin. Die Kritik der Medikalisierung des Lebens,* 5. Aufl. München 2007, S. 35.

12 Irving Kenneth Zola, »Structural Constraints in the Doctor-Patient Relationship: The Case of Non-Compliance«, in: Leon Eisenberg und Arthur Kleinman (Hg.), *The Relevance of Social Science for Medicine,* Boston 1981, S. 245.

13 Abraham Verghese, »Treat the Patient, Not the CT Scan« (Gastbeitrag), *New York Times,* 26. Februar 2011, http://www.nytimes.com/2011/02/27/opinion/27verghese.html.

14 Ders., »A Doctor's Touch«, TED-Vortrag, Juli 2011, www.ted.com/talks/abraham_verghese_a_doctor_s_touch/tran-script?language=en.

15 Ebenda.

16 Cara Feinberg, »The Placebo Phenomenon«, *Harvard Magazine*, Januar–Februar 2013, http://harvardmagazine.com/2013/01/the-placebo-pheno menon.

17 David Cameron, »Placebos Work – Even Without Deception«, *Harvard Gazette,* 22. Dezember 2010, http://news.harvard.edu gazette/story/2010/12/placebos-work-%E2%80%94-even-without-deception/.

Kapitel 3

1 Craig Lambert, »The New Ancient Trend in Medicine«, *Harvard Magazine,* März–April 2002, http://harvardmagazine.com/2002/03/the-new-ancient-trend-in-html.

2 David M. Eddy, »The Origins of Evidence-Based Medicine – A Personal Perspective«, *Virtual Mentor* 13, Nr. 1 (2011), S. 55–60, http://journalof ethics.ama-assn.org/2011/01/mhst1-1101.html.

3 Ebenda.

4 Gary Schwitzer, »Roundup of Some Reactions to NEJM Mammography Overdiagnosis Analysis«, *Health News Review,* 23. November 2012, www.healthnewsreview.org/2012/11/roundup-of-some-reactions-to-nejm-mammography-overdiagnosis-analysis/.

5 »Do Biopsies Spread Cancer?«, *PR Newswire,* 23. August 2012, www.pr newswire.com/news-releases/do-biopsies-spread-cancer-167177565.html.

6 National Cancer Institute, »Long-Term Trial Results Show No Mortality Benefit from Annual Prostate Cancer Screening«, 17. Februar 2012, www.cancer.gov/clinicaltrials/results/summary/2012/PLCO-prostate-screen ing0112.

7 Otis Brawley, »Epidemic of Overtreatment of Prostate Cancer Must Stop«, CNN, 18. Juli 2014, www.cnn.com/2014/07/18/health/prostate-cancer-overtreament/.

8 Andrew Pollack, »Looser Guidelines Issued on Prostate Screening«, *New York Times,* 3. Mai 2013, www.nytimes.com/2013/05/04/business/pros tate-screening-guidelines-are-loosened.html.

9 Elisabeth Rosenthal, »The $2.7 Trillion Medical Bill«, *New York Times,* 1. Juni 2013, www.nytimes.com/2013/06/02/health/colonoscopies-ex

plain-why-us-leads-the-world-in-health-expenditures.html?pagewan
ted= all&_r=0.

10 Stephanie O'Neill, »Too Many Are Getting Unnecessary Prostate Treatment, UCLA Study Says«, SCPR 89.3 KPCC, 21. Dezember 2014, www.
scpr.org/news/2014/12/01/48398/too-many-are-getting-unnecessary-pro
state-treatment/.

11 http://108.163.177.220/print_frame.php?action=chapter&noder=57639.

12 Jenny Gold, »Your Annual Physical Is a Costly Ritual, Not Smart Medicine«, CNN, 14. April 2015, www.cnn.com/2015/04/14/health/annual-physi
cal-ritual-costly/.

13 Mad Men, Staffel 1, Amazon Video.

14 Kathryn Joyce, »The Silence of the Lambs«, *New Republic,* Juli 2017, S. 39.

15 »Psychological Harms of Pelvic Exams«, *For Women's Eyes Only,* 2. Januar
2013, http://forwomenseyesonly.com/2013/01/02/ psychological-harms-
of-pelvic-exams/.

16 Lenny Bernstein, »Healthy Women Do Not Need Routine Pelvic Exams,
Influential Physicians Group Says«, *Washington Post,* 30. Juni 2014, www.
washingtonpost.com/news/to-your-health/wp/2014/06/30/healthy-wom
en-do-not-need-routine-pelvic-exams-influential-physicians-group-say s/.

17 Gina Kolata, »Annual Physical Checkup May Be an Empty Ritual«, *New
York Times,* 12. August 2003.

18 Peter Cappelli, »The Return of the Executive Physical«, Human Resource
Executive Online, 5. März 2007, www.hreonline.com/ HRE/view/story.
jhtml?id=10026321.

19 Anthony L. Komaroff, »Executive Physicals: What's the ROI?«, *Harvard
Business Review,* September 2009, https://hbr.org/2009/09/executive-phys
icals-whats-the-roi.

20 Arthur L. Caplan, »No Method, Thus Madness?«, Center for Bioethics Pa-
pers, University of Pennsylvania Scholarly Commons, http://repository.
upenn.edu/cgi/viewcon-tent.cgi?article=1042&context=bioethics_papers.

21 Ebenda.

22 Rudolf Virchow, »Die naturwissenschaftliche Methode und die Stand-
punkte in der Therapie«, in: Ders. und Benno Reinhardt (Hg.), *Archiv für
pathologische Anatomie und Physiologie und für klinische Medizin,* 2. Band,
Berlin 1849, S. 3–37, Zitat S. 31.

23 Zitiert in Robbie E. Davis-Floyd, *Birth as an American Rite of Passage,* Berkeley 2003, S. 256.

24 Abraham Flexner, *Medical Education in the United States and Canada: A Report to the Carnegie Foundation for the Advancement of Teaching,* Boston 1910, S. 18.

25 Robb Burlage, persönliche Mitteilung.

26 Melvin Konner, *Becoming a Doctor: A Journey of Initiation in Medical School,* New York 1987, S. 38.

27 Jeffrey P. Bishop, *The Anticipatory Corpse: Medicine, Power, and the Care of the Dying,* Notre Dame 2011.

28 Ebenda.

29 Farr A. Curlin, »Detachment Has Consequences: A Note of Caution from Medical Students' Experiences of Cadaver Dissection«, in: John D. Lantos (Hg.), *Controversial Bodies: Thoughts on the Public Display of Plastinated Corpses,* Baltimore 2011, S. 57.

30 Konner, *Becoming a Doctor,* S. 373.

31 Ebenda.

32 Kolata, »Annual Physical Checkup May Be an Empty Ritual.«

33 Alice W. Flaherty, »Performing the Art of Medicine«, *Total Art,* http://total artjournal.com/archives/1186/performing-the-art-of-medicine/.

34 Jerome Groopman, »How Doctors Think«, *Fresh Air,* NPR, 14. März 2007, www.npr.org/templates/story/story.php?storyId=8892053.

Kapitel 4

1 International Health, Racquet & Sportsclub Association, »Global Fitness Industry Records Another Year of Growth«, 25. Mai 2016, www.ihr sa.org/news/2016/5/25/global-fitness-industry-records-another-year-of-growth.html.

2 Zitiert bei Marc Stern, »The Fitness Movement and the Fitness Center Industry, 1960–2000«, *Business and Economic History On-Line* 6 (2008), S. 5, www.thebhc.org/sites/default/files/stern_0.pdf.

3 Zitiert bei Herb Hennings, »Over the Hill« (Kolumne), *Kenyon Collegian,* 4. Dezember1969, http://digital.kenyon.edu/cgi/view-content.cgi?article =3312&context=collegian.

4 »Why So Many Ph.D.s Are on Food Stamps«, *Tell Me More,* NPR, 15. Mai 2012, www.npr.org/2012/05/15/152751116/why-so-many-ph-d-s-are-on-food-stamps.

5 »More College Freshmen Plan to Teach: A Decrease in Altruism and Social Concern Is Found«, *New York Times,* 12. Januar 1987, A15.

6 Zitiert bei Stern, »The Fitness Movement and the Fitness Center Industry«, S. 6.

7 James F. Fixx, *Das komplette Buch vom Laufen,* Frankfurt am Main 1983, S. 39.

8 Gloria Steinem, »The Politics of Muscle«, http://eng101fall09.wikispaces. com/file/view/Steinem_The+Politics+of+Muscle.pdf.

9 Sharon Tanenbaum, »Jane Fonda Opens Up About Her Decades-Long Battle with Bulimia«, *Everyday Health,* 9. August 2011, www.everydayhealth. com/eating-disorders/0809/jane-fonda-opens-up-about-her-decades-long-battle-with-bulimia.aspx.

10 »The Soft Science of Dietary Fat«, *Science* 291 (30. März 2001), S. 2536–2545, http://garytaubes.com/wp-content/uploads/2011/08/Science-The-soft-science-of-dietary-fat-21.pdf.

11 Wanda Urbanska, *The Singular Generation: Young Americans in the 1980's,* New York 1986, S. 100f.

12 Delmore Schwartz, »The Heavy Bear«, zitiert in Susan Bordo, *Unbearable Weight: Feminism, Western Culture, and the Body,* Berkeley 2003, S. 1.

13 Allison Van Dusen, »Is Your Weight Affecting Your Career?«, *Forbes,* 21. Mai 2008, www.forbes.com/2008/05/21/health-weight-career-forbeslife-cx_avd_0521health.html.

14 Leah Binder, »Three Surprising Hazards of Worksite Wellness Programs«, *Forbes,* 4. Februar 2014, www.forbes.com/sites/ leahbinder/2014/02/04/ three-surprising-hazards-of-worksite-wellness-programs/#51e20027466 a.

15 Rand Corporation, »Do Workplace Wellness Programs Save Employers Money?«, www.rand.org/pubs/research_briefs/RB9744.html.

16 John H. Knowles (Hg.), *Doing Better and Feeling Worse,* New York 1977, S. 59.

17 Zitiert in Howard M. Leichter, »›Evil Habits‹ and ›Personal Choices‹: Assigning Responsibility for Health in the 20th Century«, *Milbank Quarterly* 81, Nr. 4 (Dezember 2003), S. 603–626, www.ncbi.nlm.nih.gov/pmc/arti cles /PMC2690243/.

18 Bipartisan Policy Center, »Are America's Physicians Prepared to Combat the Obesity Epidemic?«, 23. Juni 2014, http://bipartisanpolicy.org/library /are-americas-physicians-prepared-to-combat-the-obesity-epidemic/.

19 Paula Cohen, »Group of Doctors Calls on Columbia Univ. to Oust Dr. Oz«, CBS News, April 16, 2015, www.cbsnews.com/ news/group-of-doctors-call-for-dr-oz-to-be-ousted-from-columbia-university/.

20 »The Yuppie America's Economic Savior … Former Anti-war Activist Jer-ry Rubin Now Preaches the Gospel of Yuppiedom, Claiming That Yuppies Are Responsible for America's Current Good Economy«, SunSentinel. com, 19. Oktober 1985, http://articles.sun-sentinel.com/1985-10-19/features/8502150535_1_yuppies-new-movement-real-estate.

21 Josh Bersin, »Quantified Self: Meet the Quantified Employee«, *Forbes,* 25. Juni 2014, www.forbes.com/sites/joshbersin/2014/06/25/quantified-self-meet-the-quantified-employee/#471a6863c5fe.

22 Steven Rosenbaum, «The Quantified Self – Measuring to Curate Your Life«, *Forbes,* 1. Mai 2015, www.forbes.com/sites/steven-rosenbaum/2015/05/17/the-quantified-self-measuring-to-curate-your-life/.

23 Ray Kurzweil und Terry Grossman, *Fantastic Voyage: Live Long Enough to Live Forever,* New York 2004, S. 34.

24 »Eric Topol«, Wikipedia, https://en.wikipedia.org/wiki/Eric_Topol.

25 Olly Bootle, »Gadgets ›Giving Us the Lowdown on Our Health‹«, BBC News, 12. August 2013, www.bbc.com/news/health-23619790.

26 David Browne, »The Rise of the Health Coach«, *Men's Fitness,* www.mensjournal.com/health-fitness/health/the-rise-of-the-health-coach-20131206.

27 Tony Horton, *Crush It!: Burn Fat, Build Muscle and Shred Inches with Ul-tra-Extreme Warrior's Workout!,* Amazon E-Book, www.amazon.com/CRUSH-IT-Ultra-Extreme-Warriors-Workout-ebook/dp/B007UT2A9S.

28 https://twitter.com/P90X/status/ 642034573803700224?ref_src=twsrc^google|twcamp^serp|twgr^tweet.

29 Heather Havrilesky, »Why Are Americans So Fascinated with Extreme Fit-ness?«, *New York Times Magazine,* 14. Oktober 2014, www.nytimes.com/2014/10/19/magazine/why-are-americans-so-fascinated-with-extreme-fitness.html.

30 »Zombie Apocalypse Update: October 31, 2015«, CrossFit Games, https://games.crossfit.com/video/zombie-apocalypse-update-october-31-2015.

31 1 Kor 9,26f., zitiert in »Bantu in the Bathroom: Jacqueline Rose on the Tri-al of Oscar Pistorius«, *London Review of Books* 37, Nr. 22 (19. November 2015), S. 3–10, www.lrb.co.uk/v37/n22/jacqueline-rose/bantu-in-the-bathroom.

Kapitel 5

1 Deepak Chopra, »How to Start Listening to Your Body«, Oprah.com, www.oprah.com/spirit/How-to-Start-Listening-to-Your-Body.

2 Michael Taylor, »What Does ›Listen to Your Body‹ Actually Mean?«, *mindbodygreen,* 15. November 2013, www.mindbodygreen.com/0-11660/ what-does-listen-to-your-body-actually-mean.html.

3 Stichwort »Manichäismus« in Wikipedia, https://de.wikipedia.org/wiki/ Manichäismus.

4 Zitiert in Susan Bordo, *Unbearable Weight: Feminism, Western Culture, and the Body,* Berkeley 2003, S. 148.

5 »New Microsoft Study Shows Rapid Decline in Attention Spans«, *Mrs. Mindfulness,* http://mrsmindfulness.com/new-microsoft-study-shows-rapid-decline-attention-spans/.

6 Alan Schwarz, »The Selling of Attention Deficit Disorder«, *New York Times,* 14. Dezember 2013, www.nytimes.com/2013/12/15/ health/the-selling-of-attention-deficit-disorder.html?pagewanted=all&_r=0.

7 Ebenda.

8 Lizette Borreli, »Human Attention Span Shortens to 8 Second Due to Digital Technology: 3 Ways to Stay Focused«, *Medical Daily,* 14. Mai 2015, www.medicaldaily.com/human-attention-span-shortens-8-seconds-due-digital-technology-3-ways-stay-focused-333474.

9 Ruth Buczynski, »Do Electronic Devices Affect Sleep?«, National Institute for the Clinical Application of Behavioral Medicine, www.nicabm.com/ brain-electronics-the-brain-and-sleep54892/.

10 Steve Silberman, »The Geek Syndrome,« *Wired,* 1. Dezember 2012, http:// archive.wired.com/wired/archive/9.12/aspergers_pr.html.

11 »Silicon Valley syndrome«, Urban Dictionary, www.urban dictionary. com/define.php?term=Silicon+Valley+syndrome.

12 Rebecca Greenfield, »Digital Detox Camp Is So Easy to Hate«, *Atlantic,* 9. Juli 2013, www.theatlantic.com/technology/archive/ 2013/07/digital-detox-camp-so-easy-hate/313498/.

13 Farhad Manjoo, »Silicon Valley Has an Arrogance Problem«, *Wall Street Journal,* 3. November 2013, www.wsj.com/articles/SB1000142405270230 3661404579175712015473766.

14 Evgeny Morozov, »The Perils of Perfection«, *New York Times,* 2. März 2013, www.nytimes.com/2013/03/03/opinion/sunday/the-perils-of-per fection.html?_r=0.

15 Liat Clark, »Vinod Khosla: Machines Will Replace 80 Percent of Doctors«, *Wired,* 4. September 2012, www.wired.co.uk/news/archive/2012-09/04/ doctors-replaced-with-machines.

16 Dave Asprey und J. J. Virgin, *Die Bulletproof-Diät. Verliere bis zu einem Pfund pro Tag, ohne zu hungern, und erlange deine Energie und Lebensfreude zurück,* München 2015, E-Book, Position 245.

17 Ray Kurzweil und Terry Grossman, *Fantastic Voyage: Live Long Enough to Live Forever,* New York 2004, S. 141.

18 Ebenda.

19 Betsy Isaacson, »Silicon Valley Is Trying to Make Humans Immortal – And Finding Some Success«, *Newsweek,* 5. März 2015, www.newsweek.com/2015/03/13/silicon-valley-trying-make-humans-immortal-and-finding-some-success-311402.html.

20 Jeff Bercovici, »How Peter Thiel Is Trying to Save the World«, *Inc.,* Juli/August 2015, www.inc.com/magazine/201507/jeff-bercovici/can-peter-thiel-save-the-world.html.

21 Line Goguen-Hughes, »Mindfulness and Innovation«, *Mindful,* 9. November 2011, www.mindful.org/mindfulness-and-innovation/.

22 Soren Gordhamer, *Wisdom 2.0: The New Movement Toward Purposeful Engagement in Business and in Life,* New York 2013, S. 4.

23 Katie Hing, »Monk Who Inspired Gwyneth Paltrow and Emma Watson Now Worth £25 Million«, *Mirror,* 4. Juli 2015, www.mirror.co.uk/3am/celebrity-news/monk-who-inspired-gwyneth-paltrow-6003291.

24 Bill Barol, »The Monk and the Mad Man Making Mindfulness for the Masses«, *Fast Company,* 28. Januar 2015, www.fastcompany.com/3041402 /body-week/the-monk-and-the-mad-man-making-mindfulness-for-the-masses

25 Erin Anderssen, »Digital Overload: How We Are Seduced by Distraction«, *Globe and Mail,* 29. März 2014, www.theglobeandmail.com/life/relationships/digital-overload-how-we-are-seduced-by-distraction/article17725778/?page=all.

26 HarperCollins Neuseeland, Werbung für Soren Gordhamers Buch *Wisdom 2.0,* www.harpercollins.co.nz/9780061899256/wisdom-2-0.

27 David Gelles, »The Mind Business«, *Financial Times,* 24. August 2012, www.ft.com/intl/cms/s/2/d9cb7940-ebea-11e1-985a-00144feab49a.html #axzz24gGdUpNS.

28 Marc Kaufman, »Meditation Gives Brain a Charge, Study Finds«, *Washington Post,* 3. Januar 2005, www.washingtonpost.com/wp-dyn/articles/A43006-2005Jan2.html

29 http://archinte.jamanetwork.com/article.aspx?articleid=1809754.

30 I. Plaza, M. M. Demarzo, P. Herrera-Mercadal und J. García-Campayo, »Mindfulness-Based Mobile Applications: Literature Review and Analysis of Current Features«, *Journal of Medical Internet Research mHealth uHealth* 1, Nr. 2 (1. November 2013), www.ncbi.nlm.nih.gov/pubmed/25 099314.

31 Jo Confino, »Google's Head of Mindfulness: ›Goodness Is Good for Business‹«, *Guardian,* 14. Mai 2014, www.theguardian.com/sustainable-business/google-meditation-mindfulness-technology.

32 Emily McManus, »Why Aren't We Asking the Big Questions? A Q&A with Ruby Wax«, *TED Blog,* 10. Oktober 2012, http://blog.ted.com/why-arent-we-asking-the-big-questions-a-qa-with-ruby-wax/.

Kapitel 6

1 Susan Dominus, »The Lives They Lived; Ladies of the Gym Unite!«, *New York Times Magazine,* 8. Dezember 2003, www.nytimes.com/2003/12/28/magazine/the-lives-they-lived-ladies-of-the-gym-unite.html.

2 Dick Cavett, »When That Guy Died on My Show«, *Opinionator* (Blog), *New York Times,* 3. Mai 2007, http://opinionator.blogs.nytimes.com/2007/05/03/when-that-guy-died-on-my-show/?_r=0.

3 Chris Crowley, »Harry Lodge: A Personal Memoir«, *Younger Next Year,* 16. März 2017, www.youngernextyear.com/harry-lodge-personal-memoir/.

4 Zitiert in Howard M. Leichter, »›Evil Habits‹ and ›Personal Choices‹: Assigning Responsibility for Health in the 20th Century«, *Milbank Quarterly* 81, Nr. 4 (Dezember 2003), S. 603–626, www.ncbi.nlm.nih.gov/pmc/articles/PMC2690243/.

5 Raymond Downing, *Biohealth: Beyond Medicalization: Imposing Health,* Eugene 2011.

6 Ian Shapira, »What Kind of Cancer Killed Them? Obituaries for David Bowie and Others Don't Say«, *Washington Post,* 22. Januar 2016, www.washingtonpost.com/local/what-kind-of-cancer-killed-them-eobituaries-for-david-bowie-and-others-dont-say/2016/01/21/b4ac24e8-bf9a-11e5-83d4-42e3bceea902_story.html.

7 Walter Isaacson, *Steve Jobs. Die autorisierte Biografie des Apple-Gründers,* München 2011, S. 268.

8 Mark Molesky, *This Gulf of Fire: The Destruction of Lisbon, Or Apocalypse in the Age of Science and Reason,* New York 2015, S. 55.

9 Voltaire, »Das Erdbeben von Lissabon«, http://www.correspondance-voltaire.de/assets/images/EvL212.gif.

10 Susan Sontag, *Krankheit als Metapher. Aids und seine Metaphern,* Frankfurt am Main 2003, S. 136.

11 Michael Fitzpatrick, *The Tyranny of Health: Doctors and the Regulation of Lifestyle,* New York 2002, S. 9.

12 Arun Gupta, »How TV Superchef Jamie Oliver's ›Food Revolution‹ Flunked Out«, *AlterNet,* 7. April 7 2010, www.alternet.org/story/146354/how_tv_superchef_jamie_oliver's_'food_revolution'_flunked_out.

13 Gary Taubes, »What If It's All Been a Big Fat Lie?«, *New York Times Magazine,* 7. Juli 2002, www.nytimes.com/2002/07/07/magazine/what-if-it-s-all-been-a-big-fat-lie.html.

14 John Steinbeck, *Stürmische Ernte,* Neuausgabe München 2009, S. 42f.

15 »Death of Eric Garner«, Wikipedia, https://en.wikipedia.org/ wiki/Death_of_Eric_Garner.

16 Christopher Mathias, »I Love ›Loosies‹: In Defense of Black Market Cigarettes«, *Huffington Post,* 6. April 2011, www.huffingtonpost.com/christopher-mathias/i-love-loosies-in-defense_b_845698.html.

17 Hilary Graham, »Gender and Class as Dimensions of Smoking Behaviour in Britain: Insights from a Survey of Mothers«, *Social Science & Medicine* 38 (1994), S. 691–698.

18 Linda Tirado, »This Is Why Poor People's Bad Decisions Make Perfect Sense«, *Huffington Post,* 22. November 2013, www.huffingtonpost.com/linda-tirado/why-poor-peoples-bad-decisions-make-perfect-sense_b_4326233.html.

19 Aspen Institute Economic Opportunities Program, Working in America, »Retail Workforce, Employment and Job Quality«, Dezember 2015, https://assets.aspeninstitute.org/content/uploads/files/content/upload/Shop%20Til%20Who%20Drops%20-%20Backgrounder%20-%20FINAL.pdf.

20 Gina Kolata, »A Surprising Secret to a Long Life: Stay in School«, *New York Times,* 3. Januar 2007, www.nytimes.com/2007/01/03/ health/03aging.html?_r=0.

21 Kimberly Palmer, »Do Rich People Live Longer?«, *U.S. News & World Report,* 14. Februar 2012, http://money.usnews.com/money/personal-finance/articles/2012/02/14/do-rich-people-live-longer.

22 Sabrina Tavernise, »Disparity in Life Spans of the Rich and the Poor Is Growing«, *New York Times,* 12. Februar 2016, www.nytimes.com/2016/

02/13/health/disparity-in-life-spans-of-the-rich-and-the-poor-is-grow
ing.html?

23 »Prescription Painkiller Overdoses at Epidemic Levels«, CDC Newsroom,
1. November 2011, www.cdc.gov/media/releases/2011/p1101_flu_pain_
killer_overdose.html.

24 Eugen Tomiuc, »Low Life Expectancy Continues to Plague Former Soviet
Countries«, Radio Free Europe/Radio Liberty, 2. April 2013, www.rferl.
org/content/life-expectancy-cis-report/ 24946030.html.

25 Tom Engelhardt, zitiert in: Barbara Ehrenreich, *Dancing in the Streets: A
History of Collective Joy,* New York 2006, S. 161.

26 Ebenda, S. 162.

27 Alex Cohen, »The Mental Health of Indigenous People: An International
Overview«, *Cultural Survival Quarterly Magazine,* Juni 1999, www.cultural
survival.org/ourpublications/csq/article/the-mental-health-indigenous-
peoples-an-international-overview.

28 G. William Domhoff, »Wealth, Income, and Power«, WhoRulesAmerica.
net, September 2005, Update im April 2017, www2.ucsc.edu/whorules
america/power/wealth.html.

29 Judy Peres, »Workplace Wellness Programs Popular, but Do They Impro-
ve Health?«, *Chicago Tribune,* 12. Dezember 2014, www.chicagotribune.
com/news/ct-workplace-wellness-met-20141212-story.html.

30 Absolute Travel, http://absolutetravel.com/special-interest-travel-tours/
wellness-retreats/.

31 Søren Kierkegaard, *Die Reinheit des Herzens. Eine Beichtrede,* München
1924.

Kapitel 7

1 Zitiert in David Kaiser, *How the Hippies Saved Physics: Science, Counter-
culture, and the Quantum Revival,* New York 2011, S. 266.

2 Penny Lewis, *Integrative Holistic Health, Healing, and Transformation: A
Guide for Practitioners, Consultants, and Administrators,* Springfield, IL,
2002, S. 20.

3 Ebenda, S. 21.

4 »Systems and Systems Thinking«, Encyclopedia.com, www.encyclope-
dia.com/science/encyclopedias-almanacs-transcripts-and-maps/systems-
and-systems-thinking.

5 Joel C. Magnuson, »Pathways to a Mindful Economy«, *Society and Econo-*

my 29, Nr. 2 (2007), S. 253–284, www.jstor.org/stable/41472084?seq=1# page_scan_tab_contents.

6 George Plopper, *Principles of Cell Biology,* Burlington, MA, 2014.

7 »William Harvey«, www.umich.edu/~ece/student_projects/anatomy/ people_pages/harvey.html.

8 George Johnson, *The Cancer Chronicles: Unlocking Medicine's Deepest Mystery,* New York 2013, S. 143; Brett Israel, »How Many Cancers Are Caused by the Environment?«, *Scientific American* via *Environmental Health News,* 21. Mai 2010, www.scientificamerican.com/article/how-many-cancers-are-caused-by-the-environment/.

9 DeLisa Fairweather und Noel R. Rose, »Women and Autoimmune Diseases«, *Emerging Infectious Diseases* 10, Nr. 11 (2004), S. 2005–2011, wwwnc. cdc.gov/eid/article/10/11/04-0367_article.

10 Zitiert in Alfred I. Tauber, »Immunology and the Enigma of Self-hood«, M. Norton Wise (Hg.), *Perspective on Recent Science*, Durham, NC, 2004, S. 207. Dt. siehe unter http://www.archive.org/stream/tonigustavstolper_39_reel39/tonigustavstolper_39_reel39_djvu.txt.

11 Alfred I. Tauber, *The Immune Self: Theory or Metaphor?,* Cambridge 1994, S. 141.

12 Zitiert in Emily Martin, »Toward an Anthropology of Immunology: The Body as Nation State«, *Medical Anthropology Quarterly*, New Series, Bd. 4, Dezember 1990, S. 410–426. Das Zitat siehe S. 411.

13 Zitiert in Warwick Anderson und Ian R. Mackay, *Intolerant Bodies: A Short History of Autoimmunity,* Baltimore 2014, S. 89.

14 Lois N. Magner, *A History of Infectious Diseases and the Microbial World* (Healing Society: Disease, Medicine, and History), Westport, CT, 2009, S. 205.

15 Zitiert in Anderson and Mackay, *Intolerant Bodies*, S. 89.

16 »Talking to Your Child About Menstruation«, KidsHealth, http://kids health.org/parent/positive/talk/talk_about_menstruation.html#.

17 Karol Maybury, »A Positive Approach to Menarche and Menstruation«, Society for the Psychology of Women, American Psychological Association, www.apadivisions.org/division-35/news-events/news/menstruation. aspx.

18 »Margie Profet«, Wikipedia, https://en.wikipedia.org/wiki/Margie_Profet.

19 Brendan Maher, »Missing Biologist Resurfaces, Reunites with Family«, Nature.com, 31. Mai 2012, http://blogs.nature.com/news/2012/05/missing-biologist-surfaces-reunites-with-family.html.

20 Austin Burt und Robert Trivers, *Genes in Conflict: The Biology of Selfish Genetic Elements,* Cambridge, MA, 2006, S. 3.

21 Suzanne Sadedin, »What Is the Evolutionary Benefit or Purpose of Having Periods?«, Quora, aktualisiert am 7. November 2016, www.quora.com/What-is-the-evolutionary-benefit-or-purpose-of-having-periods.

Kapitel 8

1 Ruqaiyyah Siddiqui und Naveed Ahmed Khan, »Acanthamoeba Is an Evolutionary Ancestor of Macrophages: A Myth or Reality?«, *Experimental Parasitology* 130, Nr. 2 (Februar 2012), S 95ff., http://ecommons.aku.edu/cgi/viewcontent.cgi?article=1015&context=pakistan_fhs_mc_bbs.

2 Martin, »Toward an Anthropology of Immunology: The Body as Nation State«.

3 Abul K. Abbas, Andrew H. Lichtman und Shiv Pillai, *Cellular and Molecular Immunology,* 8. Aufl., Philadelphia 2015, S. 110f.

4 Siehe zum Beispiel David A. Hume, »Macrophages as APC and the Dendritic Cell Myth«, *Journal of Immunology* 181 (2008), S. 5829–5835, www.jimmunol.org/content/181/9/5829.full.pdf.

5 Zitiert in Gary Stix, »A Malignant Flame«, *Scientific American,* 1. Juli 2008, www.scientificamerican.com/article/a-malignant-flame-2008-07/.

6 Ross Pelton mit Lee Overholser, *Alternatives in Cancer Therapy: The Complete Guide to Non-Traditional Treatments,* New York 1994, S. 234.

7 Jerome Groopman, »The T-Cell Army«, *New Yorker,* 23. April 2012, www.newyorker.com/magazine/2012/04/23/the-t-cell-army.

8 Toshifumi Fujiwara u. a., »Macrophage Infiltration Predicts a Poor Prognosis for Human Ewing Sarcoma«, *American Journal of Pathology* 179, Nr. 3 (2011), S. 1157–1170, www.ncbi.nlm.nih.gov/pmc/articles/PMC3157220/.

9 Denise Grady, »Harnessing the Immune System to Fight Cancer«, *New York Times,* 30. Juli, 2016, www.nytimes.com/2016/07/31/health/harnessing-the-immune-system-to-fight-cancer.html?_r=0.

10 John Condeelis und Jeffrey W. Pollard, »Macrophages: Obligate Partners for Tumor Cell Migration, Invasion, and Metastasis«, *Cell* 124, Nr. 2 (Januar 2006), S. 263–266, www.cell.com/cell/abstract/S0092-8674%2806%2900055-9.

11 S. Su u. a., »A Positive Feedback Loop Between Mesenchymal-Like Cancer Cells and Macrophages Is Essential to Breast Cancer Metastasis«,

Cancer Cell 25, Nr. 5 (12. Mai 2014), S. 605–620, www.ncbi.nlm.nih.gov/pubmed/24823638.

12 Condeelis und Pollard, »Macrophages: Obligate Partners for Tumor Cell Migration, Invasion, and Metastasis«.

13 »ASCB Celldance 2015 ›Spying on Cancer Cell Invasion‹«, YouTube, hochgeladen am 21. Januar 2016, www.youtube.com/watch?v=IvyJK rx5X mw.

14 Francis Collins, »Cool Videos: Spying on Cancer Cell Invasion«, *NIH Director's Blog*, National Institutes of Health, 4. Februar 2016, https://direct orsblog.nih.gov/2016/02/04/cool-videos-spying-on-cancer-cell-invasion/.

15 A. Schmall u. a., »Macrophage and Cancer Cell Cross-Talk via CCR2 and CX3CR1 Is a Fundamental Mechanism Driving Lung Cancer«, *American Journal of Respiratory and Critical Care Medicine* 191, Nr. 4 (2015), S. 437–447, www.ncbi.nlm.nih.gov/pubmed/25536148.

16 Carly Bess Williams, Elizabeth S. Yeh und Adam C. Soloff, »Tumor-Associated Macrophages: Unwitting Accomplices in Breast Cancer Malignancy«, *NPJ Breast Cancer* 2 (2016), www.nature.com/articles/npjbcancer20 1525.

17 pHisohex, www.phisohex.com.au/.

18 Emil A. Tanghetti, »The Role of Inflammation in the Pathology of Acne«, *Journal of Clinical and Aesthetic Dermatology* 6, Nr. 9 (2013), S. 27–35, www.ncbi.nlm.nih.gov/pmc/articles/PMC3780801/.

19 Jerome Groopman, »Inflamed: The Debate over the Latest Cure-All Craze«, *New Yorker*, 30. November 2015, www.newyorker.com/magazine/20 15/11/30/inflamed.

20 Ebenda.

21 Ira Tabas und Karin E. Bornfeldt, »Macrophage Phenotype and Function in Different Stages of Atherosclerosis«, *Circulation Research* 118 (2016), S. 653–667, http://circres.ahajournals.org/content/118/4/653.abstract.

22 Groopman, »Inflamed«.

23 »Should You Buy Into an Anti-inflammatory Diet?«, ConscienHealth, http://conscienhealth.org/2015/06/should-you-buy-into-anti-inflamma tory-diet/.

24 David M. Mosser und Justin P. Edward, »Exploring the Full Spectrum of Macrophage Activation«, *Nature Reviews Immunology* 8, Nr. 12 (Dezember 2008, S. 958–969, www.ncbi.nlm.nih.gov/pmc/articles/PMC 2724991/.

25 Fabrice Merien, »A Journey with Elie Metchnikoff: From Innate Cell Mechanisms in Infectious Diseases to Quantum Biology«, *Frontiers in Public Health* 4 (2016), S. 125, www.ncbi.nlm.nih.gov/pmc/articles/PMC 49097 30/.

26 Mosser und Edward, »Exploring the Full Spectrum of Macrophage Activation.«

27 Simon Hallam u. a., »Activated Macrophages in the Tumour Microenvironment – Dancing to the Tune of TLR and NF-κB«, *Journal of Pathology* 219, Nr. 2 (2009), S. 143–152, www.ncbi.nlm.nih.gov/pmc/articles/PMC 2935674/.

Kapitel 9

1 Paul de Kruif, *Mikrobenjäger,* 9. Aufl., Zürich und Leipzig 1941, S. 198.

2 Alfred I. Tauber, *The Immune Self: Theory or Metaphor?,* Cambridge 1994, S. 19.

3 Ebenda, S. 26.

4 G. Balázsi, A. van Oudenaarden, and J. J. Collins, »Cellular Decision Making and Biological Noise: From Microbes to Mammals«, *Cell* 144, Nr. 6 (2011), S. 910–925, www.ncbi.nlm.nih.gov/pubmed/21414483.

5 H. Parsa, R. Upadhyay und S. K. Sia, »Uncovering the Behaviors of Individual Cells Within a Multicellular Microvascular Community«, *Proceedings of the National Academy of Sciences* 108, Nr. 12 (2011), S. 5133–5138, www.ncbi.nlm.nih.gov/pubmed/21383144.

6 Emily Singer, »Evolution of an Individual's Cancer Can Be Tracked Cell by Cell«, *Quanta* magazine via *Scientific American*, 15. November 2013, www.scientificamerican.com/article.cfm?id=evolution-of-an-individuals-can-be-tracked-cell-by-cell.

7 Jamie A. Lopez u. a., »Rapid and Unidirectional Perforin Pore Delivery at the Cytotoxic Immune Synapse«, *Journal of Immunology* 191, Nr. 5 (2013), S. 2328–2334, www.jimmunol.org/content/191/5/2328.

8 Sindy H. Wei, Ian Parker, Mark J. Miller und Michael D. Cahalan, »A Stochastic View of Lymphocyte Motility and Trafficking Within the Lymph Node«, *Immunological Reviews* 195 (2003), S. 136–159, http://parkerlab.bio.uci.edu/publication%20attachments/Wei_ImmRev2003_119.pdf.

9 »Coturnix«, »And Now the Scientists Will Do Whatever They Damned Please (Start Shouting, Most Likely)«, *ScienceBlogs*, 15. Mai 2007, http://scienceblogs.com/clock/2007/05/15/and-now-the-scientists-will-do/.

10 Bob Holmes, »Fruit Flies Display Rudimentary Free Will«, *New Scientist*, 16. Mai 2007, www.newscientist.com/article/dn11858-fruit-flies-display-rudimentary-free-will/.

11 Lanying Zeng u. a., »Decision Making at a Subcellular Level Determines the Outcome of Bacteriophage Infection«, *Cell* 141, Nr. 4 (2010), S. 682–691, www.ncbi.nlm.nih.gov/pmc/articles/PMC2873970/.

12 »Freeman J. Dyson Interview«, *Think Atheist*, 5. April 2010, www.thinkath eist.com/group/thinkingape/forum/topics/freeman-j-dyson-interview.

13 Jessica Riskin, *The Restless Clock: A History of the Centuries-Long Argument over What Makes Things Tick,* Chicago 2016, S. 3.

14 Ebenda.

15 Carolyn Merchant, *The Death of Nature: Women, Ecology, and the Scientific Revolution,* New York 1982.

Kapitel 10

1 Chris Crowley und Henry S. Lodge, *Mit jedem Jahr jünger: leben wie mit 50, bis Sie 80 oder älter sind,* München und Zürich 2007, S. 68.

2 Ebenda, S. 145.

3 »Jeanne Calment«, Wikipedia, https://de.wikipedia.org/wiki/Jeanne_Calment.

4 Sarah Lamb u. a., *Successful Aging as a Contemporary Obsession: Global Perspectives,* New Brunswick, NJ, 2017.

5 Die Sonderausgabe von *The Gerontologist* vom Februar 2015 unter dem Titel »Special Issue on Successful Aging« widmete sich der Vergangenheit und der Zukunft des Begriffs. Neben der Gerontologie im eigentlichen Sinn siehe auch die Frühjahrsausgabe 2015 von *Daedalus: Journal of the American Academy of the Arts and Sciences* zum »Erfolgreichen Altern von Gesellschaften«. Siehe ebenso John W. Rowe and Robert L. Kahn, »Successful Aging 2.0: Conceptual Expansions for the 21st Century«, *Journals of Gerontology, Series B: Psychological Sciences and Social Sciences* 70, Nr. 4 (2015), S. 593–596.

6 Der vollständige Titel der Konferenz lautete »European Year for Active Aging and Solidarity Between Generations.« Siehe unter http://ec.europa.eu/archives/ey2012/.

7 Sarah Lamb, »Permanent Personhood or Meaningful Decline? Toward a Critical Anthropology of Successful Aging«, *Journal of Aging Studies* 29 (2014), S. 41–52, https://www.vumc.org/psychiatry-geriatric-fellowship/

files/psychiatry-geriatric-fellowship/public_files/Aging%20-%20meaning
ful%20decline.pdf.

8 Chris Crowley und Henry S. Lodge, *Mit jedem Jahr jünger*, S. 43.

9 Richard Conniff, »The Hunger Gains: Extreme Calorie-Restriction Diet Shows Anti-Aging Results«, *Scientific American*, 16. Februar 2016, www. scientificamerican.com/article/the-hunger-gains-extreme-calorie-restriction-diet-shows-anti-aging-results/.

10 Roger Landry, »The Person Who Will Live to Be 150 Is Alive Today – Could He Be You?«, *U.S. News & World Report*, 19. August 2015, via Yahoo News, www.yahoo.com/news/person-live-150-alive-today-could-11 0000115.html?ref=gs.

11 Zitiert in Lynne Segal, *Out of Time: The Pleasures and the Perils of Ageing*, New York 2014, S. 178.

12 Deirdre Carmody, »At Lunch With: Betty Friedan; Trying to Dispel ›The Mystique of Age‹ at 72«, *New York Times*, 15. September 1993, www.ny times.com/books/99/05/09/specials/friedan-lunch.html.

13 Lynne Segal, *Out of Time: The Pleasures and Perils of Ageing*, London 2014.

14 U.S. Census Bureau, »Mobility Is Most Common Disability Among Older Americans, Census Bureau Reports«, Pressemitteilung, 2. Dezember 2014, www.census.gov/newsroom/press-releases/2014/cb14-218.html.

15 Stewart Green, »Death on Mount Everest«, ThoughtCo., 2. März 2017, www.thoughtco.com/death-on-mount-everest-755907.

16 Siehe zum Beispiel International Mountain Guides, www.mountainguid es.com/everest-south.shtml.

17 Paula Span, »High Disability Rates Persist in Old Age«, *New York Times*, 8. Jul 2013, http://newoldage.blogs.nytimes.com/2013/07/08/high-disabi lity -rates-persist-in-old-age/?_r=0.

18 Cavan Sieczkowski, »Blake Lively Announces Lifestyle Company Similar to Gwyneth Paltrow's GOOP«, *Huffington Post*, 26. September 2013, www.huffingtonpost.com/2013/09/26/blake-lively-lifestyle-company_n_ 3997565.html.

19 Molly Young, »How Amanda Chantal Bacon Perfected the Celebrity Wellness Business«, *New York Times Magazine*, 25. Mai, 2017, www.nytimes. com/2017/05/25/magazine/how-amanda-chantal-bacon-perfected-the-celebrity-wellness-business.html.

20 »The Importance of Touch for Seniors«, *The Arbors Blog*, 23. März 2017, http://blog.arborsassistedliving.com/importance-of-touch-for-seniors.

21 Siyi Chen, »Intimacy for Rent: Inside the Business of Paid Cuddling Quartz, 6. Oktober 2016, https://qz.com/779547/intimacy-for-rent-inside-the-business-of-paid-cuddling/.

22 Martha Savaria Morris, »The Role of B Vitamins in Preventing and Treating Cognitive Impairment and Decline«, Advances in Nutrition 3 (2012), S. 801–812, http://advances.nutrition.org/content/3/6/801.full.

23 Katarzyna Szarcvel Szic, Ken Declerck, Melita Vidaković und Wim Vanden Berghe, »From Inflammaging to Healthy Aging by Dietary Lifestyle Choices: Is Epigenetics the Key to Personalized Nutrition?«, Clinical Epigenetics 7, Nr. 1 (2015), S.33, www.ncbi.nlm.nih.gov/pmc/articles/PMC4389409/.

24 »Blocking Brain Inflammation ›Halts Alzheimer's Disease‹«, BBC News, 8. Januar 2016, www.bbc.com/news/health-35254649.

25 Philip Roth, Jedermann, München 2006, S. 148.

26 Kathryn Higgins, »The Immune Cell, the Neutrophil – The Good, the Bad, or the Ugly?«, Brainwaves, 21. Februar 2012, www.sciencebrainwaves.com/the-immune-cell-the-neutrophil-the-good-the-bad-or-the-ugly/.

27 Tauber, The Immune Self, S. 8.

28 Zitiert in Mary Roach, Die fabelhafte Welt der Leichen, München 2012, S. 74.

Kapitel 11

1 »Dust thou art, to dust returnest, was not spoken of the soul.« Henry Wadsworth Longfellow, »A Psalm of Life«, Poetry Foundation, www.poetryfoundation.org/poems-and-poets/poems/detail/44644.

2 Gary Petty, »What Does the Bible Say About the ›Immortal Soul‹«, Beyond Today, 15. Juli 1999, www.ucg.org/the-good-news/what-does-the-bible-say-about-the-immortal-soul.

3 Lionel Trilling, Sincerity and Authenticity, Cambridge, MA, 1973, S. 19.

4 Jean-Jacques Rousseau, Rousseau's Bekenntnisse, Erster Theil, Kapitel 1, siehe unter http://gutenberg.spiegel.de/buch/rousseaus-bekenntnisse-erster-theil-3813/1.

5 John O. Lyons, The Invention of the Self: The Hinge of Consciousness in the Eighteenth Century, Carbondale 1978.

6 »Martin Guerre«, https://de.wikipedia.org/wiki/Martin_Guerre.

7 Garth Amundson, »Psychotherapy, Religion, and the Invention of the Self«, Therapy View: Musings on the Work and Play of Psychotherapy,

1. November 2015, https://therapyviews.com/2015/11/01/do-psychiatric-drugs-offer-a-meaningful-resolution-of-human-suffering/.

8 Marino Pérez-Álvarez, »Hyperreflexivity as a Condition of Mental Disorder: A Clinical and Historical Perspective«, *Psicothema* 20, Nr. 2 (2008), S. 181–187.

9 »Worshiping Yourself«, *The Twisted Rope*, 6. März 2014, https://thetwisted rope.wordpress.com/2014/03/06/worshiping-yourself/.

10 Barbara Ehrenreich, *Dancing in the Streets: A History of Collective Joy,* New York 2007.

11 Herbert Fingarette, *Death: Philosophical Soundings,* Chicago 1999, S. 34f.

12 Alex Lickerman, »Overcoming the Fear of Death«, *Psychology Today*, 8. Oktober 2009, www.psychologytoday.com/blog/happiness-in-world/20 0910/overcoming-the-fear-death.

13 Robert C. Solomon, *Spirituality for the Skeptic: The Thoughtful Love of Life,* Oxford 2006, S. 120.

14 Amundson, »Psychotherapy, Religion, and the Invention of the Self«.

15 Noah Shachtman, »Troops Use ›Samurai‹ Meditation to Soothe PTSD«, *Wired*, 8. Oktober 2008, www.wired.com/2008/10/samurai-soldier/.

16 »Rupert Brookes Nachruf in *The Times*«, http://exhibits.lib.byu.edu/wwi/poets/rbobituary.html.

17 »Joe Hill«, Union Songs, http://unionsong.com/u017.html.

18 Daniel Goleman, »The Experience of Touch: Research Points of a Critical Role«, *New York Times*, 2. Februar 1988, www.nytimes.com/1988/02/02/science/the-experience-of-touch-research-points-to-a-critical-role.html?pagewanted=all.

19 Robinson Meyer, »Human Extinction Isn't That Unlikely«, *Atlantic*, 29. April 2016, https://www.theatlantic.com/technology/archive/2016/04/a-human-extinction-isnt-that-unlikely/480444/.

20 »The Irreconcilable Acceptance of Near-Term Extinction«, *Nature Bats Last*, 28. April 2013, https://guymcpherson.com/2013/04/the-irreconcilab le-acceptance-of-near-term-extinction/.

Kapitel 12

1 »Jacques Monod«, Today in Science History, https://todayinsci.com/M/Monod_Jacques/MonodJacques-Quotations.htm.

2 »The Triumph of Abrahamic Monotheism?«, *Religion Today*, 2. November

2011, http://religion-today.blogspot.com/2011/11/triumph-of-abrahamic-monotheism.html.

3 Jessica Riskin, *The Restless Clock: A History of the Centuries-Long Argument over What Makes Things Tick,* Chicago 2016, S. 3.

4 Jackson Lears, »Material Issue«, *The Baffler,* Nr. 32 (September 2016), https://thebaffler.com/salvos/material-issue-lears.

5 George Dvorsky, »Prominent Scientists Sign Declaration That Animals Have Conscious Awareness, Just Like Us«, Gizmodo, 23. August 2012, http://io9.gizmodo.com/5937356/prominent-scientists-sign-declaration-that-animals-have-conscious-awareness-just-like-us.

6 Stephen Hawking, »The Origin of the Universe«, Hawking.org.uk, www.hawking.org.uk/the-origin-of-the-universe.html. Die Übersetzung des Zitats siehe https://www.golem.de/news/stephen-hawking-das-universum-braucht-keinen-gott-1304-98804.html.

7 Rolf Ent, Thomas Ullrich und Raju Venugopalan, »The Glue That Binds Us«, *Scientific American,* Mai 2015, www.bnl.gov/physics/NTG/linkable_files/pdf/SciAm-Glue-Final.pdf.

8 David Rieff, *Tod einer Untröstlichen. Die letzten Tage von Susan Sontag,* München 2009, S. 150.

9 Ebenda.

10 Michael Pollan, »The Trip Treatment«, *New Yorker,* 9. Februar 2015, https://www.newyorker.com/magazine/2015/02/09/trip-treatment.

11 Ebenda.

12 Ebenda.

13 Simon G. Powell, *Magic Mushroom Explorer: Psilocybin and the Awakening Earth,* South Paris, ME, 2015, S. 30.

14 Pollan, »The Trip Treatment«.

15 »Als ich in weißem Krankenzimmer der Charité«, in: Bertolt Brecht, *Gesammelte Gedichte,* Bd. 3, Frankfurt a. M. 1976, S. 10.

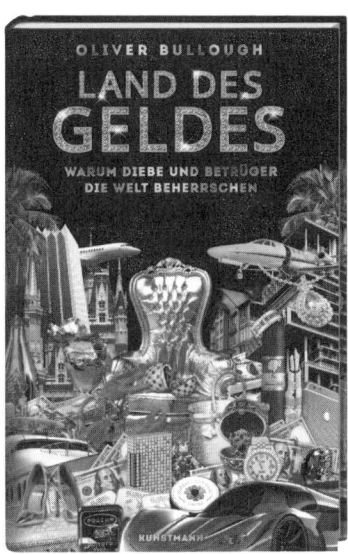

Oliver Bullough

LAND DES GELDES

Warum Diebe und Betrüger die Welt beherrschen

Von heruntergekommenen Städten an der sibirischen Grenze über
Steueroasen in der Karibik bis zu den Verbrechervillen in London und
Manhattan – irgendwas läuft falsch in dieser Welt.
Dieses Buch zeigt Ihnen, was.

„Wenn Sie wissen wollen, warum es internationalen Ganoven und ihren
äußerst respektablen Finanzberatern so gut geht und nur die einfachen
Leute Steuern zahlen, dann ist dies das richtige Buch für Sie."
JOHN LE CARRÉ

Aus dem Englischen von Jürgen Neubauer,
350 Seiten, gebunden, ISBN 978-3-95614-358-8

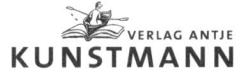

VERLAG ANTJE
KUNSTMANN